耳鼻咽喉头颈外科学
见习指导

ER BI YAN HOU TOUJING WAIKEXUE JIANXI ZHIDAO

主编　于亚峰　王利利

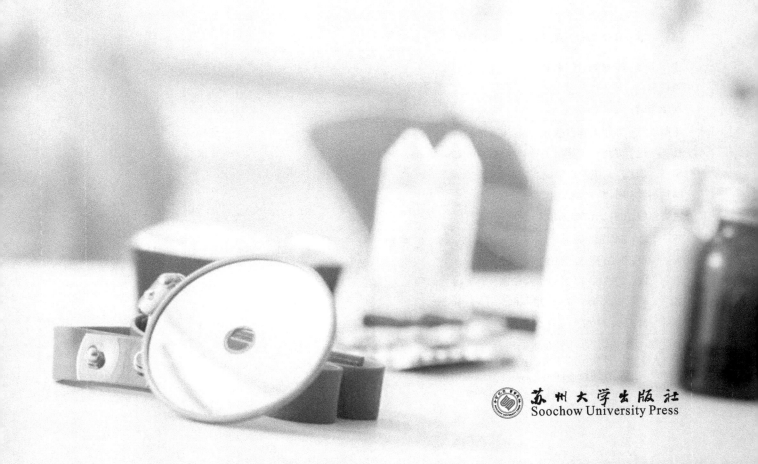

苏州大学出版社
Soochow University Press

图书在版编目 (CIP) 数据

耳鼻咽喉头颈外科学见习指导 ／ 于亚峰，王利利主
编 . -- 苏州 ：苏州大学出版社，2023.12
ISBN 978-7-5672-4685-0

Ⅰ . ①耳… Ⅱ . ①于… ②王… Ⅲ . ①耳鼻咽喉科学
－外科学②头部－外科学③颈－外科学 Ⅳ . ①R762
②R65

中国国家版本馆 CIP 数据核字（2024）第 014999 号

书　　　名：耳鼻咽喉头颈外科学见习指导

主　　　编：于亚峰　　王利利

责任编辑：吴　　钰

助理编辑：何　　睿

出版发行：苏州大学出版社（Soochow University Press）

社　　　址：苏州市十梓街 1 号　邮编：215006

印　　　刷：广东虎彩云印刷有限公司

邮购热线：0512-67480030

销售热线：0512-67481020

开　　　本：889 mm×1 194 mm　1/16　印张：19.25　字数：583 千

版　　　次：2023 年 12 月第 1 版

印　　　次：2023 年 12 月第 1 次印刷

书　　　号：ISBN 978-7-5672-4685-0

定　　　价：69.00 元

图书若有印装错误，本社负责调换
苏州大学出版社营销部　电话：0512-67481020
苏州大学出版社网址　http：//www.sudapress.com
苏州大学出版社邮箱　sdcbs@ suda.edu.cn

编 写 组

主　编　于亚峰　王利利

副主编　陈云华

编　者 (按姓氏拼音排序)

陈　楠 (苏州大学附属第一医院)

陈奕虹 (苏州大学附属第一医院)

陈云华 (常熟市第二人民医院)

程付伟 (苏州大学附属第一医院)

龚　唯 (苏州大学附属第一医院)

顾　俊 (常熟市第二人民医院)

郭思荃 (苏州大学附属第三医院)

贺　腾 (常熟市第二人民医院)

姬　磊 (苏州大学附属第一医院)

廖舒晨 (苏州大学附属第一医院)

潘　晨 (苏州大学附属第一医院)

时　晨 (苏州大学附属第一医院)

王利利 (苏州大学附属第一医院)

杨嘉欣 (苏州大学附属第一医院)

杨思琪 (苏州大学附属第一医院)

于亚峰 (苏州大学附属第一医院)

张云美 (苏州大学附属第一医院)

前　言

　　党的二十大报告指出，推进健康中国建设，把保障人民健康放在优先发展的战略位置。健康中国建设需要优秀的医学人才，人才培养是关键，培养体系和方案至关重要。因此，有必要给医学生提供合适的教材。

　　近年来，作为原二级学科的耳鼻咽喉学已经拓展为耳鼻咽喉头颈外科学。相应地分出了三级学科，包括耳科、鼻科、咽科、喉科及头颈外科，甚至可以分出更细的亚专科，比如耳科可以分出听觉言语疾病科、耳神经颅底外科、耳显微外科、耳内镜外科和耳内科五个亚专科，以适应更加专业和现代化的趋势。

　　耳鼻咽喉头颈外科学是一门实践要求很高的医学科学。为了让学生在系统掌握全面的理论知识的同时加强实践能力，苏州大学附属第一医院耳鼻咽喉科组织了一批临床专家，为即将进入临床阶段的医学生编写了本教材。我们希望这本教材能够满足医学院校临床、影像、护理、基础、预防、口腔、法医等医学专业以及"5+3"一贯制临床医学专业在耳鼻咽喉头颈外科学的学习需求。

　　教材共五章，包括耳科、鼻科、咽科、喉科及头颈外科等三级学科的见习指导内容，对常见的耳鼻咽喉头颈外科疾病如何问诊、如何开展诊疗计划作出较为详细的介绍。本教材在全体编写人员认真负责与通力合作下，力求文字简练，表达准确，内容客观，对耳鼻咽喉头颈外科的诊治进行了较全面的指导性和实用性阐述。衷心希望对学生系统掌握知识和逻辑思维能力的培养提供帮助，为后期的临床学习打下基础。

　　教材的编写还得到了苏州大学苏州医学院、苏州大学附属第一医院教学办公室和苏州大学出版社的大力支持和帮助，特表感谢。

　　本教材由集体编写，限于水平和经验，难免挂一漏万，存在疏漏、欠缺之处，还请同行读者批评指正！

C目 录
ontents

第一章　耳科学

第一节　先天性耳前瘘管

【见习项目】

先天性耳前瘘管的问诊要点、临床表现等。

【见习目的与要求】

掌握先天性耳前瘘管的诊断标准、鉴别诊断、治疗方法及处理原则等。

【见习地点】

见习医院耳鼻咽喉科。

【见习准备】

见习带教老师事先选好先天性耳前瘘管的图片、病例及相关影片，分配好每一病例示教所占时间，并根据病例数分小组。

【见习流程】

1. 带教老师对理论课知识、概念进行简要复习。

2. 每一病例由一个小组中选出一位同学采集病史，并结合疾病特点进行重点的体格检查。

3. 各小组集中，回到示教室。当事同学报告病史及阳性体征，提出下一步的辅助检查和可能的结果，作出诊断和鉴别诊断，提出治疗方法和依据。各小组间对所示教的病例开展讨论，指出各自小组的不足之处。

4. 带教老师分析总结，指出各组的优点和不足，提出思考题。

【病史采集要点】

一、现病史采集要点

1. **发病情况**　发病情况对病因分析有重要意义，应详细了解患者是缓慢起病还是急性起病。

2. **主要症状**　一般为耳轮脚前处盲端小管挤压时可有少量白色黏稠性或干酪样分泌物从瘘口溢出，继发感染时有脓液潴留，形成脓肿，脓肿破溃后可形成脓瘘，管周有炎症浸润。

3. **病情演变**　应询问病情是逐渐好转还是进行性加重或者起伏波动，其间有无新的伴随症状出现，其出现的顺序是什么。

4. **诊疗情况**　应询问局部感染是初次发生还是已多次发生，此次感染已持续的时间和接受过的治疗，此前发生感染时接受的治疗措施。

5. **一般情况**　应询问患者精神、体力、饮食、大小便以及体重变化情况。

二、既往史和个人史等采集要点

（1）既往耳轮脚前有无瘘口、分泌物及臭味。有无瘘口挤压、外伤、感冒史。

（2）有无药物过敏史及慢性疾病史，是否有糖尿病、心脑血管疾病、外伤手术史、传染病史等。

【查体要点及辅助检查】

1. 专科查体　须注意局部感染灶的位置、范围，是否波及耳廓、外耳道等，瘘口的位置、有无手术瘢痕也很重要。常规须检查外耳道及鼓膜，排除其他疾病。

2. 其他检查　常规检查血常规，脓性分泌物送细菌培养和药敏试验。

【诊断】

根据病史与局部检查，容易确定诊断。

【鉴别诊断】

1. 第一鳃瘘　按其瘘口位置与瘘管走向，要与先天性耳前瘘管相鉴别。

2. 一般疖肿或一般淋巴结炎和淋巴结核溃疡　先天性耳前瘘管急性感染及溃疡不愈时要与一般疖肿或一般淋巴结炎和淋巴结核溃疡相鉴别。

【治疗】

无感染史或无任何症状者，无须治疗，可不予处理，但注意不要挤压瘘口，以免导致感染。

有感染史的患者，治疗以急性感染控制后手术切除为主；反复发生感染的瘘管、因感染引起皮肤破溃者，应先控制急性炎症再行手术；局部有脓肿形成者，应先切开引流，待炎症控制后再行手术。对于感染反复发作，保守治疗不能彻底控制者，可在感染期内进行手术。

【复习思考题】

1. 先天性耳前瘘管的具体治疗方案是什么？
2. 先天性耳前瘘管术后应注意患者哪些情况？

第二节　先天性外耳及中耳畸形

【见习项目】

先天性外耳及中耳畸形的问诊要点、临床表现等。

【见习目的与要求】

掌握先天性外耳及中耳畸形的诊断标准、治疗方法等。

【见习地点】

见习医院耳鼻咽喉科。

【见习准备】

见习带教老师事先选好先天性外耳及中耳畸形的图片、病例及相关影片，分配好每一病例示教所占时间，并根据病例数分小组。

【见习流程】

1. 带教老师对理论课知识、概念进行简要复习。

2. 每一病例由一个小组中选出一位同学采集病史，并结合疾病特点进行重点的体格检查。

3. 各小组集中，回到示教室。当事同学报告病史及阳性体征，提出下一步的辅助检查和可能的结果，作出诊断和鉴别诊断，提出治疗方法和依据。各小组间对所示教的病例开展讨论，指出各自小组的不足之处。

4. 带教老师分析总结，指出各组的优点和不足，提出思考题。

【病史采集要点】

一、现病史采集要点

1. **发病情况**　发病情况对病因分析有重要意义，应详细了解患者是缓慢起病还是急性起病。

2. **发病诱因**　先天性外耳畸形系第 1、2 鳃弓发育不良以及第 1 鳃沟发育障碍所致。先天性中耳畸形系第 1 咽囊发育不全，可导致鼓室内结构、咽鼓管甚至乳突发育畸形等。

3. **主要症状**　需要询问以下内容：① 患者家人在患者出生时发现患耳的情况，是单侧还是双侧；② 患者语言发育情况，一般单耳畸形者无语言发育迟缓，双耳畸形者语言发育会受到明显影响。先天性外耳及中耳畸形主要影响外观和听力，问诊和专科检查应围绕听力障碍及语言发育情况进行。

4. **伴随症状**　询问患者是否有耳道感染和胆脂瘤等。

5. **病情演变**　应询问病情是逐渐好转还是进行性加重或者起伏波动，其间有无新的伴随症状出现，其出现的顺序是什么，接受过何种治疗，对治疗的反应如何等。

6. **诊疗情况**　应询问患者曾在何处就诊过，做过何种检查，用药情况及疗效如何。

7. **一般情况**　应询问患者精神、体力、饮食、大小便以及体重变化等情况。

二、既往史和个人史等采集要点

（1）有无药物过敏史及慢性疾病史，是否有糖尿病、心脑血管疾病、外伤手术史、传染病史等。

（2）询问患者家庭中有无类似病例及母亲妊娠时有无患病或服药史。

（3）有无耳部流脓史等。

【查体要点及辅助检查】

1. **专科查体**　耳廓病变根据视、触所见即可确诊，但应做全面检查，排除身体其他伴发畸形。

2. **听功能检查**　音叉韦伯（Weber）试验：内耳正常偏患侧，不正常偏健侧。林纳（Rinne）试验：内耳正常为阴性，不正常为阳性或者假阴性。纯音测听：内耳功能正常者呈传导性听力障碍曲线，内耳功能不正常者呈感音神经性听力障碍曲线。听性脑干电位（ABR）：可以帮助确定患耳听阈。

3. **影像学检查**　耳部 X 线和 CT 检查可以确定骨性耳道、乳突气房、鼓室、听骨链及内耳结构是否存在、大小及形态是否正常。

【诊断】

根据出生后即有的耳畸形可作出初步诊断。

【治疗】

对于先天性外耳及中耳畸形，需要对畸形耳廓进行整形再造手术，同时也包括听力重建和康复。

单耳畸形而另耳听力正常者，手术一般在 6~8 岁时进行。单侧外耳道闭锁伴有感染性瘘管或胆脂瘤形成者，可视具体情况提前手术。双耳畸形伴中度以上传导性聋者应及早对畸形程度较轻的耳手术（一般在 2 岁左右），以提高听力，促使患儿语言、智力的发育，亦可佩戴软带骨导式助听器直至手术。

【复习思考题】

1. 先天性外耳及中耳畸形手术治疗的原则和目的是什么？
2. 先天性外耳及中耳畸形的手术方式如何选择？有哪些注意事项？

第三节　先天性内耳畸形

【见习项目】

先天性内耳畸形的问诊要点、临床表现等。

【见习目的与要求】

掌握先天性内耳畸形的诊断标准、治疗方法等。

【见习地点】

见习医院耳鼻咽喉科。

【见习准备】

见习带教老师事先选好先天性内耳畸形的图片、病例及相关影片，分配好每一病例示教所占时间，并根据病例数分小组。

【见习流程】

1. 带教老师对理论课知识、概念进行简要复习。
2. 每一病例由一个小组中选出一位同学采集病史，并结合疾病特点进行重点的体格检查。
3. 各小组集中，回到示教室。当事同学报告病史及阳性体征，提出下一步的辅助检查和可能的结果，作出诊断和鉴别诊断，提出治疗方法和依据。各小组间对所示教的病例开展讨论，指出各自小组的不足之处。
4. 带教老师分析总结，指出各组的优点和不足，提出思考题。

【病史采集要点】

一、现病史采集要点

1. **发病情况**　发病情况对病因分析有重要意义，应详细了解患者是缓慢起病还是急性起病。
2. **发病诱因**　胚胎发育早期受遗传因素、病毒感染或药物及其他不良理化因素影响，导致听泡发育障碍。
3. **主要症状**　需要询问以下内容：① 患者双亲家系中有无类似耳聋患者；② 患者母亲妊娠早期有无病毒感染、服用致畸药物、频繁接触放射线及电磁波等物理因素；③ 患者围生期胎位及分娩经过是否顺利；④ 家属发现患者失聪的时间。
4. **病情演变**　应询问病情是逐渐好转还是进行性加重或者起伏波动，其间有无新的伴随症状出现，其出现的顺序是什么，接受过何种治疗，对治疗的反应如何等。
5. **诊疗情况**　应询问患者曾在何处就诊过，做过何种检查，用药情况及疗效如何。
6. **一般情况**　应询问患者精神、体力、饮食、大小便以及体重变化等情况。

二、既往史和个人史等采集要点

有无药物过敏史及慢性疾病史，是否有糖尿病、心脑血管疾病、外伤手术史、传染病史等。

【查体要点及辅助检查】

1. 专科查体　耳部 CT 检查可以帮助确定内耳畸形的程度及类型。部分病例要行内耳及内听道 MRI 水成像检查，协助确定治疗方案。如 Mondini 畸形在 CT 扫描中的特点是耳蜗较小，呈扁平状，仅可见底周或一周半。耳蜗畸形严重者，耳蜗仅如一单曲小管或小囊。CT 扫描中还可观察前庭导水管是否扩大。

2. 基因检查　对有家族史者，可行染色体及基因检查，以确定其遗传特征。

3. 其他检查　进行全身体格检查及听功能检查。

【诊断】

主要根据听力学表现和影像学检查进行诊断。

【治疗】

根据耳聋的性质和程度，可分别采用下列方法：

（1）传导性聋者，先天性成骨不全症（Ven der Hoeve syndrome）致聋原因为镫骨底板固定，可以通过镫骨手术或内耳开窗术治疗，获得接近正常的听力。

（2）中、重度感音神经性聋，多为高频听力损失严重，低频听力有不同程度的残存，可选配合适的助听器，以补偿听力损失。

（3）极重度感音神经性聋，听阈达 85 dB 以上，用助听器无法补偿者，可进行鼓岬电极检查，了解螺旋神经功能状况，部分病例可建议行人工耳蜗植入治疗。

【复习思考题】

1. 先天性成骨不全症的听力学表现有哪些？
2. 耳蜗畸形如何分类？

第四节　耳廓外伤

【见习项目】

耳廓外伤的问诊要点、临床表现等。

【见习目的与要求】

掌握耳廓外伤的诊断标准、治疗方法等。

【见习地点】

见习医院耳鼻咽喉科。

【见习准备】

见习带教老师事先选好耳廓挫伤和撕裂伤的图片、病例及相关影片，分配好每一病例示教所占时间，并根据病例数分小组。

【见习流程】

1. 带教老师对理论课知识、概念进行简要复习。

2. 每一病例由一个小组中选出一位同学采集病史，并结合疾病特点进行重点的体格检查。

3. 各小组集中，回到示教室。当事同学报告病史及阳性体征，提出下一步的辅助检查和可能的结果，作出诊断和鉴别诊断，提出治疗方法和依据。各小组间对所示教的病例开展讨论，指出各自小组的不足之处。

4. 带教老师分析总结，指出各组的优点和不足，提出思考题。

【病史采集要点】

一、现病史采集要点

1. **发病诱因** 遭受机械性损伤、冻伤及烧伤等，其中挫伤及撕裂伤多见。

2. **主要症状** 询问患者是否有血肿、出血、耳廓撕裂等。

3. **发病情况** 发病情况对病因分析有重要意义。

4. **病情演变** 应询问病情是逐渐好转还是进行性加重或者起伏波动，接受过何种治疗，对治疗的反应如何等。

5. **诊疗情况** 应询问患者曾在何处就诊过，做过何种检查，用药情况及疗效如何。

6. **一般情况** 应询问患者精神、体力、饮食、大小便以及体重变化等情况。

二、既往史和个人史等采集要点

有无药物过敏史等。

【查体要点及辅助检查】

1. **一般情况** 检查患者的体温、脉搏、呼吸、血压等。

2. **专科查体** 除耳廓外伤外，注意是否伴发邻近组织的创伤，如累及外耳道可引起外耳道狭窄或闭锁。

【诊断】

主要根据病史和查体进行诊断。

【治疗】

及时清创止血，控制感染，预防畸形。耳廓局部挫裂伤可最小限度切除创缘，皮肤和软骨膜对位缝合；耳廓完全离断如试行缝合存活希望不大时，可仅将耳廓软骨剥离并埋于皮下以备日后成形之用。

当耳廓形成血肿时，应早期行抽吸治疗，大面积血肿时应尽早手术切开清除积血，以免继发感染。血肿或开放性伤口均易引发感染，故应选用相应的敏感的抗生素。外耳道皮肤伴有裂伤时应同时清创，将皮肤和软骨对位并用抗生素软膏纱条压迫，以防继发瘢痕性狭窄或闭锁。

【复习思考题】

耳廓外伤的治疗方法有哪些？

第五节 鼓膜外伤

【见习项目】

鼓膜外伤的问诊要点、临床表现等。

【见习目的与要求】

掌握鼓膜外伤的诊断标准、治疗方法等。

【见习地点】

见习医院耳鼻咽喉科。

【见习准备】

见习带教老师事先选好鼓膜外伤的图片、病例及相关影片，分配好每一病例示教所占时间，并根据病例数分小组。

【见习流程】

1. 带教老师对理论课知识、概念进行简要复习。

2. 每一病例由一个小组中选出一位同学采集病史，并结合疾病特点进行重点的体格检查。

3. 各小组集中，回到示教室。当事同学报告病史及阳性体征，提出下一步的辅助检查和可能的结果，作出诊断和鉴别诊断，提出治疗方法和依据。各小组间对所示教的病例开展讨论，指出各自小组的不足之处。

4. 带教老师分析总结，指出各组的优点和不足，提出思考题。

【病史采集要点】

一、现病史采集要点

1. **发病诱因** 需要询问以下内容：① 是否用硬物如火柴梗、牙签等挖耳；② 是否有如下压力伤情况，如掌击耳部、爆破、炮震、放鞭炮、高台跳水及潜水等；③ 有无医源性损伤，如取耵聍、外耳道异物等。

2. **主要症状** 需要询问以下内容：① 是否有耳痛、听力减退或耳鸣、耳闷感；② 是否有眩晕、恶心等。

3. **病情演变** 应询问病情是逐渐好转还是进行性加重或者起伏波动，其间有无新的伴随症状出现，其出现的顺序是什么。

4. **诊疗情况** 了解患者是否曾到医院就诊，做过哪些检查，是否进行治疗，效果如何。

二、既往史和个人史等采集要点

（1）有无药物过敏史等。

（2）既往是否存在基础疾病。

【查体要点及辅助检查】

1. **专科查体** 鼓膜多呈不规则状或裂隙状穿孔，外耳道可有血迹或血痂，穿孔边缘可见少量血迹。若出血量多或有水样液流出，提示有颞骨骨折或颅底骨折致脑脊液耳漏可能。

2. **听功能检查** 纯音测听检查结果为传导性听力损失或混合性听力损失。

【诊断】

根据病史和辅助检查即可诊断。

【治疗】

清除外耳道内存留的异物、血凝块和脓液等。

避免感冒，切勿用力擤鼻涕，以防来自鼻咽的感染。如无感染征象，不必应用抗生素。

如无继发感染，禁用外耳道冲洗或滴药。穿孔愈合前，禁止游泳或任何水液入耳。绝大多数外伤性穿孔可于 3~4 周内自愈。较大穿孔可在显微镜下无菌操作，将翻入鼓室内的鼓膜残缘复位，表面贴无菌纸片可促进鼓膜愈合。穿孔不愈合者可择期行鼓膜修补术。

【复习思考题】

鼓膜外伤的治疗方法有哪些？

第六节　颞骨骨折

【见习项目】

颞骨骨折的临床表现等。

【见习目的与要求】

掌握颞骨骨折的临床表现、治疗方法等。

【见习地点】

见习医院耳鼻咽喉科。

【见习准备】

见习带教老师事先选好颞骨纵行骨折、横行骨折、混合型骨折和岩尖骨折等的图片、病例及相关影片，分配好每一病例示教所占时间，并根据病例数分小组。

【见习流程】

1. 带教老师对理论课知识、概念进行简要复习。

2. 每一病例由一个小组中选出一位同学采集病史，并结合疾病特点进行重点的体格检查。

3. 各小组集中，回到示教室。当事同学报告病史及阳性体征，提出下一步的辅助检查和可能的结果，作出诊断和鉴别诊断，提出治疗方法和依据。各小组间对所示教的病例开展讨论，指出各自小组的不足之处。

4. 带教老师分析总结，指出各组的优点和不足，提出思考题。

【病史采集要点】

一、现病史采集要点

1. 发病诱因　颞骨骨折常常由车祸、颞枕部撞击、坠落等所致，常伴有不同程度的颅内、胸部、腹部等组织和器官受伤。

2. 主要症状　需要询问以下内容：① 外伤时首先着地的部位；② 有无耳道流血、流液；③ 有无昏迷、头痛、休克、呕吐；④ 是否有听力下降、耳鸣，以及耳鸣的频率特性。

3. 伴随症状 需要询问以下内容：① 是否有发热、头痛等颅内感染症状；② 是否伴有眩晕和面瘫等症状，何时发生，持续多久。

4. 病情演变 应询问病情是逐渐好转还是进行性加重或起伏波动，其间有无新的伴随症状出现，其出现的顺序是什么。

5. 诊疗情况 应询问患者曾在何处就诊过，做过何种检查，用药情况及疗效如何。

6. 一般情况 应询问患者精神、体力、大小便以及体重变化等情况。

二、既往史和个人史等采集要点

既往慢性疾病史，是否有糖尿病、心脑血管疾病、外伤手术史、传染病史等。

【查体要点及辅助检查】

1. 专科查体 首先查看外耳道是否有血迹，有无活动性出血。检查面神经功能。

2. 颞骨高分辨率 CT 高分辨率 CT 能够清晰地显示耳部及其邻近组织的精细解剖结构，对耳部外伤骨折线的走行以及面神经可能的损伤部位等具有较高的诊断价值，还能够提供邻近脑组织的影像。

3. 音叉试验 音叉试验可判断耳聋性质。当迷路骨折时，瘘管试验可以诱发眩晕、眼震，提示阳性，为治疗提供重要信息。

4. 纯音测听 纯音测听是一种主观测听，可了解耳聋性质和程度。

5. 声导抗测试 声导抗测试能够帮助判断有无中耳积液，耳内镜和显微镜检查有助于评估中耳积液性质。

6. 生化检查 如怀疑为脑脊液漏，则收集漏出液行生化检查，帮助诊断。

7. 其他检查 ① 评估面瘫的程度：神经电兴奋试验、肌电图、面神经电图等检查。② 判断面神经损害部位：泪液分泌试验、镫骨肌声反射、味觉试验等。

【诊断】

根据患者明确的耳外伤病史和临床表现可明确诊断。

【鉴别诊断】

1. 自发性圆窗膜破裂 有鼓室积液、脑脊液耳鼻漏，听力下降初期呈混合型，可伴眩晕，随着时间延长，可发生内耳感染，严重者可发生脑膜炎，反复发作后听力全部丧失。CT 检查无明显骨折线，手术探查可明确诊断。

2. 贝尔面瘫 原因不明的单侧、周围性面神经麻痹，表现为很短的时间内逐渐加重的面瘫，常为不完全性，有自然恢复倾向，预后好，多在 1~4 周恢复，无外伤史。CT 检查无明显异常。

【治疗】

骨折常发生于颅脑外伤，如出现颅内压增高病症、脑神经征或耳、鼻大出血时，应与神经外科医师协作，共同抢救患者。首先应注意危及患者生命的主要问题。如保持呼吸道通畅，必要时应行气管切开术。控制出血，及时补液或输血，以防止失血性休克，维持循环系统的正常功能。如病情允许，应做详细检查。

应用抗生素等药物，严防颅内或耳部感染，注意耳部消毒。如患者全身情况许可，应在严格无菌操作下清除外耳道积血或污物。如有脑脊液耳漏，不可行外耳道填塞，仅于外耳道口放置消毒棉球。如病情许可，采取头高位或半卧位，多数脑脊液漏可自行停止。颞骨横行骨折引起的周围性面瘫，只要病情许可，手术减压越早越好，经 2~6 周保守治疗无效，全身情况允许的情况下可行面神经减压术。

病情完全稳定后，对后遗鼓膜穿孔、听骨链断离、传导性聋或面神经麻痹等病症，可于后期行鼓室成形术或面神经手术。

【复习思考题】

颞骨骨折的临床表现有哪些？

第七节　耳廓假囊肿

【见习项目】

耳廓假囊肿的临床表现等。

【见习目的与要求】

掌握耳廓假囊肿的临床表现、治疗方法等。

【见习地点】

见习医院耳鼻咽喉科。

【见习准备】

见习带教老师事先选好耳廓假囊肿的图片、病例及相关影片，分配好每一病例示教所占时间，并根据病例数分小组。

【见习流程】

1. 带教老师对理论课知识、概念进行简要复习。
2. 每一病例由一个小组中选出一位同学采集病史，并结合疾病特点进行重点的体格检查。
3. 各小组集中，回到示教室。当事同学报告病史及阳性体征，提出下一步的辅助检查和可能的结果，作出诊断和鉴别诊断，提出治疗方法和依据。各小组间对所示教的病例开展讨论，指出各自小组的不足之处。
4. 带教老师分析总结，指出各组的优点和不足，提出思考题。

【病史采集要点】

一、现病史采集要点

1. **发病诱因**　尚未明确，可能与外伤或某些机械刺激有关，如碰撞、挤压等。也可能与先天性发育不良有关。
2. **主要症状**　询问患者是否有耳廓胀感、波动感、灼热感或痒感。
3. **病情演变**　应询问病情是逐渐好转还是进行性加重或者起伏波动，接受过何种治疗，对治疗的反应如何等。
4. **诊疗情况**　应询问患者曾在何处就诊过，做过何种检查，用药情况及疗效如何。

二、既往史和个人史等采集要点

既往慢性疾病史，采取过哪些治疗，疗效如何；是否有糖尿病、心脑血管疾病、外伤手术史、传染病史等。

【查体要点】

1. 一般情况　检查患者的体温、脉搏、呼吸、血压等。
2. 专科查体　首先查看耳廓囊性隆起的大小，囊肿边界是否清楚，皮肤色泽是否正常，透照时透光度是否良好。囊肿内可抽出淡黄色清亮液体，培养无细菌生长。

【诊断】

根据患者明确的病史和临床表现可进行诊断。

【治疗】

1. 理疗　早期可行紫外线照射或超短波等物理治疗，以制止渗液与促进吸收。可用蜡疗、磁疗、冷冻、射频等治疗。
2. 穿刺抽液、局部压迫　在严格无菌条件下将囊液抽出，然后用石膏固定压迫局部，并以纱布、绷带包扎。也可用两片圆形磁铁置于囊肿部位的耳廓前后，用磁铁吸力压迫局部。
3. 囊腔内注射药物　使用平阳霉素、15%高渗盐水或50%葡萄糖溶液于抽液后注入囊腔，不加压包扎，24小时后抽出注入液体，并反复注射直至抽出液体呈红色。
4. 手术　多数病例手术效果理想。手术中将囊腔外侧壁软骨切开，吸尽积液，若囊肿内有肉芽，应予刮除。术腔可放置引流条，切口对位缝合后加压包扎2天左右。

【复习思考题】

耳廓假囊肿的治疗方法有哪些?

第八节　耳廓化脓性软骨膜炎

【见习项目】

耳廓化脓性软骨膜炎的发病诱因、治疗方法、鉴别诊断等。

【见习目的与要求】

掌握耳廓化脓性软骨膜炎的临床表现、鉴别诊断等。

【见习地点】

见习医院耳鼻咽喉科。

【见习准备】

见习带教老师事先选好耳廓化脓性软骨膜炎的图片、病例及相关影片，分配好每一病例示教所占时间，并根据病例数分小组。

【见习流程】

1. 带教老师对理论课知识、概念进行简要复习。
2. 每一病例由一个小组中选出一位同学采集病史，并结合疾病特点进行重点的体格检查。
3. 各小组集中，回到示教室。当事同学报告病史及阳性体征，提出下一步的辅助检查和可能的结果，作出诊断和鉴别诊断，提出治疗方法和依据。各小组间对所示教的病例开展讨论，指出各自小组的不足之处。

4. 带教老师分析总结，指出各组的优点和不足，提出思考题。

【病史采集要点】

一、现病史采集要点

1. 发病诱因　耳廓化脓性软骨膜炎常由外伤、手术、冻伤、烧伤以及耳廓血肿继发感染所致。

2. 主要症状　需要询问以下内容：是否有耳廓胀痛及灼热感，甚至持续性剧烈疼痛。

3. 伴随症状　询问患者是否存在体温升高、食欲减退等全身症状。

4. 病情演变　应询问病情是逐渐好转还是进行性加重或者起伏波动，其间有无新的伴随症状出现，其出现的顺序是什么。

5. 诊疗情况　应询问患者曾在何处就诊过，做过何种检查，用药情况及疗效如何。

6. 一般情况　应询问患者精神、体力、饮食、大小便以及体重变化等情况。

二、既往史和个人史等采集要点

（1）有无药物过敏史。

（2）既往是否存在基础疾病。

【查体要点】

检查时可见耳廓红肿、增厚、坚实，弹性消失，触痛明显。耳廓表面呈暗红色，有脓肿形成者可见局限性隆起，触之有波动感，皮肤破溃后，破溃处有脓液溢出。

【诊断】

依据病史和临床表现即可诊断。

【鉴别诊断】

1. 耳廓假性囊肿　耳廓软骨夹层内的非化脓性浆液性囊肿。肿胀范围清晰，皮肤色泽正常。耳廓在光照下透光度良好。穿刺抽吸时，可抽出浅黄色液体，培养无细菌生长。常发生于耳廓外侧前面上部，如舟状窝、三角窝。

2. 外耳湿疹　患者皮肤可出现红斑或粟粒样小丘疹，可有水疱，破溃后流出黄水样分泌物，出现小溃疡。此病多见于婴幼儿，可反复发作，发作时奇痒，有烧灼感。

3. 复发性多软骨炎　无感染病灶，可反复发作，但不形成脓肿，可有全身其他部位的软骨炎。

4. 亨特（Hunt）综合征　耳廓、耳道内或耳后剧烈疼痛并可伴有疱疹，水疱破裂后形成溃疡，部分患者合并有面瘫及轻中度感音神经性听力损失，可伴发耳鸣及眩晕。

【治疗】

早期脓肿尚未形成时，全身应用大剂量适当的抗生素，以控制感染，局部可用鱼石脂软膏外敷或漂白粉硼酸溶液湿敷，促进局部炎症消退。

如果脓肿已经形成，应立即在全身麻醉下进行手术治疗。手术过程中，可以使用抗生素溶液冲洗手术腔，并在手术腔内放置带有多个小孔的小管。皮肤应贴回到伤口表面，缝合到位，管口应从切口的顶部和底部伸出，并适当加压包扎。术后第二天起，每天用抗生素溶液冲洗导管2~3次，直到局部和全身症状消退。随后小管可以拔出来并加压包扎，此时基本上可以愈合。如果局部仍有红肿，疼痛严重，则通常是由于手术过程中病灶清除不彻底，需要再次手术。

【复习思考题】

如何预防耳廓化脓性软骨膜炎？

第九节 外耳湿疹

【见习项目】

外耳湿疹的发病诱因、临床表现等。

【见习目的与要求】

掌握外耳湿疹的临床表现、治疗方法等。

【见习地点】

见习医院耳鼻咽喉科。

【见习准备】

见习带教老师事先选好外耳湿疹的图片、病例及相关影片，分配好每一病例示教所占时间，并根据病例数分小组。

【见习流程】

1. 带教老师对理论课知识、概念进行简要复习。

2. 每一病例由一个小组中选出一位同学采集病史，并结合疾病特点进行重点的体格检查。

3. 各小组集中，回到示教室。当事同学报告病史及阳性体征，提出下一步的辅助检查和可能的结果，作出诊断和鉴别诊断，提出治疗方法和依据。各小组间对所示教的病例开展讨论，指出各自小组的不足之处。

4. 带教老师分析总结，指出各组的优点和不足，提出思考题。

【病史采集要点】

一、现病史采集要点

1. **发病诱因** 机制不明，可能与变态反应、精神因素、神经功能障碍、内分泌失调、代谢障碍、消化不良等有关；另外，潮湿、高温、化学药物刺激也可为诱因；慢性中耳炎的脓液、患者的泪液或汗液刺激耳部皮肤也可引起本病。

2. **主要症状** 需要询问以下内容：① 是否对鱼、虾、牛奶等有过敏反应；② 患处是否有痒感并伴有烧灼感，若为婴幼儿，因不能诉说，可表现出各种止痒动作，并伴有烦躁不安，不能熟睡。

3. **伴随症状** 询问患者是否存在患处疼痛或体温升高等症状。

4. **病情演变** 询问病情是逐渐好转还是进行性加重或者起伏波动，其间有无新的伴随症状出现，其出现的顺序是什么，接受过何种治疗等。

5. **诊疗情况** 应询问患者曾在何处就诊过，做过何种检查，用药情况及疗效如何。

6. **一般情况** 应询问患者精神、体力、饮食、大小便以及体重变化等情况。

二、既往史和个人史等采集要点

（1）有无药物过敏史。

（2）既往是否存在基础疾病。

【查体要点及辅助检查】

1. 专科查体　① 急性湿疹检查可见外耳皮肤红肿，散在红斑、粟粒状丘疹及半透明的小水疱。水疱被抓破后，可出现红色糜烂面，并流出淡黄色水样分泌物，分泌物干燥凝固后结痂，黏附在糜烂面上。② 如果为亚急性湿疹，症状比急性湿疹轻，红肿不严重，渗液较少，可出现鳞屑和结痂。③ 如果为慢性湿疹，可表现为外耳道皮肤增厚、粗糙、表皮皲裂、苔藓样变、脱屑及色素沉着等。

2. 纯音测听　可予以患者纯音测听检查，病损如累及外耳道深部皮肤及鼓膜表面，可有轻度传导性聋。

【诊断】

依据病史和临床表现即可诊断。

【治疗】

1. 一般治疗　① 对于病因明确者，应去除病因，避免致敏因素。如因化脓性中耳炎脓液引起者，应保持外耳道清洁干燥，积极抗炎治疗。② 对病因不明者，注意调整饮食，吃清淡食物，保持胃肠道功能正常，改变或停用奶制品，忌饮酒，避免进食具有较强过敏性的食物，如鱼、虾、蟹等。③ 局部忌用热水、肥皂等清洗，禁用刺激性药物，严禁抓痒、挖耳等。④ 急性、亚急性期间暂缓预防注射和接种牛痘。

2. 局部治疗　依"湿以湿治、干以干治"的原则，分以下 3 种情况进行处理。

（1）比较干燥、无渗出液者：可涂用 1%～2% 甲紫糊剂、泼尼松类冷霜或软膏等，保护创面，以便结痂脱落愈合。干痂较多时，先用 3% 过氧化氢溶液清洗。皮肤增厚者可试涂敷 3% 水杨酸软膏，以期皮肤变薄，或用局部浅层 X 线照射，可获得满意效果。

（2）渗出液较少者：可涂擦 2% 甲紫液，干燥后涂布甲紫糊剂或氧化锌糊剂。

（3）渗出液较多者：用 3% 过氧化氢溶液或炉甘石洗剂清洗渗出液及痂皮，再用 3% 硼酸溶液或 5% 醋酸铝溶液湿敷，待渗出液减少后，再用上述药物治疗。

3. 全身治疗　① 服用抗过敏药物，如氯雷他定片或氯苯那敏，严重者可用地塞米松等糖皮质激素。② 继发感染时，全身和局部应用抗生素。③ 渗液特别多时，可静脉注射 10% 葡萄糖酸钙，并及时补充维生素 C。

【复习思考题】

外耳湿疹"湿以湿治、干以干治"的原则具体有哪些？

第十节　外耳道耵聍栓塞

【见习项目】

外耳道耵聍栓塞的治疗。

【见习目的与要求】

掌握外耳道耵聍栓塞的临床症状、治疗方法等。

【见习地点】

见习医院耳鼻咽喉科。

【见习准备】

见习带教老师事先选好外耳道耵聍栓塞的病例，分配好每一病例示教所占时间，并根据病例数分小组。

【见习流程】

1. 带教老师对理论课知识、概念进行简要复习。
2. 每一病例由一个小组中选出一位同学采集病史，并结合疾病特点进行重点的体格检查。
3. 各小组集中，回到示教室。当事同学报告病史及阳性体征，提出下一步的辅助检查和可能的结果，作出诊断和鉴别诊断，提出治疗方法和依据。各小组间对所示教的病例开展讨论，指出各自小组的不足之处。
4. 带教老师分析总结，指出各组的优点和不足，提出思考题。

【病史采集要点】

一、现病史采集要点

1. **发病诱因** 询问患者是否经常挖耳，或挖耳不当，导致耵聍分泌过多或排出受阻；如果患者工作环境灰尘太多，也会导致耳朵分泌过多耵聍进而导致耵聍栓塞。
2. **主要症状** 可询问患者是否有听力减退、耳鸣、眩晕等症状。
3. **病情演变** 应询问病情是逐渐好转还是进行性加重或者起伏波动，其间有无新的伴随症状出现，其出现的顺序是什么。
4. **一般情况** 应询问患者精神、体力、饮食、大小便以及体重变化等情况。

二、既往史和个人史等采集要点

（1）有无药物过敏史。
（2）既往是否存在基础疾病。

【辅助检查】

通过耳镜检查可见外耳道被黄色、棕褐色或黑色块状物所堵塞，块状物或质软如泥，或质硬如石，多与外耳道紧密相贴，不易活动。

【诊断】

外耳道耵聍栓塞通过耳镜检查一般不难诊断。

【鉴别诊断】

1. **外耳道胆脂瘤** 外耳道胆脂瘤是外耳道损伤后，或皮肤炎症使生发层的基底细胞生长旺盛，角化上皮细胞加速脱落，且排出受影响，在外耳道内堆积过多形成胆脂瘤。
2. **外耳道表皮栓** 外耳道表皮栓是外耳道内阻塞性角化物的聚集。

【治疗】

1. **耵聍钩取出法** 耵聍取出过程应细致耐心，避免损伤外耳道及鼓膜。对可活动、未完全阻塞外耳道的耵聍可用膝状镊或耵聍钩取出。将耵聍钩沿外耳道后、上壁与耵聍栓之间轻轻伸至外耳道深部，然后轻轻转动耵聍钩钩住耵聍栓，将其钩出。如果耵聍较深或儿童配合欠佳，可以在耳内镜的辅助下充分清理外耳道耵聍。
2. **外耳道冲洗法** 采用上述方法取出困难者可用此法。冲洗前需要先将耵聍膨化，用5%~

10% 碳酸氢钠溶液滴耳，每 0.5~1 小时 1 次，3~4 日后待其全部或部分膨化，再冲洗。已有外耳道炎者，应予以抗生素控制炎症。如合并急、慢性化脓性中耳炎，或有外耳道狭窄者，忌用冲洗法。

3. 抽吸法　对于感染或应用药物软化后的耵聍均可采用此法，特别是对于外耳道狭窄者更为适宜。吸引器压力不宜太大，抽吸应在明视下进行。

【复习思考题】

外耳道耵聍栓塞的治疗方法有哪些？

第十一节　外耳道异物

【见习项目】

1. 不同外耳道异物的病例示教。
2. 外耳道异物的治疗要点。

【见习目的与要求】

掌握外耳道异物的问诊及治疗要点。

【见习地点】

见习医院耳鼻咽喉科。

【见习准备】

见习带教老师事先选好外耳道异物的病例，分配好每一病例示教所占时间，分小组学习讨论。

【见习流程】

1. 带教老师对理论课知识、概念进行简要复习。
2. 每一病例由一个小组中选出一位同学采集病史，并结合疾病特点进行重点的体格检查。
3. 各小组集中，回到示教室。当事同学报告病史及阳性体征，提出下一步的辅助检查和可能的结果，作出诊断和鉴别诊断，提出治疗方法和依据。各小组间对所示教的病例开展讨论，指出各自小组的不足之处。
4. 带教老师分析总结，指出各组的优点和不足，提出思考题。

【病史采集要点】

一、现病史采集要点

1. 发病诱因　本病多见于儿童，常为小儿玩耍时将小物体塞入耳内所致。成人多为挖耳或外伤时遗留小物体或昆虫侵入耳内所致。

2. 主要症状　需要询问以下内容：① 是否有明确的异物进入，详细询问异物大小、种类和生物学特性；② 询问患者病程长短，动物性异物病程多较短，植物性或耵聍等异物病程可较长，病程较长的异物常伴有外耳道炎；③ 询问患者有无取出失败或挖耳史，因上述操作可能改变异物位置和形态，以及形成外耳道肉芽。

3. 伴随症状　需要询问以下内容：① 是否有耳痛、耳痒、耳闷胀感；② 是否有听力下降、咳嗽、眩晕等。

4. 病情演变　应询问病情是逐渐好转还是进行性加重或者起伏波动，其间有无新的伴随症状出现，其出现的顺序是什么。

5. 诊疗情况　了解患者是否曾到医院就诊，做过哪些检查，是否进行过治疗，效果如何。

6. 一般情况　应询问患者精神、体力、饮食、大小便以及体重变化等情况。

二、既往史和个人史等采集要点

（1）有无药物过敏史。

（2）是否存在基础性疾病。

【查体要点】

检查外耳道及鼓膜，注意异物的性质、大小和位置，以及是否有鼓膜穿孔；还应检查是否合并外耳道炎、外耳道肉芽等。

【辅助检查】

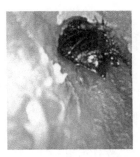

1. 耳内镜或耳显微镜检查　可以详细分辨异物性质、大小、位置（图1-11-1）。

2. 颞骨高分辨率 CT　一般无须进行，但如果病程较长，引发较多外耳道肉芽、胆脂瘤，异物难以取出时，可借助 CT 来判断病变范围和程度，帮助拟定治疗方案。

图 1-11-1　外耳道异物

【诊断】

结合病史及专科查体，可基本明确外耳道异物的诊断。

【鉴别诊断】

1. 急性外耳道炎　外耳道充血、肿胀，可见大量分泌物阻塞，鼓膜常窥不清，耳廓牵拉痛明显，异物时间较长时可并发外耳道炎。

2. 急性中耳炎　急性中耳炎常继发于急性上呼吸道感染或急性鼻炎，感染自咽鼓管途径进入中耳，耳痛、耳闷症状明显，检查时可见鼓膜完整、充血，但无耳廓牵拉痛，无异物进入耳道病史。

【治疗】

取出异物的方法应根据异物的大小、形状、性质、位置、是否并发感染以及患者的年龄而定。

圆形光滑的异物，可用异物钩或小刮匙等器械顺空隙越过异物而将其钩出，操作中患者特别是小儿在术中不配合时，切勿用镊子夹取，以防将异物推入深处，嵌在峡部或损伤鼓膜。

异物细小时可用冲洗法洗出。冲洗法禁忌证：① 合并中耳炎，鼓膜有穿孔者；② 鼓膜被异物损伤穿孔或合并中耳异物者；③ 植物性异物（如豆类）遇水易膨胀者；④ 尖锐多角的异物；⑤ 石灰等遇水起化学反应者。

活昆虫等动物性异物，可先滴入甘油或食物油将其淹毙，或用 2% 丁卡因、70% 乙醇，或用对皮肤无毒性的杀虫剂等滴入，使其麻醉瘫痪后用镊子取出或冲洗排出。对飞虫也可试行用亮光诱出。

已经泡胀的植物性异物，应先用 95% 乙醇滴入，使其脱水，缩小后再取出。易碎的异物也可分次取出。

不合作的幼儿，可在全身麻醉下取出异物。异物过大或嵌入较深，难以从外耳道取出时，或同时合并中耳异物时，可作耳内或耳后切口，取出异物。

异物取出过程中，如外耳道损伤出血，可用碘仿纱条压迫止血，次日取出，并涂以抗生素软膏，预防感染。

【复习思考题】

不同外耳道异物如何妥善取出？

第十二节　外耳道炎及疖

【见习项目】

外耳道炎和外耳道疖的病因及鉴别诊断。

【见习目的与要求】

掌握外耳道炎和外耳道疖的临床症状、治疗方法等。

【见习地点】

见习医院耳鼻咽喉科。

【见习准备】

见习带教老师事先选好外耳道炎及外耳道疖的病例，分配好每一病例示教所占时间，并根据病例数分小组。

【见习流程】

1. 带教老师对理论课知识、概念进行简要复习。

2. 每一病例由一个小组中选出一位同学采集病史，并结合疾病特点进行重点的体格检查。

3. 各小组集中，回到示教室。当事同学报告病史及阳性体征，提出下一步的辅助检查和可能的结果，作出诊断和鉴别诊断，提出治疗方法和依据。各小组间对所示教的病例开展讨论，指出各自小组的不足之处。

4. 带教老师分析总结，指出各组的优点和不足，提出思考题。

【病史采集要点】

一、现病史采集要点

1. **发病诱因**　挖耳引起外耳道皮肤损伤，外耳道冲洗、游泳致耳道进水等。

2. **主要症状**　需要询问以下内容：① 是否有剧烈耳痛感并在张口、咀嚼时加重，疼痛可放射至同侧头部；② 是否有耳溢液、耳鸣、耳闷、听力下降等症状。

3. **伴随症状**　询问患者是否存在体温升高、全身不适感等。

4. **病情演变**　应询问病情是逐渐好转还是进行性加重或者起伏波动，其间有无新的伴随症状出现，其出现的顺序是什么。

5. **诊疗情况**　了解患者是否曾到医院就诊，症状是否加重、起伏不定或逐渐好转，用药情况以及疗效如何等。

6. **一般情况**　应询问患者精神、体力、饮食、大小便以及体重变化等情况。

二、既往史和个人史等采集要点

（1）有无药物过敏史。

（2）既往是否存在基础疾病，如糖尿病、慢性肾炎、营养不良等。

【查体要点】

1. 外耳道疖 检查可有耳廓牵拉痛及耳屏压痛，外耳道软骨部可见皮肤疖肿。若脓肿成熟破溃，可见外耳道有浓稠脓液流出耳外，可混有血液。

2. 弥漫性外耳道炎 检查可有耳廓牵拉痛及耳屏压痛。慢性者外耳道有少量渗出物，外耳道皮肤增厚、皲裂、脱屑，分泌物积存，甚至可造成外耳道狭窄。

【诊断】

根据症状和检查所见，外耳道疖和弥漫性外耳道炎不难诊断。

【鉴别诊断】

1. 乳突炎 外耳道后壁疖肿可有耳后沟及乳突区红肿，易误诊为乳突炎。急性乳突炎多有急性或慢性化脓性中耳炎病史，发热较明显，一般无耳屏压痛及耳廓牵拉痛，而有乳突部压痛；鼓膜穿孔或鼓膜明显充血，脓液较多。

2. 急性化脓性中耳炎 听力下降比较明显，早期有剧烈耳痛，可伴有发热等全身症状，流脓后耳痛缓解，检查可见鼓膜红肿或穿孔，脓液呈黏稠性。

【治疗】

应用抗生素控制感染。服用镇静、止痛剂。早期可局部热敷或做超短波透热等理疗。

局部尚未化脓者用1%～3%酚甘油或10%鱼石脂甘油滴耳，或用上述药液纱条敷于患处，每天更换纱条2次。疖肿成熟后及时挑破脓头或切开引流。

积极治疗感染病灶如化脓性中耳炎。对肉芽组织要进行清创，诊治全身性疾病如糖尿病等。对疑为坏死性外耳道炎者要及早做细菌培养和药物敏感试验，及早使用敏感抗生素，并纠正全身不良状况。

【复习思考题】

外耳道炎和外耳道疖的治疗方法有哪些？

第十三节 外耳道真菌病

【见习项目】

外耳道真菌病的预防及治疗方法。

【见习目的与要求】

掌握外耳道真菌病的临床症状、鉴别诊断等。

【见习地点】

见习医院耳鼻咽喉科。

【见习准备】

见习带教老师事先选好外耳道真菌病的病例，分配好每一病例示教所占时间，并根据病例数分小组。

【见习流程】

1. 带教老师对理论课知识、概念进行简要复习。

2. 每一病例由一个小组中选出一位同学采集病史，并结合疾病特点进行重点的体格检查。

3. 各小组集中，回到示教室。当事同学报告病史及阳性体征，提出下一步的辅助检查和可能的结果，作出诊断和鉴别诊断，提出治疗方法和依据。各小组间对所示教的病例开展讨论，指出各自小组的不足之处。

4. 带教老师分析总结，指出各组的优点和不足，提出思考题。

【病史采集要点】

一、现病史采集要点

1. **发病诱因** 外耳道进水或积存分泌物、长期使用抗生素滴耳液等情况下，容易患病。

2. **主要症状** 询问患者是否有耳痒的症状，并询问患者耳痒的诱因、时间、缓解因素等。

3. **伴随症状** 若继发慢性化脓性中耳炎，合并细菌感染时，需要询问患者是否伴有耳痛、耳溢液等症状。

4. **病情演变** 应询问病情是逐渐好转还是进行性加重或者起伏波动，其间有无新的伴随症状出现，其出现的顺序是什么。

5. **诊疗情况** 应询问患者曾在何处就诊，症状是否加重、起伏不定或逐渐好转，用药情况以及疗效如何等。

6. **一般情况** 应询问患者精神、体力、饮食、大小便以及体重变化等情况。

二、既往史和个人史等采集要点

（1）有无药物过敏史。

（2）既往是否存在基础疾病。

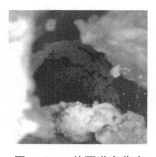

图 1-13-1 外耳道真菌病

【查体要点】

重点检查外耳道及鼓膜。检查外耳道皮肤是否覆盖有黄黑色或白色粉末状或绒毛状真菌（图 1-13-1），外耳道皮肤有无充血潮湿及分泌物积存。

【辅助检查】

可将清除下的外耳道痂皮做涂片，显微镜下可见菌丝和孢子；亦可做真菌培养检查。

【诊断】

本病结合病史及临床症状、体征不难诊断。

【鉴别诊断】

本病需要与外耳湿疹进行鉴别。

【治疗】

外耳道真菌病应局部使用抗真菌药物，一般不需要全身使用抗真菌药物。尽量保持外耳道干燥，应清除外耳道内的所有真菌痂皮和分泌物，可用 1%～3% 水杨酸酒精或 1%～2% 麝香草酚酒精涂耳，也可用制霉菌素喷于外耳道或涂用硝酸咪康唑霜。根据真菌培养结果，选择敏感抗真菌药物。本病治愈的关键是坚持用药。

【复习思考题】

外耳道真菌病的预防方法有哪些？

第十四节 外耳道胆脂瘤

【见习项目】

外耳道胆脂瘤的诊断和治疗方法。

【见习目的与要求】

掌握外耳道胆脂瘤的诊断和治疗方法。

【见习地点】

见习医院耳鼻咽喉科。

【见习准备】

见习带教老师事先选好外耳道胆脂瘤的病例及示教图片，分配好每一病例示教所占时间，并根据病例数分小组。

【见习流程】

1. 带教老师对理论课知识、概念进行简要复习。

2. 每一病例由一个小组中选出一位同学采集病史，并结合疾病特点进行重点的体格检查。

3. 各小组集中，回到示教室。当事同学报告病史及阳性体征，提出下一步的辅助检查和可能的结果，作出诊断和鉴别诊断，提出治疗方法和依据。各小组间对所示教的病例开展讨论，指出各自小组的不足之处。

4. 带教老师分析总结，指出各组的优点和不足，提出思考题。

【病史采集要点】

一、现病史采集要点

1. 发病诱因　原因不明。可能与外耳道长期受到刺激有关，如耵聍栓塞、炎症、异物、真菌感染等。

2. 主要症状　需要询问以下内容：① 有无耳内闭塞感、耳鸣、听力下降等；② 有无耳痛，症状出现的时间、加重和缓解因素；③ 有无耳内流脓或脓血，以及耳内分泌物的性状、臭味程度等；④ 有无面瘫，以及症状出现的时间。

3. 病情演变　应询问病情是逐渐好转还是进行性加重或者起伏波动，其间有无新的伴随症状出现，其出现的顺序是什么。

4. 诊疗情况　了解患者是否曾到医院就诊，做过哪些检查，是否进行过治疗，效果如何。

二、既往史和个人史等采集要点

（1）有无药物过敏史。

（2）既往是否存在基础疾病。

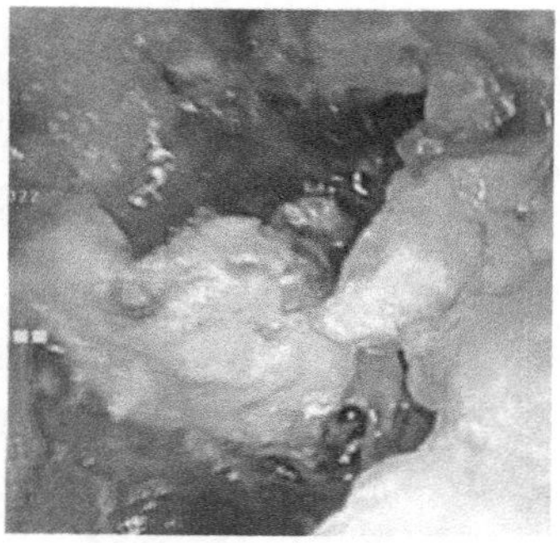

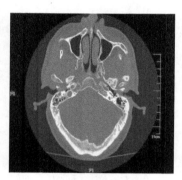

图 1-14-1　外耳道胆脂瘤

【查体要点】

查体时应重点检查外耳道皮肤状况，有无脓性分泌物及堵塞物，并观察堵塞物的颜色、性状。一般可见外耳道皮肤红肿，可有肉芽，外耳道深部有白色或黄色胆脂瘤样物堵塞，其表面被多层鳞片状物质包裹（图 1-14-1）。

清除堵塞物后应检查外耳道骨质有无破坏，再检查鼓膜情况。巨大的外耳道胆脂瘤可破坏外耳道后壁进而侵犯中耳，广泛破坏乳突骨质，并发胆脂瘤型中耳乳突炎，也可引起周围性面瘫。

【辅助检查】

1. 病理检查　结合病史及专科查体，若外耳道胆脂瘤的诊断可能性大，可取外耳道胆脂瘤样物送病理检查。

2. 听功能测试　清理完外耳道堵塞物后，可行音叉检查或纯音测听，检查是否有听力损失。

3. 颞骨 CT 或乳突 X 线检查　若有外耳道骨质破坏，必要时可做 CT 扫描（图 1-14-2），排除中耳病变。病变侵犯乳突时，外耳道后壁的破坏部位大多在近软骨段的一端，上、中鼓室内无明显病变，除非外耳道胆脂瘤侵及中耳。

图 1-14-2　双侧外耳道胆脂瘤 CT

【诊断】

根据病史及局部检查，诊断一般不难，取胆脂瘤样物送病理检查可确诊。

【鉴别诊断】

1. 耵聍栓塞　耵聍在外耳道内聚集成团，堵塞外耳道，其多为黄色、棕褐色或黑色块状物，质硬如石或质软如泥，多与外耳道紧密相贴，不易活动。

2. 外耳道癌　外耳道癌好发于中年及以上患者。大多有患耳长期流脓史，近期耳内出血，伴耳痛，可有张口困难。检查时可见外耳道内有新生物，有接触性出血。颞骨 CT 提示骨质破坏，新生物活检可明确诊断。

3. 中耳胆脂瘤　有持续流脓病史，脓液间混血丝，味臭，紧张部大穿孔或边缘性穿孔，鼓室内有肉芽或息肉，听力损失较重，为传导性或混合性，鼓室、鼓窦或乳突内有软组织影或骨质破坏，可有并发症。

【治疗】

不合并感染的胆脂瘤较易取出，可用膝状镊、耵聍钩或吸引头吸引等方法清除。

合并感染时，由于外耳道肿胀，触痛明显，胆脂瘤嵌顿于扩大的外耳道深部，取出较为困难。此时应先积极控制感染。取出时宜用扁头探针将胆脂瘤与外耳道骨壁轻轻分离，先将较易取出的部分取出。当外耳道壁与胆脂瘤间出现较大空隙时，可用耵聍钩或杯状钳将其取出。

感染严重、取出十分困难者可在全身麻醉及手术显微镜下清除胆脂瘤和肉芽。同时全身应用抗生素控制感染。术后应随诊观察，清除残余或再生的胆脂瘤。

【复习思考题】

外耳道胆脂瘤的治疗方法有哪些？

第十五节　大疱性鼓膜炎

【见习项目】

大疱性鼓膜炎的诊断和治疗方法。

【见习目的与要求】

掌握大疱性鼓膜炎的诊断和治疗方法。

【见习地点】

见习医院耳鼻咽喉科。

【见习准备】

见习带教老师事先选好大疱性鼓膜炎的病例及示教图片，分配好每一病例示教所占时间，并根据病例数分小组。

【见习流程】

1. 带教老师对理论课知识、概念进行简要复习。

2. 每一病例由一个小组中选出一位同学采集病史，并结合疾病特点进行重点的体格检查。

3. 各小组集中，回到示教室。当事同学报告病史及阳性体征，提出下一步的辅助检查和可能的结果，作出诊断和鉴别诊断，提出治疗方法和依据。各小组间对所示教的病例开展讨论，指出各自小组的不足之处。

4. 带教老师分析总结，指出各组的优点和不足，提出思考题。

【病史采集要点】

一、现病史采集要点

1. **发病诱因**　常发生于病毒性上呼吸道急性感染的流行期。

2. **主要症状**　需要询问以下内容：① 是否有耳痛，并了解耳痛的性质和缓解因素等，大疱破裂后耳痛可逐渐减轻；② 是否有耳溢液，耳溢液的颜色、性状及持续时间等；③ 是否有听力下降及耳鸣、耳闷感，耳痛发生前、后可出现低调性耳鸣，或有耳内闷胀感、堵塞感等，若有听力下降，一般不重，为传导性；④ 是否有眩晕、全身不适感，如低热、乏力等，一般不多见。

3. **病情演变**　应询问病情是逐渐好转还是进行性加重或者起伏波动，其间有无新的伴随症状出现，其出现的顺序是什么。

4. **诊疗情况**　应询问患者是否在医院就诊，做过何种检查，是否进行过治疗，疗效如何。

5. **一般情况**　应询问患者精神、体力、饮食、大小便以及体重变化等情况。

二、既往史和个人史等采集要点

（1）有无药物过敏史。

（2）既往是否存在基础疾病。

【查体要点】

1. **一般情况**　检查患者的体温、脉搏、呼吸、血压等情况。

2. **专科查体**　外耳道深部皮肤充血，严重者可延及整个外耳道皮肤。鼓膜松弛部充血，严重者

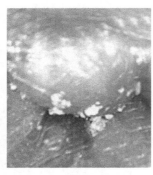

图 1-15-1　大疱性鼓膜炎

松弛部膨出。疱疹多位于鼓膜后上方，呈圆形或椭圆形，大小不一，数目不等，数个小疱疹可互相融合，最后变为单个大疱疹；疱疹呈淡黄色，或灰白色（图 1-15-1），若有新鲜出血，则显红色，积血陈旧时变为暗红色或蓝色；疱疹壁薄而软，容易破溃。破溃后，局部呈暗红色，可有少量渗血，但鼓膜不会出现穿孔，1~2 天后创面有薄痂覆盖，可迅速愈合，不留瘢痕。

【诊断和鉴别诊断】

病前有感冒或流感史，并有耳深部剧痛及鼓膜表面典型的疱疹等临床症状，即可据此作出诊断。应注意和急性化脓性中耳炎、特发性血鼓室，以及由各种病因引起的蓝鼓膜进行鉴别。

【并发症】

1. 单发性或多发性脑神经损害　很少见，其中多为听神经和（或）面神经损害；发生于疾病早期，或继发于病后 3 周内。若听神经受累，可出现轻度到中度的感音神经性聋、眩晕等，耳聋大多为可逆性。

2. 脑膜脑炎　很少见。可与脑神经损害伴发，亦可单独出现。

3. 急性中耳炎、分泌性或化脓性中耳炎　不常见。

【治疗】

大疱未破者，可用尖针刺破之（注意消毒和无菌操作）。大疱已破，耳内尚有分泌物者，可用 0.3% 氧氟沙星（泰利必妥）滴耳。耳痛剧烈者，可用利多卡因（1%~2%）或苯唑卡因滴耳。

为预防继发感染，可用抗生素口服。若为支原体感染，可用红霉素。

【复习思考题】

大疱性鼓膜炎的治疗方法有哪些？

第十六节　分泌性中耳炎

【见习项目】

分泌性中耳炎的问诊要点、临床表现等。

【见习目的与要求】

掌握分泌性中耳炎的诊断标准、鉴别诊断、治疗方法等。

【见习地点】

见习医院耳鼻咽喉科。

【见习准备】

见习带教老师事先选好分泌性中耳炎的图片、病例及相关影片，分配好每一病例示教所占时间，并根据病例数分小组。

【见习流程】

1. 带教老师对理论课知识、概念进行简要复习。

2. 每一病例由一个小组中选出一位同学采集病史，并结合疾病特点进行重点的体格检查。

3. 各小组集中，回到示教室。当事同学报告病史及阳性体征，提出下一步的辅助检查和可能的结果，作出诊断和鉴别诊断，提出治疗方法和依据。各小组间对所示教的病例开展讨论，指出各自小组的不足之处。

4. 带教老师分析总结，指出各组的优点和不足，提出思考题。

【病史采集要点】

一、现病史采集要点

1. 发病诱因　本病多为上呼吸道感染所致，也可在头颈部肿瘤放疗后产生。目前认为咽鼓管功能障碍、中耳局部感染和变态反应等是主要诱因。

2. 主要症状　询问患者是否有听力下降以及耳闷胀感侧别、诱因、发生时间和程度、加重及缓解因素。

3. 伴随症状　询问患者是否存在体温升高、食欲减退等全身症状。

4. 病情演变　应询问病情是逐渐好转还是进行性加重或者起伏波动，其间有无新的伴随症状出现，其出现的顺序是什么。

5. 诊疗情况　应询问患者或其家属是否有就诊经历，做过何种检查、治疗，疗效如何。

6. 一般情况　应询问患者精神、体力、饮食、大小便以及体重变化等情况。

二、既往史和个人史等采集要点

（1）既往有无耳科相关疾病，有无外伤及手术史、传染病史等。

（2）既往是否存在基础疾病，有无药物过敏史。

【辅助检查】

1. 耳镜检查　紧张部或全鼓膜内陷，表现为光锥缩短、变形或消失；锤骨柄向后、上方移位；锤骨短突明显外凸。鼓室积液时，鼓膜失去正常光泽，呈淡黄、橙红或琥珀色，慢性者可呈乳白色或灰蓝色，不透明，如毛玻璃状。若液体为浆液性，且未充满鼓室时，透过鼓膜可见到液平面（图1-16-1），此液面状如弧形发丝，凹面向上，患者头前俯、后仰时，此平面与地面平行的关系不变。有时尚可在鼓膜上见到气泡影，作咽鼓管吹张后，气泡可增多、移位。但这两种典型的体征出现的机会并不多，积液多时，鼓膜向外隆凸。

2. 音叉试验　Rinne试验阴性，Weber试验偏向患侧。

3. 纯音听阈测试　纯音听力图一般表现为轻度的传导性聋（图1-16-2）。部分患者的听阈可无明显下降，严重者听力损失可达40 dB左右。在病程中，听阈可以有一定的波动。听力损失以低频为主，但由于细菌及其毒素等可能经圆窗引起耳蜗毛细胞受损，故亦可发生感音神经性聋，若这种感音神经性聋和前述传导性聋同时存在，则表现为混合性聋（图1-16-3）。

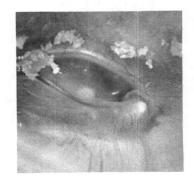

图1-16-1　分泌性中耳炎

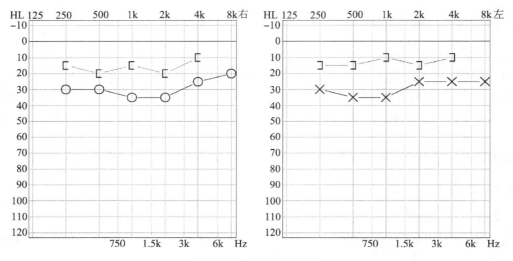

图 1-16-2　轻度传导性聋

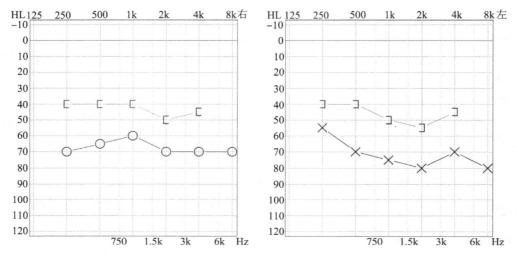

图 1-16-3　混合性聋

4. **声导抗测试**　声导抗图对本病的诊断具有重要价值。平坦型（B 型）（图 1-16-4，上图）为分泌性中耳炎的典型曲线，其诊断符合率为 88%，鼓室负压>200 daPa，大多提示鼓室内有积液。高负压型（C 型）（图 1-16-4，下图）示咽鼓管功能不良。由于 6 个月以内婴儿的外、中耳结构尚处于发育阶段，其机械-声学传导机制与大龄儿童有所不同，故对 7 个月以下婴儿做声导抗测试时，以 226 Hz 为探测音所测得的鼓室导抗图形常不能准确反映中耳的实际情况，建议用高频探测音 660 Hz、678 Hz 或 1 kHz。

5. **影像学检查**　颞骨 CT 扫描可见中耳腔有不同程度密度增高影，CT 值大多为 40 Hu 以下。

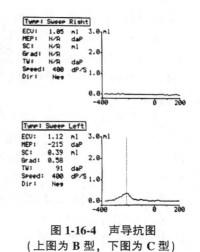

图 1-16-4　声导抗图
（上图为 B 型，下图为 C 型）

【诊断】

根据病史、临床表现及对鼓膜的仔细观察，以及辅助检查，诊断一般并不困难。必要时可于无菌条件下行诊断性鼓膜穿刺术而确诊。但若鼓室内液体很黏稠，亦可能抽吸不到液体，此时请患者捏鼻鼓气，常可见鼓膜穿刺所留针孔中出现黏液，或针孔外有少许黏液丝牵挂。

【鉴别诊断】

1. 鼻咽癌 对一侧分泌性中耳炎的成年患者（个别为双侧分泌性中耳炎），应毫无例外地做仔细的鼻腔及鼻咽部检查，包括纤维或电子鼻咽镜检，颈部触诊，血清中 EBV-VCA-IgA 测定。鼻咽部 CT 扫描、MRI 成像对位于黏膜下的鼻咽癌灶有较高的诊断价值，必要时可行之。

2. 脑脊液耳漏 颞骨骨折并脑脊液耳漏而鼓膜完整者，脑脊液聚集于鼓室内，可产生类似分泌性中耳炎的临床表现。先天性颅骨或内耳畸形（如 Mondini 型）患者，可伴发脑脊液耳漏。根据头部外伤史或先天性感音神经性聋病史，鼓室液体的实验室检查结果，以及颅骨 X 线、颞骨 CT 扫描等可鉴别。

3. 外淋巴瘘 不多见。多继发于镫骨手术后，或有气压损伤史。瘘管好发于蜗窗及前庭窗，耳聋为感音神经性，可表现为突发性聋。常合并眩晕，强声刺激可引起眩晕（Tullio 现象）。

4. 胆固醇肉芽肿 胆固醇肉芽肿可为分泌性中耳炎的后遗症。鼓室内有棕褐色液体聚集，液体内有时可见细微的、闪烁反光的鳞片状胆固醇结晶，鼓室及乳突气房内有暗红色或棕褐色肉芽，内有含铁血黄素与胆固醇结晶溶解后形成的裂隙，伴有异物巨细胞反应。

5. 粘连性中耳炎 有时粘连性中耳炎可与慢性分泌性中耳炎并存。粘连性中耳炎的病程一般较长，听力损失较重，鼓膜可高低不平。

【治疗】

清除中耳积液，改善咽鼓管通气引流功能，以及病因治疗等综合治疗为本病的治疗原则。

1. 非手术治疗

（1）抗生素或其他抗菌药物治疗：急性分泌性中耳炎可用抗菌药物进行适当的治疗，但疗程不宜过长。可供选用的药物有各类广谱青霉素、头孢菌素、大环内酯类抗生素等。

（2）糖皮质激素：可用地塞米松或泼尼松等口服，短期治疗。

（3）咽鼓管吹张：可采用捏鼻鼓气法、波氏球法或导管法做咽鼓管吹张。成人尚可经导管向咽鼓管咽口吹入泼尼松龙，隔日 1 次，每次每侧 1 mL，共 3~6 次。

2. 手术治疗

（1）鼓膜穿刺术：成人用局部麻醉，小儿用全身麻醉。以针尖斜面较短的 7 号针头，在无菌操作下从鼓膜前下象限刺入鼓室，抽吸积液。必要时可于 1~2 周后重复穿刺，亦可于抽液后注入糖皮质激素类药物。

（2）鼓膜切开术：适用于中耳积液比较黏稠，经鼓膜穿刺术不能抽吸出积液；或反复行鼓膜穿刺，积液抽吸后迅速集聚时。

（3）鼓室置管术和咽鼓管球囊扩张术：病情迁延不愈或反复发作者，中耳积液过于黏稠不易排出者，均可考虑行鼓室置管术，以改善通气引流，促使咽鼓管恢复功能。也可以考虑行咽鼓管球囊扩张术促进咽鼓管功能恢复。

3. 病因治疗

对反复发作的分泌性中耳炎，除积极进行疾病本身的治疗外，更重要的是仔细寻找病因，并积极进行病因治疗。

（1）腺样体切除术：分泌性中耳炎具有以下情况者，应行腺样体切除术。① 腺样体肥大，引起鼻塞、打鼾者；② 过去曾做过置管术的复发性中耳炎，伴腺样体炎，腺样体肥大者。

（2）扁桃体切除术：儿童急性扁桃体炎反复发作；经常发生上呼吸道感染，并由此而诱发分泌性中耳炎的反复发作；或扁桃体明显肥大者，可行扁桃体切除术。

（3）鼓室探查术和单纯乳突开放术：特别是成人，经上述各种治疗无效，又未查出明显相关疾病时，宜做颞骨 CT 扫描，如发现鼓室或乳突内有肉芽，或骨质病变时，应行鼓室探查术或单纯乳突开放术，彻底清除病变组织，根据不同情况行相应类型的鼓室成形术。

【预后】

（1）不少分泌性中耳炎有自限性，积液可经咽鼓管排出或自行吸收。

（2）病程较长而未经治疗的小儿患者，有可能影响语言发育、学习以及与他人交流的能力。

（3）顽固的慢性分泌性中耳炎，鼓膜紧张部可出现萎缩性瘢痕，钙化斑，鼓膜松弛，鼓室内出现硬化病灶。

（4）黏稠的分泌物容易发生机化，形成粘连。

（5）咽鼓管功能不良，或上鼓室长期处于负压状态者，可逐渐出现鼓膜松弛部内陷袋，部分发生胆脂瘤。

（6）并发胆固醇肉芽肿。

【复习思考题】

1. 如何预防分泌性中耳炎？

2. 分泌性中耳炎的治疗方法有哪些？

第十七节　急性化脓性中耳炎

【见习项目】

急性化脓性中耳炎的发病诱因、鉴别诊断、治疗方法等。

【见习目的与要求】

掌握急性化脓性中耳炎的临床表现、治疗方法等。

【见习地点】

见习医院耳鼻咽喉科。

【见习准备】

见习带教老师事先选好急性化脓性中耳炎的图片、病例及相关影片，分配好每一病例示教所占时间，并根据病例数分小组。

【见习流程】

1. 带教老师对理论课知识、概念进行简要复习。

2. 每一病例由一个小组中选出一位同学采集病史，并结合疾病特点进行重点的体格检查。

3. 各小组集中，回到示教室。当事同学报告病史及阳性体征，提出下一步的辅助检查和可能的结果，作出诊断和鉴别诊断，提出治疗方法和依据。各小组间对所示教的病例开展讨论，指出各自小组的不足之处。

4. 带教老师分析总结，指出各组的优点和不足，提出思考题。

【病史采集要点】

一、现病史采集要点

1. 发病诱因　常见的感染途径有咽鼓管途径、外耳道鼓膜途径、血行感染。

2. 主要症状 需要询问以下内容：① 耳疼痛的诱因和持续时间，加重及缓解因素；② 有无耳漏，耳漏前后病情有无变化（加重或缓解）；③ 是否有听力下降，其发生时间和程度。

3. 伴随症状 询问患者是否存在高热、寒战等全身中毒症状。

4. 病情演变 应询问病情是逐渐好转还是进行性加重或者起伏波动，其间有无新的伴随症状出现，其出现的顺序是什么。

5. 诊疗情况 了解患者是否曾到医院就诊，症状是否加重、起伏不定或逐渐好转，用药情况以及疗效如何等。

6. 一般情况 应询问患者精神、体力、饮食、大小便以及体重变化等情况。

二、既往史和个人史等采集要点

（1）有无药物过敏史。

（2）既往慢性疾病史，采取过哪些治疗，疗效如何；是否有糖尿病、免疫缺陷病、心脑血管疾病、外伤手术史、传染病史等。这些信息对诊治方案的制订有意义。

【查体要点】

1. 一般情况 对于存在全身中毒症状，如高热、寒战等的患者，对可能感染的部位进行相关的体格检查；应快速检查鼻道、鼻窦、腮腺，以及头颈和锁骨上等浅表淋巴结，有利于排除其他因素所关联的鉴别诊断。

2. 专科查体 重点检查外耳道及鼓膜，此外，还要观察乳突外侧壁皮肤是否有隆起、红肿和按压痛等。

【辅助检查】

1. 耳镜检查 早期鼓膜松弛部充血，锤骨柄及紧张部周边可见呈放射状的扩张血管。之后鼓膜迅速出现弥漫性充血，标志不易辨认，鼓膜可全部向外膨出，或部分外突而如乳头状。穿孔前，在隆起最明显的部位出现黄点，然后从此处发生穿孔。穿孔一般位于紧张部，开始时甚小，如针尖大，不易看清，彻底清除外耳道内分泌物后，方可见穿孔处有闪烁搏动的亮点，分泌物从该处涌出。有时须以鼓气耳镜（Siegle耳镜）加压后，才能窥见鼓膜上的小穿孔。

2. 听力检查 呈传导性听力损失，听阈可达 40~50 dB。如内耳受细菌毒素损害，则可出现混合性听力损失。

3. 声导抗测试 声导抗图对本病的诊断具有重要价值。鼓膜穿孔前，声导抗图可表现为平坦型（B 型）；鼓膜穿孔后，声导抗提示外耳道容积增大（图 1-17-1），声导抗图可表现为平坦型或引不出。

4. 血液分析 白细胞总数增多，多形核白细胞增加，穿孔后血常规逐渐恢复正常。

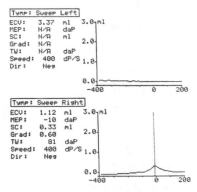

图 1-17-1 左耳鼓膜穿孔声导抗图
（上图为 B 型）

【诊断】

根据病史、临床症状和辅助检查，不难对本病作出诊断。

1. 全身症状 鼓膜穿孔前，全身症状较明显，可有畏寒、发热、怠倦及食欲减退，小儿全身症状通常较成人严重，可有高热、惊厥，常伴呕吐、腹泻等消化道症状。鼓膜穿孔后，体温逐渐下降，全身症状亦明显减轻。

2. 耳痛 耳痛为本病的早期症状。患者感耳深部钝痛或搏动性跳痛，吞咽、咳嗽、打喷嚏时耳痛加重，耳痛剧烈者夜不成眠，烦躁不安。婴幼儿则哭闹不休。一旦鼓膜出现自发性穿孔或行鼓膜切开术后，疼痛顿减。

3. 耳鸣及听力减退　患耳可有搏动性耳鸣，听力逐渐下降。耳痛剧烈者，轻度的耳聋可不被患者察觉。鼓膜穿孔后听力反而提高。如病变侵入内耳，可出现眩晕和感音性聋。

4. 耳漏　鼓膜穿孔后耳内有液体流出，初为浆液血性，之后变为黏液脓性乃至脓性。如分泌物量甚多，提示分泌物不仅来自鼓室，亦源于鼓窦、乳突。

【鉴别诊断】

1. 急性外耳道炎、外耳道疖　主要表现为耳内疼痛、耳廓牵拉痛明显。外耳道口及耳道内肿胀，晚期局限成疖肿，鼓膜表面炎症轻微或正常。外耳道无黏液，所以当分泌物为黏液脓性时，提示病变在中耳而不在外耳道，或不仅位于外耳道。急性外耳道炎及疖一般听力正常。

2. 急性鼓膜炎　大多并发于流感及耳带状疱疹，耳痛剧烈，听力下降不明显。检查见鼓膜充血形成大疱。一般无鼓膜穿孔。

3. 分泌性中耳炎　一般全身症状较轻，而急性化脓性中耳炎全身症状较重，鼓膜穿孔前可高烧不退，耳痛持续，鼓膜弥漫性充血，一旦穿孔便溢液不止，此点可与分泌性中耳炎鉴别。

【治疗】

本病的治疗原则为抗感染，畅引流，去病因。

1. 全身治疗

（1）尽早应用足量的抗菌药物控制感染，务求彻底治愈，以防发生并发症或转为慢性。鼓膜穿孔后应取脓液做细菌培养及药敏试验，参照其结果选用适宜的抗菌药物，直至症状完全消失，并在症状消失后仍继续治疗数日，方可停药。

（2）鼻腔减充血剂滴鼻或喷雾于鼻咽部，可减轻鼻咽黏膜肿胀，有利于恢复咽鼓管功能。

（3）注意休息，调节饮食，疏通大便。重症者应注意支持疗法，如静脉输液、输全血或血浆，应用少量糖皮质激素等。

2. 局部治疗

（1）鼓膜穿孔前。

A. 2%石炭酸甘油滴耳，可消炎、止痛。因该药遇脓液即释放石炭酸，可腐蚀鼓膜及鼓室黏膜，鼓膜穿孔后应立即停药。慢性化脓性中耳炎禁用此药。

B. 鼓膜切开术：适时的鼓膜切开可通畅引流，有利于炎症的迅速消散，使全身和局部症状迅速减轻。炎症消退后，穿孔可迅速封闭，平整愈合，减少瘢痕形成和粘连。

适应证：① 全身及局部症状较重，鼓膜明显膨出，虽经治疗但无明显好转者；② 鼓膜虽已穿孔，但穿孔太小，引流不畅者；③ 有并发症可能，但无须立即行乳突手术者。

操作步骤：① 成人取坐位，小儿取卧位，患耳朝上；② 外耳道口及外耳道内以75%酒精消毒；③ 成人用1%利多卡因或普鲁卡因作外耳道阻滞麻醉，加2%丁卡因表面麻醉，亦可用4%可卡因作表面麻醉；小儿可用氯胺酮全身麻醉；④ 在手术显微镜或窥耳器下看清鼓膜，用鼓膜切开刀从鼓膜后下象限向前下象限作弧形切口，或在前下象限作放射状切口，注意刀尖不可刺入太深，切透鼓膜即可，以免伤及鼓室内壁结构及听小骨；⑤ 吸尽脓液后，用小块消毒棉球置于外耳道口。

（2）鼓膜穿孔后。

在0.3%氧氟沙星滴耳液（泰利必妥）、0.25%～1%氯霉素液、复方利福平液、0.5%金霉素液等滴耳液中择一滴耳。炎症完全消退后，穿孔多可自行愈合。穿孔长期不愈者，可行鼓膜成形术。

3. 病因治疗　积极治疗鼻部及咽部慢性疾病。

4. 预防

（1）锻炼身体，提高身体素质，积极预防和治疗上呼吸道感染。

（2）广泛开展各种传染病的预防接种工作。

（3）鼓膜穿孔及鼓室置管者禁止游泳，洗浴时防止污水流入耳内。

【复习思考题】

1. 如何治疗急性化脓性中耳炎？
2. 如何区分急性化脓性中耳炎与分泌性中耳炎？

第十八节 慢性化脓性中耳炎

【见习项目】

慢性化脓性中耳炎的问诊要点、临床症状、治疗。

【见习目的与要求】

掌握慢性化脓性中耳炎的临床症状、治疗方法等。

【见习地点】

见习医院耳鼻咽喉科。

【见习准备】

见习带教老师事先选好慢性化脓性中耳炎的病例，分配好每一病例示教所占时间，并根据病例数分小组。

【见习流程】

1. 带教老师对理论课知识、概念进行简要复习。
2. 每一病例由一个小组中选出一位同学采集病史，并结合疾病特点进行重点的体格检查。
3. 各小组集中，回到示教室。当事同学报告病史及阳性体征，提出下一步的辅助检查和可能的结果，作出诊断和鉴别诊断，提出治疗方法和依据。各小组间对所示教的病例开展讨论，指出各自小组的不足之处。
4. 带教老师分析总结，指出各组的优点和不足，提出思考题。

【病史采集要点】

一、现病史采集要点

1. **发病诱因** 本病多因急性化脓性中耳炎未及时治疗或治疗不当迁延为慢性。鼻腔、鼻窦及咽部的慢性疾病也可导致中耳炎反复发作，经久不愈进而使急性中耳炎迁延为慢性化脓性中耳炎。全身或局部抵抗力下降也会诱发本病。

2. **主要症状** 需要询问以下内容：① 耳道流脓时间和诱因，加重及缓解因素，脓液性状，有无臭味等；② 是否有听力下降及其发生的时间和程度。

3. **伴随症状** 询问患者是否伴有眩晕和面瘫等症状，其与耳流脓侧别及发作时间上是否存在联系。

4. **病情演变** 应询问病情是逐渐好转还是进行性加重或者起伏波动，其间有无新的伴随症状出现，其出现的顺序是什么。

5. **诊疗情况** 了解患者是否曾到医院就诊，症状是否加重、起伏不定或逐渐好转，用药情况以及疗效如何等。

6. 一般情况　应询问患者精神、体力、饮食、大小便以及体重变化等情况。

二、既往史和个人史等采集要点

（1）有无药物过敏史。

（2）既往是否有猩红热、麻疹、肺结核等传染病，是否存在营养不良。是否有糖尿病、心脑血管疾病、外伤或手术史、传染病史等，这对诊治方案的制订有意义。

【查体要点】

1. 一般情况　检查患者的体温、脉搏、呼吸、血压等情况。

2. 专科查体　鼓膜紧张部穿孔，大小不一，多为单发。残余鼓膜可有钙化，可伴有穿孔缘周围的溃疡和肉芽组织生长。鼓室内黏膜湿润，可充血，甚至肿胀增厚，也可形成肉芽、息肉等。

【辅助检查】

1. 耳镜检查　鼓膜穿孔一般均位于紧张部，个别大的穿孔也可延及松弛部。穿孔可大可小，呈圆形或肾形，大多为中央性。通过穿孔可见鼓室内壁充血或水肿。病变严重时，紧张部鼓膜可以完全毁损，鼓室内壁出现鳞状上皮化生。

2. 听力检查　呈轻到中度的传导性听力损失，或听力损失为混合性，或感音神经性。

3. 颞骨 CT　轻者可无异常改变，严重者中耳内充满低密度影像，提示伴有黏膜增厚或肉芽形成。

【诊断】

根据病史、临床症状、鼓膜穿孔及鼓室情况，结合颞骨 CT 图像综合分析，可判断病变性质及范围，作出诊断。

【鉴别诊断】

1. 中耳胆脂瘤　两者的鉴别见表 1-18-1。

表 1-18-1　慢性化脓性中耳炎与中耳胆脂瘤鉴别表

鉴别项目	单纯型慢性化脓性中耳炎	中耳胆脂瘤
耳溢液	多为间歇性	不伴感染者不流脓，伴感染者持续流脓
分泌物性质	液脓，无臭	脓性或黏液脓性，可含豆渣样物，奇臭
听力	一般为轻度传导性听力损失	听力损失可重可轻，为传导性或混合性听力损失
鼓膜及鼓室	紧张部中央性穿孔	松弛部穿孔或紧张部后上边缘性穿孔，少数为大穿孔，鼓室内有灰白色鳞片或无定形物质，亦可伴有肉芽
颞骨 CT	正常	骨质破坏，边缘浓密整齐
并发症	一般无	常有

2. 慢性鼓膜炎　耳内流脓、鼓膜上有颗粒状肉芽，但无穿孔，颞骨 CT 示鼓室及乳突正常。

3. 中耳癌　好发于中年以上的成人。大多有患耳长期流脓史，近期有耳内出血、伴耳痛，可有张口困难。鼓室内新生物可向外耳道浸润，接触后易出血。病变早期即出现面瘫，晚期累及后组脑神经（Ⅸ、Ⅹ、Ⅺ）。颞骨 CT 示骨质破坏。新生物活检可确诊。

4. 结核性中耳炎　起病隐匿，耳内脓液稀薄，听力损失明显，早期发生面瘫。鼓膜大穿孔，肉芽苍白。颞骨 CT 示鼓室及乳突有骨质破坏区及死骨。肺部或其他部位可有结核病灶。肉芽病检可确诊。

【治疗】

治疗原则为控制感染，通畅引流，清除病灶，恢复听力，消除病因。

1. 病因治疗　积极治疗上呼吸道的病灶性疾病，如慢性鼻窦炎、慢性扁桃体炎等。

2. 局部治疗　局部治疗包括药物治疗和手术治疗。

（1）药物治疗：引流通畅者，首先局部用药。炎症急性发作时，需要全身应用抗生素。用药前可先取脓液做细菌培养及药敏试验，以指导用药。

A. 局部用药种类：① 抗生素溶液或抗生素与糖皮质激素混合液，用于鼓室黏膜充血、水肿，分泌物较多时。② 酒精或甘油制剂，适用于脓液少、鼓室潮湿时。③ 粉剂，仅用于穿孔大，分泌物很少，或乳突术后换药。

B. 局部用药注意事项：① 用药前，应彻底清洗外耳道及鼓室内的脓液。可用3%过氧化氢溶液或硼酸水清洗，然后用棉签拭净或以吸引器吸尽脓液，方可滴药。② 含氨基苷类抗生素的滴耳剂或各种溶液（如复方新霉素滴耳剂、庆大霉素等）用于中耳局部可引起内耳中毒，禁用。③ 水溶液易经小穿孔进入中耳为其优点，但亦易流出；甘油制剂比较黏稠，接触时间较长，却不易通过小穿孔。④ 粉剂宜少用，用粉剂时应选择颗粒细、易溶解者，一次用量不宜过多，鼓室内撒入薄薄一层即可。⑤ 避免用有色药液，以免妨碍对局部的观察。⑥ 须用抗生素滴耳剂时，宜参照中耳脓液的细菌培养及药物敏感试验结果，选择适当的、无耳毒性的药物。⑦ 禁用腐蚀剂（如酚甘油）。

C. 滴耳法：患者取坐位或卧位，患耳朝上。将耳廓向后上方轻轻牵拉，向外耳道内滴入药液3~5滴。然后用手指轻轻按耳屏数次，促使药液通过鼓膜穿孔处流入中耳。5~10分钟后方可变换体位。注意：滴耳药的温度应尽可能与体温接近，以免引起眩晕。

（2）手术治疗：① 中耳有肉芽或息肉，或电耳镜下虽未见明显肉芽或息肉，但经正规药物治疗无效，CT示乳突、上鼓室等有病变者，应行乳突路径鼓室成形术或改良乳突根治术、乳突根治术。② 中耳炎症已完全吸收，遗留鼓膜紧张部中央性穿孔者，可行单纯鼓室成形术。

【复习思考题】

1. 慢性化脓性中耳炎与中耳胆脂瘤的鉴别要点有哪些？
2. 慢性化脓性中耳炎的治疗原则与治疗方法有哪些？

第十九节　放射性中耳炎

【见习项目】

1. 放射性中耳炎的临床表现。
2. 放射性中耳炎的临床处理原则。

【见习目的与要求】

1. 掌握放射性中耳炎的治疗方法。
2. 熟悉放射性中耳炎的临床表现。

【见习地点】

见习医院耳鼻咽喉科、肿瘤放疗科。

【见习准备】

见习带教老师事先选好放射性中耳炎的病例及临床资料，分配好每一病例示教所占时间，并根据病例数分小组。

【见习流程】

1. 带教老师对理论课知识、概念进行简要复习。

2. 每一病例由一个小组中选出一位同学采集病史，并结合疾病特点进行重点的体格检查。

3. 各小组集中，回到示教室。当事同学报告病史及阳性体征，提出下一步的辅助检查和可能的阳性结果，作出诊断和鉴别诊断，提出治疗方法和依据。各小组间对所示教的病例开展讨论，指出各自小组的不足之处。

4. 带教老师分析总结，指出各组的优点和不足，提出思考题。

【病史采集要点】

一、现病史采集要点

1. **发病情况** 发病情况对病因分析有重要意义，应详细了解患者是缓慢起病还是急性起病。放射性中耳炎可分为急性和慢性，在病情严重程度、病程及预后方面有较大差异。女性、高龄、肥胖、营养不良、长期日晒、吸烟等均可增加罹患放射性中耳炎的风险。

2. **发病时间** 急性放射性中耳炎通常在放疗或辐射暴露后 90 天内发生，症状一般持续 2 周左右才能逐渐消退。慢性放射性中耳炎通常在放疗完成后数月至数年出现。

3. **主要症状** ① 急性放射性中耳炎：放射性分泌性中耳炎是头颈部肿瘤尤其是鼻咽癌放疗期间最容易发生的并发症之一，发生率为 78%～80%，主要出现耳鸣、听力下降、耳内流水声等症状，不仅会影响到患者的生活质量，还会对治疗效果产生明显影响。② 慢性放射性中耳炎：放疗前无分泌性中耳炎的鼻咽癌患者中，放疗后中耳炎发病率约为 50%。老年患者机体功能普遍偏低，放疗后中耳炎发病率还会更高。主要临床症状为反复耳道流液、耳鸣、耳闷、听力下降等，严重时会出现耳道流脓、发热、乏力甚至败血症等全身表现。

4. **特殊症状** 放疗回忆反应是指使用某种药物后，出现放疗期间的中耳炎症状再次加重的现象。

5. **病情演变** 应询问病情是逐渐好转还是进行性加重或者起伏波动，其间有无新的伴随症状出现，其出现的顺序是什么，经过何种治疗，对治疗的反应如何等。

6. **诊疗情况** 应询问患者曾在何处就诊过，做过何种检查，用药情况及疗效如何。放射性中耳炎的严重程度通常与患者自身因素、同期使用的化疗药物、放疗剂量及分割方案等密切相关。

7. **一般情况** 了解患者精神、体力、饮食、大小便及体重变化等情况。

二、既往史和个人史等采集要点

（1）有无药物过敏史。

（2）有无糖尿病、心脑血管疾病史；有无外伤手术史、传染病史等。

【查体要点】

1. **一般查体** 检查患者的体温、脉搏、血压、体重变化情况。

2. **专科查体** 详细视诊外耳道及中耳局部情况，有无渗液、渗脓等表现；周围皮肤有无红肿、皮温升高等表现。必要时需要行内镜检查。

【辅助检查】

必要时完善 CT 或 MRI 等影像学检查，可以确定肿瘤退缩情况，判断皮下软组织侵犯情况。

【诊断】

诊断标准：① 依据患者近期有头颈部肿瘤放疗史、出现外耳道皮肤改变（如红斑、脱屑等），合并耳鸣、耳闷、耳道流液等症状，较易诊断放射性中耳炎；② 经鼓室穿刺抽检积液确诊，鼓室图曲线为 B 型或 C 型，鼻内镜检查可发现鼓室积液。

【鉴别诊断】

症状不典型，诊断不明确时，须与感染性中耳炎、先天性中耳炎、外伤性中耳炎及老年性中耳炎等鉴别。

【治疗】

1. 急性放射性中耳炎　治疗原则如下。

（1）患者进行耳道的清洁。

（2）若患者有上呼吸道炎症反应，应根据医嘱使用抗生素，并在炎症消退后以捏鼻鼓气、咀嚼或波氏球法等耳咽管通气方法开放咽鼓管。

（3）若患者耳内有液体溢出，应及时将其擦拭干净，并采集分泌物送检，以 3% 双氧水冲洗耳道，再以生理盐水冲洗，但禁止掏耳。

（4）使用类固醇、抗感染药物及类激素药物等可减轻症状，向患者详细讲解用药注意事项和不良反应。

（5）中耳内部的淋巴、血管接受电离辐射后会发生内皮细胞损伤，进而导致组织液渗出，使淋巴回流出现障碍，中耳内的分泌物无法顺利排出而引起炎症反应。若患者行鼓膜穿刺，应指导其保持正确体位。

（6）对于骨骼肌明显萎缩的放射性中耳炎患者，在治疗中应将维生素 E、谷胱甘肽等辐射效应阻断药与腺苷三磷酸（ATP）和神经生长因子（NGF）注射剂联合使用，在缓解放射性中耳炎的同时促进骨骼肌收缩力的恢复。

（7）适量运动，规律作息，保持清淡易消化、高热量、高蛋白等健康合理的饮食习惯，禁止服用人参、鹿茸等补药，禁止水进入外耳道。

（8）综合型护理措施主要包括健康教育、心理疏导、清洁护理和出院护理等方面。这些护理措施能够有效帮助患者康复，其护理效果相较于常规护理也更加有效。

2. 慢性放射性中耳炎　治疗原则如下。

（1）抗菌治疗：对于慢性放射性中耳炎合并感染的患者，可能需要使用抗生素治疗，以控制细菌感染并预防其进一步扩散。

（2）耳道清洁：定期清洁耳道，以去除积聚在中耳内的分泌物和异物，有助于减轻炎症和改善耳道通畅。

（3）耳道拓宽：对于严重耳道狭窄或阻塞的患者，可能需要进行耳道拓宽手术，以恢复耳道通畅和改善听力。

（4）局部治疗：局部使用抗生素滴耳剂或类固醇滴耳剂，直接作用于中耳炎症部位，有助于加速症状缓解和愈合。

（5）听力辅助：对于听力下降的患者，可能需要进行听力辅助治疗，如使用助听器或人工耳蜗等设备，帮助改善患者听力和生活质量。

【预防】

1. 一般措施　健康教育，加强放射线工作人员或接受放疗患者的个人安全防护措施，医务人员应严格掌握放疗适应证及总剂量。治疗过程中，教育、指导患者及其家属参与护理活动，以缓解治疗的不适感，减少刺激并促进早期愈合。

2. 现代放疗技术的应用　随着现代放疗技术的进展，精准放疗已逐渐取代传统放疗。先进的调强适形放疗（IMRT）和容积旋转调强放疗（VMAT）采用精准定位、精准计划、精准照射方式，可明显减少靶区外正常组织的辐射，并能降低皮肤反应的发生率。外、中、内耳道的靶区勾画和剂量控制已经大大降低了放射性中耳炎的发生概率。

【复习思考题】

1. 放射性中耳炎的临床表现有哪些？
2. 放射性中耳炎的临床治疗方案有哪些，请结合临床实际情况，举例说明。

第二十节　中耳胆脂瘤

【见习项目】

中耳胆脂瘤的示教。

【见习目的与要求】

1. 掌握中耳胆脂瘤的概念、发病机制、临床表现、诊断及处理原则。
2. 掌握中耳胆脂瘤与伴有肉芽或息肉（骨疡型）慢性化脓性中耳炎、中耳癌和结核性中耳炎的鉴别诊断。

【见习地点】

见习医院耳鼻咽喉科。

【见习准备】

见习带教老师事先选好中耳胆脂瘤、伴有肉芽或息肉（骨疡型）慢性化脓性中耳炎、中耳癌和结核性中耳炎的病例若干，分配好每一病例示教所占时间，并根据病例数分小组。

【见习流程】

1. 带教老师对理论课知识、概念进行简要复习，尤其要讲明中耳胆脂瘤的临床症状、发病机制。
2. 每一病例由一个小组中选出一位同学采集病史，并结合疾病特点进行重点的体格检查。
3. 各小组集中，回到示教室。当事同学报告病史及阳性体征，提出下一步的辅助检查和可能的阳性结果，作出诊断和鉴别诊断，提出治疗方法和依据。各小组间对所示教的病例开展讨论，指出各自小组的不足之处。
4. 带教老师分析总结，指出各组的优点和不足，提出思考题。

【病史采集要点】

一、现病史采集要点

1. **发病情况** 发病情况对病因分析有重要意义，应详细了解患者是缓慢起病还是急性起病。

2. **发病诱因** 先天性胆脂瘤系胚胎期组织发育成囊肿，孤立存在；后天性胆脂瘤多与感染有关。

3. **主要症状** 重点询问患者耳道流脓的时间和诱因，加重及缓解因素，脓液性状，有无臭味等，了解其与耳流脓在耳侧别及发作时间上是否存在联系。是否有听力下降，及其发生时间和程度。

4. **伴随症状** 询问患者是否伴有头痛、眩晕和面瘫等症状。

5. **病情演变** 如果是逐渐加重，则需要了解首次出现症状的时间，以及目前主要的不适主诉。

6. **诊疗情况** 了解患者是否曾到医院就诊，做过哪些检查，是否进行过治疗，效果如何。

7. **一般情况** 了解患者精神、体力、饮食、大小便及体重变化等情况。

二、既往史和个人史等采集要点

（1）有无药物服用史及过敏史。

（2）有无手术史；有无长期吸烟史；家族中近亲属是否有类似病史；工作及职业情况。

【查体要点】

1. **一般情况** 检查患者的体温、脉搏、呼吸、血压，注意观察患者的全身发育和营养情况。

2. **专科情况** 鼓膜松弛部穿孔或者紧张部后上方边缘性穿孔，或鼓膜大穿孔，从穿孔处可见鼓室内有灰白鳞片状或豆渣样无定形物质，奇臭。穿孔处可伴有肉芽组织。大的胆脂瘤可导致上鼓室外侧骨壁或外耳道后上骨壁破坏，或可见外耳道上壁塌陷（图1-20-1）。

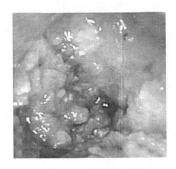

图1-20-1 中耳胆脂瘤

【辅助检查】

1. **颞骨高分辨率CT** 高分辨率CT可见上鼓室、骨窦或乳突有骨质破坏区，其边缘浓密、整齐（图1-20-2）。

2. **纯音测听** 纯音测听是一种主观检查，可以了解耳聋的性质与程度，有助于制订治疗方案。

3. **音叉试验** 音叉试验可判断耳聋的性质，有时比纯音测听客观准确。

4. **瘘管试验** 当胆脂瘤破坏迷路骨质时，瘘管试验可以诱发剧烈眩晕、眼震及倾倒现象，提示阳性，为手术提供重要信息。当瘘管被肉芽、胆脂瘤或瘢痕所局限，可以出现瘘管试验阴性。

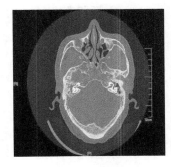

图1-20-2 中耳胆脂瘤
高分辨率CT

【诊断】

根据病史、症状、典型的体征，可以作出中耳胆脂瘤的诊断，颞骨高分辨率CT检查有助于诊断。

【鉴别诊断】

1. **伴有肉芽或息肉（骨疡型）的慢性化脓性中耳炎** 有持续流脓病史，脓液间混血丝，可臭，紧张部大穿孔或边缘性穿孔，鼓室内有肉芽或息肉，听力损失较重，为传导性或混合性，鼓室、骨窦或乳突内有软组织或骨质破坏，可有并发症。

2. 中耳癌　好发于中年以上的成人。大多有患耳长期流脓史，近期有耳内出血、伴耳痛，可有张口困难。检查时可见鼓室内有新生物，有接触性出血。早期即可出现面瘫，晚期累及后组脑神经（Ⅸ、Ⅹ、Ⅺ）。颞骨 CT 提示骨质破坏，新生物活检可确诊。

3. 结核性中耳炎　起病隐匿，耳内脓液稀薄，听力损失明显，早期发生面瘫。鼓膜大穿孔，有苍白肉芽。颞骨 CT 提示鼓室及乳突常有骨质破坏区及死骨。肺部或者其他部位有结核病灶。肉芽病检可确诊。

【治疗】

中耳胆脂瘤手术治疗需要彻底清除胆脂瘤、肉芽、息肉、病变的骨质等组织，预防并发症，并在干耳的基础上，根据实际情况保存或提高原有听力。

中耳胆脂瘤术式选择时需要考虑的因素很多，如胆脂瘤的分型、病变范围、有无并发症、手术技能及手术器械状况等。应该根据患者的病情和术者的能力水平选择一种最佳治疗方案。基本手术手法为完壁式鼓室成形术和开放式鼓室成形术两大类，以及由此派生而来的其他方法。

（1）完壁式鼓室成形术：其特征是在保留骨性外耳道后壁状态下去除病变后重建听骨链，修补鼓膜。根据病变情况去除砧骨和锤骨头，尽量保留鼓膜张肌肌腱。完成听骨链重建后，用乳突皮质骨或软骨片修复内陷口位置的上鼓室外壁缺损，颞肌膜内贴或夹层法修补鼓膜。

（2）开放式鼓膜成形术：最大限度地显示中耳结构，有利于去除病变，胆脂瘤复发率低是其优点。该术式同样可以获得令人满意的听力改善结果。缺点是留有较大的乳突腔，易发生术后感染，需要定期清除术腔，不利于术后佩戴助听器等。

（3）开放式乳突腔填充法鼓室成形术：该术式是完全开放式鼓室成形术后，将乳突腔填充使之变小的一种方法。皮质骨小块和骨粉同纤维蛋白胶搅拌后填充乳突腔，面神经管水平段稍上方填充至鼓环高度，保证术后鼓室腔的正常深度。有蒂组织瓣敷在填充物表面，可以有效防止感染。

【思考复习题】

1. 中耳胆脂瘤的发病机制是什么？
2. 中耳胆脂瘤的基本手术方法有哪些？术后有哪些注意事项？

第二十一节　耳源性颅内并发症

【见习项目】

耳源性颅内并发症的示教。

【见习目的与要求】

掌握耳源性颅内并发症的概念、分类、感染途径、病理、临床表现、诊断及处理原则。

【见习地点】

见习医院耳鼻咽喉科。

【见习准备】

见习带教老师事先选好耳源性颅内并发症的病例若干，分配好每一病例示教所占时间，并根据病例数分小组。

【见习流程】

1. 带教老师对理论课知识、概念进行简要复习，尤其要讲明耳源性颅内并发症的临床症状、发病机制。

2. 每一病例由一个小组中选出一位同学采集病史，并结合疾病特点进行重点的体格检查。

3. 各小组集中，回到示教室。当事同学报告病史及阳性体征，提出下一步的辅助检查和可能的阳性结果，作出诊断和鉴别诊断，提出治疗方法和依据。各小组间对所示教的病例开展讨论，指出各自小组的不足之处。

4. 带教老师分析总结，指出各组的优点和不足，提出思考题。

耳源性脑膜炎

【病史采集要点】

一、现病史采集要点

1. 发病情况　发病情况对病因分析有重要意义，应详细了解患者是缓慢起病还是急性起病。

2. 发病诱因　中耳感染可通过骨壁缺损区、解剖通道或未闭骨缝、血行等方式入侵颅内。

3. 主要症状　重点询问患者耳部情况，如有无耳漏、耳漏性质、时间、诱因等。检查患者有无耳后红肿流脓。

4. 伴随症状　询问患者是否有颈部疼痛，有无面神经麻痹和眩晕等。

5. 诊疗情况　了解患者是否曾到医院就诊，做过哪些检查，是否进行过治疗，效果如何。

6. 一般情况　了解患者精神、体力、饮食、大小便及体重变化等情况。

二、既往史和个人史等采集要点

（1）有无药物服用史及过敏史。

（2）既往有无基础性疾病，如糖尿病、心脑血管疾病等；有无外伤手术史。

（3）家族中近亲属是否有类似病史；有无长期吸烟史；工作及职业情况。

【查体要点】

1. 一般情况　发热、头痛、呕吐等。首先有寒战，继而高温，体温可以达到39~40 ℃，甚至更高，并伴呕吐，典型者呈喷射状；头痛初期位于患侧，随着病情发展，颅内压增高，头痛变得弥漫而剧烈；由轻到重可以出现以下精神症状，如易激惹、烦躁、嗜睡、谵妄和昏迷。

2. 专科情况　大多数患者有长期耳漏和听力下降，耳漏液多为黏脓性，可呈间断性，或长期持续，可以有异味。听力下降多为传导性聋，病变严重波及内耳时可以表现为混合性聋或全聋。

3. 其他检查　有无眼震及其性质，眼动、眼底、面肌静态与动态对称性，颈部有无肿胀、包块等。

【辅助检查】

1. 颞骨高分辨率CT　了解中耳有无骨质破坏，硬脑膜、乙状窦、半规管、面神经有无暴露，听小骨有无破坏。同时，通过选择软组织窗还可以观察与患耳相邻部位有无炎症性改变，颅内有无脓肿形成。

2. 纯音测听　纯音测听是一种可以量化的听力测试方法，也是耳科检查常见方法。

3. 腰椎穿刺和脑脊液检查　该检查是确诊脑膜炎的必备手段，也是鉴别流行性脑膜炎、结核性脑膜炎等的重要指标。但要避免脑脊液突然大量流出，引起颅内压力骤降，诱发脑疝形成、脑脓肿破裂、脑干出血等致死并发症。

4. 单侧颈静脉压迫试验（Tobey-Ayer 试验）　通过分别按压左右侧颈内静脉，观察对比脑脊液压力变化情况，间接判断乙状窦有无阻塞，排除乙状窦血栓性静脉炎。

5. 眼底检查　通过观察视神经乳头是否水肿，间接判断颅内压是否增高。

6. 血液检查　白细胞计数明显升高，多形核白细胞增加，红细胞及血红蛋白减少。

7. 相关神经科学检查　① 脑膜刺激征：轻者颈部抵抗，重者颈强直、克尼格征（Kernig sign）阳性、布鲁津斯基征（Brudzinski sign）阳性。② 浅反射（刺激皮肤或黏膜引起的反应）：腹壁反射、提睾反射等浅反射减弱。③ 深反射（刺激骨膜、肌腱引起的反应）：膝反射、跟腱反射等深反射亢进。④ 病理征（锥体束征）：以下病理征均可出现阳性反应，包括巴宾斯基征（Babinski sign）、查多克征（Chaddock sign）、戈登征（Gordon sign）、奥本海姆征（Oppenheim sign）、霍夫曼征（Hoffmann sign）。

【诊断】

根据中耳胆脂瘤病史，脑脓肿的临床症状，颅脑 CT 或 MRI 检查的情况，可以明确诊断。

【鉴别诊断】

1. 流行性脑膜炎　流行季节，流行病史，皮肤、黏膜淤斑和出血点等有助于鉴别。脑脊液细菌培养，流行性脑膜炎为脑膜炎双球菌，耳源性者则为其他致病球菌或杆菌。

2. 结核性脑膜炎　起病缓慢，病程长，可伴有结核性中耳乳突炎或其他部位的结核病灶。脑脊液检查耳源性者不同，多呈透明或毛玻璃状，以淋巴细胞为主，可培养出结核分枝杆菌。

3. 小儿假性脑膜炎　小儿在急性化脓性中耳炎时，感染可经未闭合的骨缝侵入颅内，但并未出现软脑膜炎症，可有轻度脑膜刺激征，称为假性脑膜炎，脑脊液检查一般正常。

【治疗】

应尽早手术。手术的原则是在保证患者生命安全的前提下，尽早实施乳突切开术，其目的是引流、控制中耳炎症，挽救患者生命。如果病情允许，可以施行一期乳突根治术。

大多数耳源性脑膜炎病变范围广泛，破坏严重，不仅会破坏鼓室天盖、鼓窦天盖的骨质，也会破坏乙状窦、面神经管、半规管骨质。在清除胆脂瘤及肉芽等病变时，一定要轻柔操作，一旦发现膜性组织，务必从其周边广泛分离，最后再使其与病变组织分离。如果不能将其与下方膜性组织安全分离，宁可将病变姑息保留，留待术后药物保守治疗，也不能强行撕拽，造成脑脊液漏、膜迷路开放、乙状窦壁破裂、面神经受损等。

【复习思考题】

1. 耳源性脑膜炎有哪些临床表现？
2. 耳源性脑膜炎术中要注意什么？

耳源性脑脓肿

【病史采集要点】

一、现病史采集要点

1. 发病情况　发病情况对病因分析有重要意义，应详细了解患者是缓慢起病还是急性起病。

2. 发病诱因　细菌直接通过侵蚀破坏骨质侵入颅后窝。

3. 主要症状　询问患者是否有头痛，以及头痛持续时间、位置。是否伴有食欲减退、全身不适、乏力、体重减轻等。

4. **病情演变** 如果是逐渐加重，则需要了解首次出现症状的时间，以及目前主要的不适主诉。

5. **伴随症状** 了解患者的伴随症状，如呕吐（内容物性质、呕吐方式、频率）、嗜睡或易兴奋、频繁的无意识动作（挖鼻、触弄睾丸等）、性格和行为是否改变等。

6. **诊疗情况** 了解患者曾在何处就诊过，做过何种检查，结果如何，有无服药，治疗后有无病情的变化。

7. **一般情况** 了解患者精神、体力、饮食、大小便及体重变化等情况。

二、既往史和个人史等采集要点

（1）是否有中耳炎和中耳胆脂瘤病史及症状。

（2）有无药物服用史及过敏史。

（3）既往有无感染；有无手术史；工作及职业情况。

【查体要点】

经典病例临床表现可以分为以下 4 期。

1. **初期（起病期）** 历时数天，数天后进入潜伏期。有轻度脑膜刺激征。脑脊液中细胞数及蛋白量轻度或中度增加。血常规：中性粒细胞增多，核左移。此期可被误诊为慢性化脓性中耳炎急性发作，突然发生寒战、高热、头痛、恶心呕吐及轻微颈强直。

2. **潜伏期（隐匿期）** 该期多无明显症状，约为化脓期阶段，患者可有头痛、低热，纳差、便秘，有些年轻体壮的患者症状可不明显，但多有烦躁或抑郁少语，以及嗜睡等精神症状。该期可持续 10 天至数周不等。

3. **显症期** 历时长短不一。此期为脑脓肿扩大期，颅内压随之增高，出现下列各种症状。

（1）中毒症状：常以表情淡漠、反应迟钝、精神萎靡，甚至嗜睡为首发临床症状。可有午后低热、高热或体温正常，甚至体温低于正常。部分患者舌苔增厚，食欲亢进，比本人平时食量明显增大，贪食，并伴有便秘。部分患者可显示消瘦、贫血、苍白、全身无力。

（2）颅内高压症状：① 头痛多始于病侧，可扩展到全头，前额或后枕部最著。头痛多为持续性，常于夜间加剧而令患者惨叫不止。② 呕吐为喷射状，与饮食无关。③ 不同程度的意识障碍。④ 脉搏迟缓，与体温不一致。⑤ 可出现视盘水肿。⑥ 其他如频频打呵欠，频繁的无意识动作（挖鼻、触弄睾丸等），性格与行为改变等。

（3）局灶性症状：出现可早可晚，亦可不明显。① 大脑颞叶脓肿，表现为对侧肢体偏瘫；对侧中枢性面瘫；失语症。② 小脑脓肿，表现为中枢性眼震；同侧肢体、肌张力减弱或消失；共济失调，指鼻试验阳性，轮替运动障碍，步态蹒跚；辨距不良。

4. **终末期** 患者常突然或逐渐陷入深度昏迷，出现呼吸及心跳停止而死亡。脑脓肿可破入蛛网膜下腔，引起弥漫性脑膜炎，或破入脑室，导致暴发性脑膜炎、脑室炎；大脑额叶脓肿可引起小脑幕切迹疝，小脑脓肿可发生枕骨大孔疝，两者均可损害脑干生命中枢，使昏迷加深、血压升高、脉搏减弱、对侧肢体偏瘫、瞳孔散大。

【辅助检查】

1. **血常规及生命体征检查** 检查内容包括血压、脉搏、呼吸、体温，以及瞳孔大小等。

2. **眼底检查** 可见视盘水肿。

3. **腰椎穿刺** 脑脊液的压力、脑脊液白细胞数及相关生化检查，有利于诊断和治疗过程中对疾病的预后进行判断，但要注意颅内压很高时穿刺放脑脊液，会因颅内压骤降而形成脑疝。

4. **颅脑 CT 或 MRI** 可显示脓肿的位置、大小、脑室受压的情况，方便快捷，但应注意患者的情况，有脑疝危险时应当小心搬动患者，必要时使用降颅压药物后再做检查，避免突发脑疝造成死亡。

【诊断】

根据中耳炎和中耳胆脂瘤病史，脑脓肿的临床症状，颅脑 CT 或 MRI 检查结果等情况，得出诊断结果。

【鉴别诊断】

1. 耳源性脑积水　该病分为交通性及梗阻性两种，而以交通性脑积水多见。脑积水以颅内压增高为主要症状，全身症状较轻，无局灶性症状。颅脑 CT 或 MRI 可进行鉴别。

2. 脑肿瘤　发展缓慢，无化脓性中耳炎病史及颅内感染症状。

【治疗】

手术治疗为主，控制感染和支持治疗为辅。术前应观察患者是否有颅内高压并发生脑疝的危险，如有，应先以降颅压为主，甚至在用降颅压药物同时进行乳突根治术，切开脓肿穿刺抽脓。

【复习思考题】

1. 耳源性脑脓肿与耳源性脑积水的鉴别点有哪些？
2. 耳源性脑脓肿的感染途径是什么？

硬脑膜外脓肿

【病史采集要点】

一、现病史采集要点

1. 发病情况　发病情况对病因分析有重要意义，应详细了解患者是缓慢起病还是急性起病。
2. 发病诱因　中耳炎症循缺损区侵入颅内，在硬脑膜与骨板之间形成脓肿。
3. 主要症状　需要询问以下内容：① 是否有头痛，以及头痛的持续时间、位置；② 是否伴有食欲减退、全身不适、乏力、体重减轻等。
4. 病情演变　如果病情加重了，则需要了解首次出现症状的时间，以及目前主要的不适主诉。
5. 诊疗情况　了解患者曾在何处就诊过，做过何种检查，结果如何，有无服药，治疗后有无病情的变化。
6. 一般情况　了解患者精神、体力、饮食、大小便及体重变化等情况。

二、既往史和个人史等采集要点

（1）既往是否有急、慢性化脓性中耳炎等病史和症状。
（2）有无药物服用史及过敏史；有无手术史；工作及职业情况。

【查体要点及辅助检查】

1. 一般情况　检查患者的体温、脉搏、呼吸、血压，注意观察患者的全身发育和营养情况。
2. 专科情况　取决于脓肿的大小和发展速度，小脓肿多无特殊的症状和体征。当脓肿较大和发展较快时，可有病侧头痛，多为局限性和持续性剧烈跳痛，体温多不超过 38 ℃。若脓肿大、范围广，刺激局部脑膜、引起颅内压增高或压迫局部脑实质，则可出现全头痛，但仍以病侧为著，并出现相应的脑膜刺激征或局灶性神经定位体征；若脓肿位于岩尖，可有岩尖综合征（三叉神经和展神经受累）和轻度面瘫。
3. 影像学检查　颞骨 CT、MRI 检查可见中耳乳突、硬脑膜区有阴影。

【诊断】

根据中耳炎症病史，耳镜检查时看到有明显的搏动性脓液外溢，以及有轻度或持续性头痛症状，头位变化时更加明显等，可作出诊断。

【治疗】

硬脑膜外脓肿一经确诊，应立即行乳突探查术，清除中耳乳突病变组织并详细检查鼓室盖、鼓窦盖、乳突盖及乙状窦骨板；循骨质破坏区向周围扩大暴露硬脑膜，排尽脓液、通畅引流。术中应注意勿因刮除肉芽而损伤硬脑膜或乙状窦，刮除肉芽时动作要轻。

术后需要使用大量有效的抗生素静脉滴注，可加适量的抗厌氧菌药物（如甲硝唑）和糖皮质激素（如地塞米松）。注意全身情况，特别是颅内高压者。对脱水或营养不良者，注意全身支持疗法。

【复习思考题】

硬脑膜外脓肿的感染途径有哪些？

硬脑膜下脓肿

【病史采集要点】

一、现病史采集要点

1. 发病情况　了解患者是缓慢起病还是急性起病。

2. 主要症状　需要询问以下内容：① 是否有头痛，以及头痛的持续时间、位置；② 是否伴有食欲减退、全身不适、乏力、体重减轻等。

3. 病情演变　如果病情逐渐加重，则需要了解首次出现症状的时间，以及目前主要的不适主诉。

4. 伴随症状　了解患者的伴随症状，如恶心呕吐、失语、偏盲、瘫痪、神经异常等情况。

5. 诊疗情况　了解患者曾在何处就诊过，做过何种检查，结果如何，有无服药，治疗后有无病情的变化。

6. 一般情况　了解患者精神、体力、饮食、大小便及体重变化等情况。

二、既往史和个人史等采集要点

（1）既往是否有化脓性中耳乳突炎病史及症状。

（2）有无药物服用史及过敏史；有无感染史；有无手术史；工作及职业情况。

【查体要点】

1. 一般情况　检查患者的体温、脉搏、呼吸、血压，注意观察患者的全身发育和营养情况。

2. 专科情况　脑膜刺激症状，如弥漫性全头痛，频繁呕吐，颈项强直，Kernig 征阳性，Brudzinski 征阳性。大脑或小脑局灶性症状，如脓肿位于小脑幕上，枕叶中枢受到影响时，可发生偏盲。脑优势半球受累，累及语言中枢时，则出现失语症。大脑镰旁的脓肿，影响其附近的皮质运动和感觉区时，出现对侧下肢无力、瘫痪或偏身感觉减退。发生在小脑时，表现为同侧肢体、肌张力减弱或消失，共济失调，指鼻试验阳性，轮替运动障碍，步态蹒跚，龙贝格征（Romberg 征）阳性及辨距不良等。颅内高压症状，如剧烈头痛、呕吐、视盘水肿，脉搏迟缓，神志异常等症状。

【诊断】

化脓性中耳乳突炎患者出现上述症状及体征时应怀疑本病。

【鉴别诊断】

需要与脑脓肿及脑膜炎进行鉴别。

【治疗】

治疗主要为乳突开放术及抗生素的应用。术中注意仔细观察硬脑膜。若其色泽不正常，或表面有肉芽生长，以及张力大时，结合患者可疑症状和影像学结果，宜切开硬脑膜探查排脓。发现硬脑膜有瘘管时，从该处切开，彻底排脓。如窦脑膜角处有骨质破坏，应将此周围骨质磨去，充分暴露该处硬脑膜及小脑幕附着处。

【复习思考题】

1. 硬脑膜下脓肿的感染途径有哪些？
2. 硬脑膜下脓肿与硬脑膜外脓肿的区别有哪些？

乙状窦血栓性静脉炎

【病史采集要点】

一、现病史采集要点

1. **发病情况** 发病情况对病因分析有重要意义，应了解患者是缓慢起病还是急性起病。

2. **发病诱因** 中耳乳突化脓性病变可通过直接或间接途径侵入乙状窦。

3. **主要症状** 需要询问以下内容：① 是否有头痛，以及头痛的持续时间、位置；② 是否伴有食欲减退、全身不适、乏力、体重减轻等。

4. **病情演变** 如果病情逐渐加重，则需要了解首次出现症状的时间，以及目前主要的不适主诉。

5. **伴随症状** 了解患者是否有频繁的无意识动作、性格与行为改变等。

6. **诊疗情况** 了解患者曾在何处就诊过，做过何种检查，结果如何，有无服药，治疗后有无病情的变化。

7. **一般情况** 了解患者精神、体力、饮食、大小便及体重变化等情况。

二、既往史和个人史等采集要点

（1）既往是否有化脓性中耳炎或中耳胆脂瘤等病史和症状。

（2）有无药物服用史及过敏史；工作及职业情况。

【查体要点】

1. **一般情况** 典型病例出现明显的脓毒血症，表现为寒战后高热（体温可达40~41℃）、剧烈头痛、恶心和全身不适。2~3小时后大汗淋漓，体温骤退，每天可发生1~2次，与疟疾发作时表现相似；少数患者发热持续在38~39℃，甚至低热或不发热，但头痛普遍存在。如果颅内静脉回流障碍，可有颅内高压症。

2. **专科情况** 出现病侧耳痛与剧烈头痛、枕后及颈部疼痛。感染波及乳突导血管、颈内静脉及其周围淋巴结时，乳突后方轻度水肿，同侧颈部可触及条索状物，压痛明显。

【辅助检查】

1. **实验室检查** 血白细胞明显增多，多形核白细胞增加；红细胞及血红蛋白减少。寒战及高热时抽血，可培养出致病菌。脑脊液常规检查多正常。

2. Tobey-Ayer 试验 腰椎穿刺，测脑脊液压力。先压迫健侧颈内静脉，此时脑脊液压力迅速上升，可超出原来压力 1~2 倍。然后压迫病侧颈内静脉，若乙状窦内有闭塞性血栓，则脑脊液压力不升或仅升高 0.1~0.2 kPa，此现象称为 Tobey-Ayer 试验阳性。阴性者不能排除本病，因为此时窦内血流径路可发生改变。

3. 眼底检查 可出现病侧视盘水肿，视网膜静脉扩张。压迫颈内静脉观察眼底静脉的变化，若压迫颈内静脉时眼底静脉无变化，表明颈内静脉有闭塞性血栓，此法称 Growe 试验。

4. CT、MRI、血管造影术 尤其是数字减影血管造影，可证实静脉窦的血栓形成及其范围。

【诊断和鉴别诊断】

（1）化脓性中耳炎或中耳胆脂瘤感染病史。
（2）周期性发作的畏寒、寒战、高热等典型症状。
（3）CT、MRI、血管造影术，尤其是数字减影血管造影，可证实静脉窦的血栓形成及其范围。
（4）通过血液涂片查疟原虫或肥达（Widal）试验等实验室检查，可与疟疾、伤寒鉴别。

【治疗】

以手术治疗为主，辅以足量抗生素及支持治疗。应尽早行乳突切开术，探查乙状窦，如乙状窦壁有周围脓肿和坏死，穿刺无回血，应切开乙状窦壁，吸除感染血栓，通畅引流。如为单纯血栓，无明显感染，可不切开窦壁。如乳突切开术中已将全部病灶彻底清除，而术后症状不见减轻，血中红细胞及血红蛋白继续下降，应行病侧颈内静脉结扎术，以防感染继续播散。对贫血患者，予以输血等支持治疗。

【复习思考题】

乙状窦血栓性静脉炎的病理是什么？

第二十二节 耳源性颅外并发症

【见习项目】

耳源性颅外并发症的示教。

【见习目的与要求】

掌握耳源性颅外并发症的概念、分类、感染途径、病理、临床表现、诊断及处理原则。

【见习地点】

见习医院耳鼻咽喉科。

【见习准备】

见习带教老师事先选好耳源性颅外并发症的病例若干，分配好每一病例示教所占时间，并根据病例数分小组。

【见习流程】

1. 带教老师对理论课知识、概念进行简要复习，尤其要讲明耳源性颅外并发症的临床症状、发病机制。

2. 每一病例由一个小组中选出一位同学采集病史，并结合疾病特点进行重点的体格检查。

3. 各小组集中，回到示教室。当事同学报告病史及阳性体征，提出下一步的辅助检查和可能的阳性结果，作出诊断和鉴别诊断，提出治疗方法和依据。各小组间对所示教的病例开展讨论，指出各自小组的不足之处。

4. 带教老师分析总结，指出各组的优点和不足，提出思考题。

耳后骨膜下脓肿和瘘管

【病史采集要点】

一、现病史采集要点

1. 发病情况　发病情况对病因分析有重要意义，应详细了解患者是缓慢起病还是急性起病。
2. 发病诱因　脓液通过破坏或缺损的骨壁或乳突尖部骨皮质侵入耳后骨膜下。
3. 主要症状　询问患者是否有耳痛，以及耳痛的部位、程度。
4. 伴随症状　询问是否伴有食欲减退、全身不适、乏力、体重减轻等。
5. 病情演变　如果病情加重了，则需要了解首次出现症状的时间，以及目前主要的不适主诉。
6. 诊疗情况　了解患者曾在何处就诊过，做过何种检查，结果如何，有无服药，治疗后有无病情变化。
7. 一般情况　了解患者精神、体力、饮食、大小便及体重变化等情况。

二、既往史和个人史等采集要点

（1）既往是否有中耳炎或中耳胆脂瘤等病史和症状。
（2）有无药物服用史及过敏史；有无手术史；工作及职业情况。

【查体要点】

1. 一般情况　检查患者的体温、脉搏、呼吸、血压，注意观察患者的全身发育和营养情况。可伴有同侧头痛，多有发热和全身不适等症状，儿童全身症状更明显。
2. 专科查体　耳内及耳后疼痛。耳后红肿及压痛明显。骨膜已穿破者，触诊有明显的波动感；骨膜未穿破者，波动感不明显。肿胀位于耳后上方及乳突尖部，耳廓被推向前、外方。脓肿破溃者可遗留瘘管，反复发作者瘘管周围可见瘢痕。外耳道积脓，鼓膜紧张部大穿孔或后上方边缘性穿孔或松弛部穿孔。可见息肉、肉芽或胆脂瘤。或鼓膜急性充血、肿胀、隆起、脓液有搏动。

【辅助检查】

1. 脓肿诊断性穿刺　穿刺可抽出脓液。脓肿穿破骨膜和皮肤，可形成窦道或瘘管。
2. X 线或颞骨 CT　X 线或颞骨 CT 示乳突气房模糊，有骨质破损。

【诊断】

（1）有中耳炎或中耳胆脂瘤病史和症状。
（2）有耳痛、高温和全身不适等症状，耳后红肿，有明显隆起，触之有波动感。

【治疗】

治疗以消炎排脓和清除病灶为原则，全身治疗用抗生素类药物。外科治疗主要是乳突手术。手术时，如确可排除颅内并发症者，取耳内切口，可避免因耳后组织破溃而给创口缝合带来困难，使术后形成瘘口；耳后瘘管小者，通过手术即可得到愈合，较大的耳后瘘管可用转移带蒂皮瓣来修补。

【复习思考题】

耳后骨膜下脓肿的治疗思路是什么？

颈部脓肿——耳源性 Bezold 脓肿

【病史采集要点】

一、现病史采集要点

1. 发病情况　发病情况对病因分析有重要意义，应详细了解患者是缓慢起病还是急性起病。
2. 主要症状　需要询问以下内容：① 颈部是否疼痛，以及运动是否受限；② 吞咽是否疼痛或者困难，张口是否困难；③ 检查患者颈部是否肿胀。
3. 病情演变　如果病情加重了，则需要了解首次出现症状的时间，以及目前主要的不适主诉。
4. 诊疗情况　了解患者曾在何处就诊过，做过何种检查，结果如何。
5. 一般情况　了解患者精神、体力、饮食、大小便及体重变化等情况。

二、既往史和个人史等采集要点

（1）既往是否有中耳炎或中耳胆脂瘤等病史及症状。
（2）有无药物服用史及过敏史；有无手术史；工作及职业情况。

【查体要点】

1. 一般情况　检查患者的体温、脉搏、呼吸、血压，注意观察患者的全身发育和营养情况。
2. 专科查体　患侧颈深部疼痛较重，颈部运动受限，患者不敢转动颈部。检查时可见患者从乳突尖至下颌角的颈部脓肿，有明显压痛。因有胸锁乳突肌覆盖，局部无明显波动感。

【辅助检查】

1. 诊断性穿刺　穿刺可抽出脓液。脓肿穿破皮肤，可形成窦道或瘘管。
2. X 线或颞骨 CT　X 线或颞骨 CT 显示乳突气房模糊，有骨质破损。

【诊断】

有中耳炎病史和症状。有耳痛、高温和全身不适等症状，颈部皮肤红肿，可有局部隆起，触之有波动感。

【治疗】

在气化良好的乳突中，其乳突尖内骨壁较薄，而外骨壁较厚，且有胸锁乳突肌腱附着。当乳突内蓄脓时，乳突尖部骨壁破溃，脓液循破溃处流入胸锁乳突肌和颈深筋膜中层之间形成脓肿。本病一经确诊，须做乳突手术，术中应磨除所有病变气房，特别是乳突尖部气房，使脓肿引流通畅。局部应行脓肿切开引流术，沿胸锁乳突肌前缘切开引流。全身应用抗生素药物。

【复习思考题】

耳源性 Bezold 脓肿的治疗方法有哪些？

颈部脓肿——耳源性 Mouret 脓肿

【病史采集要点】

一、现病史采集要点

1. 发病情况　发病情况对病因分析有重要意义，应详细了解患者是缓慢起病还是急性起病。

2. 主要症状　需要询问以下内容：① 颈部是否疼痛，以及运动是否受限；② 吞咽是否疼痛或者困难，张口是否困难；③ 检查患者颈部是否肿胀。

3. 病情演变　如果病情加重了，则需要了解首次出现症状的时间，以及目前主要的不适主诉。

4. 诊疗情况　了解患者曾在何处就诊过，做过何种检查，结果如何。

5. 一般情况　了解患者精神、体力、饮食、大小便及体重变化等情况。

二、既往史和个人史等采集要点

（1）既往是否有中耳炎或中耳胆脂瘤等病史及症状。

（2）有无药物服用史及过敏史；有无手术史；工作及职业情况。

【查体要点】

1. 一般情况　检查患者的体温、脉搏、呼吸、血压，注意观察患者的全身发育和营养情况。

2. 专科查体　头转动受限，吞咽疼痛和吞咽困难，较严重者有张口困难。早期乳突尖及其下方可无明显异常，偶可见颈部颌下区肿胀，质硬，淋巴结肿大。随病变进一步发展，脓肿逐渐增大，颈部的肿胀上可达腮腺区，下可涉及整个颈侧，以至于咽侧壁向咽腔隆起，扁桃体被推向咽中线。尚有报道本病可并发咽后脓肿、背部脓肿等。

【辅助检查】

局部 X 线摄片和 CT 扫描　该检查可提示中耳乳突有骨质破坏，本病较易诊断。

【诊断】

有中耳炎病史，结合上述症状和体征，局部 X 线摄片和 CT 扫描，提示中耳乳突有骨质破坏，可作出诊断。

【治疗】

乳突尖的骨质破溃区位于二腹肌沟处，脓液在二腹肌沟处形成脓肿，先沿二腹肌后膜向前发展到颌下区，再顺颈部大血管鞘发展到咽侧隙，形成颈深部脓肿。全身应用足量有效的抗生素；输液、输血及补充能量等内科支持治疗。乳突手术可清除病灶，彻底引流。

【复习思考题】

耳源性 Bezold 脓肿与 Mouret 脓肿的异同点有哪些？

迷路炎——局限性迷路炎

【病史采集要点】

一、现病史采集要点

1. 发病情况　发病情况对病因分析有重要意义，应详细了解患者是缓慢起病还是急性起病。

2. 发病诱因　有化脓性中耳乳突炎病史。

3. **主要症状**　需要询问以下内容：① 耳道流脓的时间和诱因，加重及缓解因素，脓液性状，有无臭味等；② 了解其与耳流脓在耳侧别及发作时间上是否存在联系；③ 是否有听力下降，及其发生的时间和程度；④ 是否有眩晕，以及眩晕诱因、持续时间等。

4. **病情演变**　如果病情加重了，则需要了解首次出现症状的时间，以及目前主要的不适主诉。

5. **伴随症状**　询问患者是否伴有食欲减退、全身不适、体重减轻等。

6. **诊疗情况**　了解患者曾在何处就诊过，做过何种检查，结果如何。

7. **一般情况**　了解患者精神、体力、饮食、大小便及体重变化等情况。

二、既往史和个人史等采集要点

（1）既往是否有化脓性中耳炎病史及症状。

（2）有无药物服用史及过敏史；有无手术史；工作及职业情况。

【查体要点】

1. **一般情况**　检查患者的体温、脉搏、呼吸、血压，注意观察患者的全身发育和营养情况。

2. **专科查体**　炎症使前庭和半规管（外半规管多见）的骨壁局部缺损，骨内膜完整，瘘管不与外淋巴隙相通。受到炎性或物理性刺激时出现眩晕症状。

【辅助检查】

1. **纯音测听**　性质和程度与中耳炎病变程度一致，一般仅有中度听力减退，有时病程长及瘘管位于鼓岬者可呈混合性。

2. **瘘管试验**　向耳内加压时出现眩晕及眼震，但若瘘管被肉芽或其他病变物质所堵塞，瘘管试验呈阴性。

3. **前庭功能检查**　前庭功能大多正常或者亢进。眩晕多发生在头位快速变动、压迫耳屏或擤鼻时，伴有恶心、呕吐，持续时间数分钟至半小时不等。

4. **自发性眼震**　因病变刺激半规管的壶腹嵴，迷路多呈兴奋状态，故眼震方向多表现向患侧。若眼震方向指向健侧，提示病变较重，壶腹嵴的神经组织已遭破坏。

【诊断】

（1）长期慢性化脓性中耳炎病史。

（2）阵发性眩晕或继发性眩晕，偶伴恶心、呕吐。患侧迷路处于刺激状态，自发性眼震快相朝向患侧。

【治疗】

1. **药物治疗**　发作期一般给予抗生素加适量地塞米松静脉滴注，可予以适当的镇静剂，注意休息等。

2. **手术治疗**　应在没有急性感染时进行，手术显微镜下仔细检查外半规管隆凸及鼓室内侧壁有无瘘管。清除病变时，不宜扰动瘘管内的纤维结缔组织，以免感染扩散，引起弥漫性迷路炎。病变清除后可用颞筋膜覆盖瘘口。

【复习思考题】

局限性迷路炎的前庭症状有哪些？

迷路炎——浆液性迷路炎

【病史采集要点】

一、现病史采集要点

1. 发病情况　发病情况对病因分析有重要意义，应详细了解患者是缓慢起病还是急性起病。
2. 发病诱因　有化脓性中耳乳突炎病史。
3. 主要症状　需要询问以下内容：① 耳道流脓的时间和诱因，加重及缓解因素，脓液性状，有无臭味等；② 了解其与耳流脓在耳侧别及发作时间上是否存在联系；③ 是否有听力下降，及其发生的时间和程度；④ 是否有眩晕，以及眩晕诱因、持续时间等。
4. 病情演变　如果病情加重了，则需要了解首次出现症状的时间，以及目前主要的不适主诉。
5. 伴随症状　询问患者是否伴有食欲减退、全身不适、体重减轻等。
6. 诊疗情况　了解患者曾在何处就诊过，做过何种检查，结果如何。
7. 一般情况　了解患者精神、体力、饮食、大小便及体重变化等情况。

二、既往史和个人史等采集要点

（1）既往是否有化脓性中耳炎病史及症状。
（2）有无药物服用史及过敏史；有无手术史；工作及职业情况。

【查体要点】

1. 一般情况　检查患者的体温、脉搏、呼吸、血压，注意观察患者的全身发育和营养情况。
2. 专科查体　内耳充血、毛细血管通透性增加，外淋巴隙内有浆液或浆液纤维素性渗出物及淋巴细胞浸润，内耳的毛细胞一般无损害。故病变痊愈后内耳功能多能恢复。病变进一步发展，则转变为化脓性迷路炎。

【辅助检查】

1. 纯音测听　听力迅速减退，但非全聋。及时消除病变后听力多可恢复正常。
2. 瘘管试验　瘘管试验可为阳性。
3. 前庭功能检查　前庭功能减退，平衡失调，眩晕较重，有明显恶心、呕吐。
4. 自发性眼震　早期眼震属兴奋型，即眼震快相向患侧，前庭功能亢进，该期持续时间短暂。随着病变发展，患耳迷路功能由亢进转为抑制或消失，眼震表现为麻痹型，即眼震快相向健侧。待迷路内浆液渗出物吸收后，眼震及眩晕将逐渐消失。

【诊断】

（1）中耳炎或中耳胆脂瘤病史。
（2）眩晕伴眼震、恶心、呕吐，眼震为水平、旋转性，发作初期眼震朝向患侧，提示病变侧前庭功能亢进。若炎症持续存在，眼震朝向健侧，提示病变侧前庭功能减退。瘘管试验可为阳性。
（3）耳鸣及听力下降较重的患者可有感音神经性聋，但未全聋。听力下降不严重的病例，可有重振、复听等耳蜗病变的表现。

【鉴别诊断】

1. 化脓性迷路炎　化脓性迷路炎时，迷路已全部损毁，故眼震朝向健侧，患侧前庭功能及听功能全部丧失；个别病例的半规管虽已完全破坏，但耳蜗功能尚有部分保存。可能系因耳蜗与前庭间的外淋巴腔内具有界膜，能隔绝、滤过外淋巴。

2. 急性弥漫性浆液性迷路炎　早期不易与发作期的局限性迷路炎相鉴别，故只能通过疾病的全过程进行诊断。如自发性眼震方向由向患侧转为向健侧，眩晕加重，听力下降明显（不完全丧失），前庭功能减退（但不丧失），经治疗能好转或停止进展者，可诊断为本病。

【治疗】

1. 药物治疗　急性化脓性中耳乳突炎所致的浆液性迷路炎，应以全身抗感染治疗为主。
2. 手术治疗　并发于慢性化脓性中耳乳突炎或中耳胆脂瘤者，应在足量抗生素控制下行单纯乳突切开术，无须开放迷路。
3. 对症治疗　眩晕时使用镇静剂和脱水剂，并用适量糖皮质激素类药物，如地塞米松等。

【复习思考题】

浆液性迷路炎要与哪些疾病进行鉴别？

迷路炎——化脓性迷路炎

【病史采集要点】

一、现病史采集要点

1. 发病情况　发病情况对病因分析有重要意义，应详细了解患者是缓慢起病还是急性起病。
2. 发病诱因　有化脓性中耳乳突炎病史。
3. 主要症状　需要询问以下内容：① 耳道流脓的时间和诱因，加重及缓解因素，脓液性状，有无臭味等；② 了解其与耳流脓在耳侧别及发作时间上是否存在联系；③ 是否有听力下降，及其发生的时间和程度；④ 是否有眩晕，以及眩晕诱因、持续时间等。
4. 病情演变　如果病情加重了，则需要了解首次出现症状的时间，以及目前主要的不适主诉。
5. 伴随症状　询问患者是否伴有食欲减退、全身不适、体重减轻等。
6. 诊疗情况　了解患者曾在何处就诊过，做过何种检查，结果如何。
7. 一般情况　了解患者精神、体力、饮食、大小便及体重变化等情况。

二、既往史和个人史等采集要点

（1）既往是否有化脓性中耳炎病史及症状。
（2）有无药物服用史及过敏史；有无手术史；工作及职业情况。

【查体要点】

1. 一般情况　检查患者的体温、脉搏、呼吸、血压，注意观察患者的全身发育和营养情况。
2. 专科查体　化脓性炎症，内耳终期破坏。迷路化脓前，一般经历短暂的浆液性渗出过程，然后出现白细胞浸润，纤维蛋白渗出，包括膜迷路在内的整个迷路出现化脓性病变，迷路蓄脓，伴组织坏死，肉芽生成。

【辅助检查】

1. 纯音测听　听力迅速下降并丧失，常伴有持续性高频耳鸣。
2. 瘘管试验　迷路已破坏，故瘘管试验阴性。
3. 前庭功能检查　患侧前庭功能丧失，冷热试验无反应。严重的、持续性眩晕，伴阵发性剧烈恶心、呕吐，持续 1~4 周。急性期过后，外周前庭功能不能恢复，但通过前庭中枢代偿，眩晕逐渐减轻，平衡功能逐渐恢复，前庭代偿功能需要 3~5 周。
4. 自发性眼震　初期因患侧前庭受刺激而眼震快相向患侧，但不久转为快相向健侧，强度较大。躯干向患侧倾倒。若眼震快相从健侧转向患侧时，应警惕发生颅内并发症。

【诊断】

（1）有化脓性中耳乳突炎病史。

（2）症状包括重度眩晕、听力丧失。

（3）体征表现为自发性眼震。患耳冷热试验、瘘管试验均无反应。

【治疗】

大量抗生素控制下立即行乳突手术。疑有颅内并发症时，应急行乳突手术，并切开迷路，以利引流。补液，注意水、电解质平衡。

【复习思考题】

三种类型的迷路炎要从哪几个方面进行鉴别？

耳源性面瘫

【病史采集要点】

一、现病史采集要点

1. 发病情况　发病情况对病因分析有重要意义，应详细了解患者是缓慢起病还是急性起病。

2. 发病诱因　急性化脓性中耳炎及乳突炎会引起该病。

3. 主要症状　详细询问患者面瘫发生的时间、程度，有无耳部疱疹病史，有无受凉、劳累等前驱病史。

4. 病情演变　如果病情加重了，则需要了解首次出现症状的时间，以及目前主要的不适主诉。

5. 伴随症状　了解患者是否有耳流脓、耳痛、头痛、听力下降、耳鸣、眩晕、恶心、呕吐、听觉过敏等伴随症状。

6. 诊疗情况　了解患者曾在何处就诊过，做过何种检查，结果如何，有无服药，治疗后有无病情变化。

7. 一般情况　了解患者精神、体力、饮食、大小便及体重变化等情况。

二、既往史和个人史等采集要点

（1）既往是否有化脓性中耳炎或乳突炎病史和症状。

（2）有无药物服用史及过敏史；有无手术史；工作及职业情况。

【查体要点】

面瘫的查体详见本章第三十节。

【诊断】

根据中耳炎症或胆脂瘤引起的面瘫的临床表现及辅助检查进行诊断。

【治疗】

1. 中耳炎的炎症急性期　采用抗生素控制感染，同时使用激素减轻面神经水肿。

2. 手术治疗　清除中耳炎症及胆脂瘤；面神经减压，开放面神经骨管，切开面神经外膜，缓解面神经肿胀。

3. 术后处理　神经营养药、面部按摩防止面肌萎缩。

【复习思考题】

耳源性面瘫的临床表现有哪些?

第二十三节　耳硬化症

【见习项目】

耳硬化症的示教。

【见习目的与要求】

掌握耳硬化症的概念、病因、病理、临床表现、诊断及处理原则。

【见习地点】

见习医院耳鼻咽喉科。

【见习准备】

见习带教老师事先选好耳硬化症的病例若干,分配好每一病例示教所占时间,并根据病例数分小组。

【见习流程】

1. 带教老师对理论课知识、概念进行简要复习,尤其要讲明耳硬化症的临床症状、发病机制。

2. 每一病例由一个小组中选出一位同学采集病史,并结合疾病特点进行重点的体格检查。

3. 各小组集中,回到示教室。当事同学报告病史及阳性体征,提出下一步的辅助检查和可能的阳性结果,作出诊断和鉴别诊断,提出治疗方法和依据。各小组间对所示教的病例开展讨论,指出各自小组的不足之处。

4. 带教老师分析总结,指出各组的优点和不足,提出思考题。

【病史采集要点】

一、现病史采集要点

1. 发病情况　发病情况对病因分析有重要意义,应详细了解患者是缓慢起病还是急性起病。

2. 发病诱因　病因不明,可能与遗传、发育、内分泌紊乱、免疫和酶代谢紊乱有关。

3. 主要症状　需要询问以下内容:① 听力下降的进展情况,如听力下降有无波动性、听力下降有无加重等;② 了解听力损失的程度,是否影响日常交流,是否无法听到声音等。

4. 伴随症状　询问患者是否伴有其他耳部症状,如外耳道流脓、耳胀满感、耳痛、眩晕等。

5. 病情演变　如果病情加重了,则需要了解首次出现症状的时间,以及目前主要的不适主诉。

6. 诊疗情况　了解患者曾在何处就诊过,做过何种检查,结果如何,有无服药,治疗后有无病情变化。

7. 一般情况　了解患者精神、体力、饮食、大小便及体重变化等情况。

二、既往史和个人史等采集要点

(1) 既往是否有耳部疾病史;有无药物服用史及过敏史。

(2) 有无手术史;有无家族史;有无外伤史;工作及职业情况。

【查体要点】

1. 一般情况　检查患者的体温、脉搏、呼吸、血压，注意观察患者的全身发育和营养情况。

2. 专科查体　耳道清洁、较宽大，皮肤薄而毛稀。鼓膜完整，位置及活动良好，光泽正常或略显菲薄，部分病例可见后上象限透红区，为鼓岬活动病灶区黏膜充血的反映，称为 Schwartze 征。

【辅助检查】

1. 音叉检查　Weber 试验偏向听力差侧，Rinne 试验阴性，Schwabach 试验骨导不延长，Gelle 试验阴性。

2. 纯音测听　检查结果与镫骨固定程度及有无蜗性损害有关，可表现为单纯传导性聋或伴不同程度耳蜗功能损失的混合性聋。

（1）早期：骨导正常，气导呈上升型曲线，气骨导差 30~45 dB（图 1-23-1）。

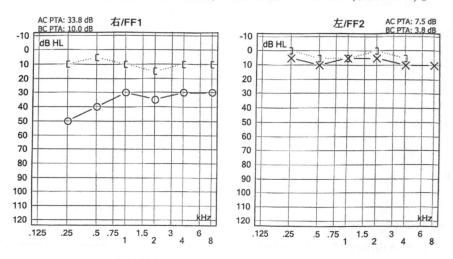

传导性聋（左图），左耳听力正常（右图）。

图 1-23-1　右侧耳硬化症早期听力

（2）中期：骨导基本正常，可表现为 0.5 kHz 至 2 kHz 不同程度下降，但 4 kHz 接近正常，称为卡哈切迹（Carhart notch）。气导呈水平曲线。气骨导差>45 dB（图 1-23-2）。

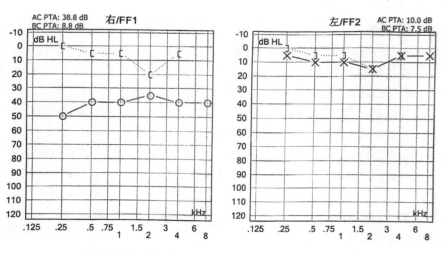

传导性聋伴卡哈切迹（左图），左耳听力正常（右图）。

图 1-23-2　右侧耳硬化症中期听力

（3）晚期：骨导与气导均呈下降曲线，低频气骨导差仍可存在，1 kHz 以上可能消失（图 1-23-3）。

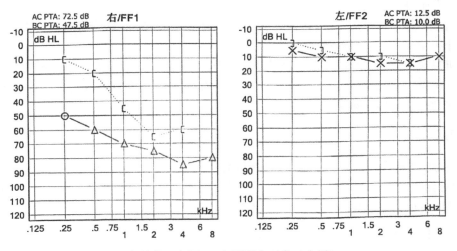

混合性聋（左图），左耳听力正常（右图）。

图 1-23-3 右侧耳硬化症晚期听力

3. 鼓室功能检查 用声导纳仪检查，鼓室曲线图、声顺值、镫骨肌反射、咽鼓管功能等检查。

（1）鼓室曲线图：早期为 A 型曲线，若镫骨固定加重，为 As 型。

（2）声顺值：正常。

（3）镫骨肌反射：不能引出。早期病例，镫骨未固定牢，可呈"起止型"双曲线（on-off-type）。

（4）咽鼓管功能：正常鼓室压曲线高峰值在 0~100 mmH$_2$O 之间。无鼓室积液及负压征。

4. 颞骨 X 线 双耳乳突气化良好（有中耳炎病史者例外）。

5. 螺旋 CT 检查 在 1 mm 薄层扫描片上，可以观察乳突气房发育是否良好，鼓室腔听小骨及内耳发育有无畸形。重度耳硬化症病例，可以看到镫骨板增厚，前庭窗、蜗窗及半规管可能有病灶，表现为迷路骨影欠规则（图 1-23-4）。

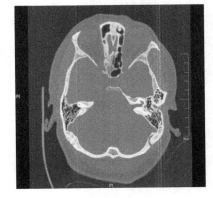

图 1-23-4 耳硬化症 CT（左耳）

【诊断】

无诱因出现两耳不对称的进行性传导性聋及低频耳鸣，鼓膜正常，咽鼓管功能良好，音叉检查有 Bezold 三征，Gelle 试验阴性，纯音骨导听力曲线可有 Carhart 切迹，鼓室图 A 型或 As 型，可诊断为镫骨型耳硬化症。

【鉴别诊断】

确诊时要与先天性中耳畸形、前庭窗闭锁、Van der Hoeve 综合征及分泌性中耳炎、粘连性中耳炎、鼓膜完整的鼓室硬化、后天原发性上鼓室胆脂瘤、Paget 氏病等鉴别。

【治疗】

各期镫骨型耳硬化症均以手术治疗为主，早、中期效果良好，但晚期较差，有手术禁忌证或拒绝手术治疗者，可佩戴助听器。

1. 镫骨手术 手术方式包括镫骨撼动术（stapediolysis）及各种类型镫骨切除术（stapedectomy）。

（1）镫骨撼动术：包括间接撼动法和直接撼动法。① 间接撼动法：用针形器械抵住镫骨头上下前后摇动，使镫骨板随之松动，以达到恢复镫骨传音功能的目的。② 直接撼动法：将微型器械直接刺到镫骨足板与前庭窗龛固定的病灶部位，直接松动镫骨足板。此法有时会引起面神经损伤及砧镫关节脱位或发生外淋巴液外溢。

（2）镫骨切除术：按镫骨底板处理方式不同，可包括底板全切除术；底板碎裂后分块全部取出；底板部分切除式；底板钻孔式。

2. 内耳开窗术　该手术需要切除乳突气房，摒弃中耳传音结构，手术创伤大，不能消灭骨气导差距。骨导听阈大于 30 dB 者不宜选用。目前，仅在镫骨及前庭窗区硬化病灶无法清除或镫骨手术失败之后，方可有选择性地采用此法。

【手术预后】

耳硬化症为缓慢进行性侵犯骨迷路壁的内耳病变，可致传导性聋及感音神经性聋，目前尚无有效的药物可阻止其发展，手术治疗只能改善声音传导功能，不能阻止病灶的发展，部分进展较快、多病灶者，最后有成为重度感音神经性聋的可能。

【复习思考题】

耳硬化症的临床表现与其病理变化有何对应关系？对治疗方案的选择及预后有何影响？

第二十四节　梅尼埃病

【见习项目】

梅尼埃病的示教。

【见习目的与要求】

掌握梅尼埃病的流行病学、病因、病理、临床表现、诊断及处理原则。

【见习地点】

见习医院耳鼻咽喉科。

【见习准备】

见习带教老师事先选好梅尼埃病的病例若干，分配好每一病例示教所占时间，并根据病例数分小组。

【见习流程】

1. 带教老师对理论课知识、概念进行简要复习，尤其要讲明梅尼埃病的临床症状、发病机制。
2. 每一病例由一个小组中选出一位同学采集病史，并结合疾病特点进行重点的体格检查。
3. 各小组集中，回到示教室。当事同学报告病史及阳性体征，提出下一步的辅助检查和可能的阳性结果，作出诊断和鉴别诊断，提出治疗方法和依据。各小组间对所示教的病例开展讨论，指出各自小组的不足之处。
4. 带教老师分析总结，指出各组的优点和不足，提出思考题。

【病史采集要点】

一、现病史采集要点

1. 发病情况　发病情况对病因分析有重要意义，应详细了解患者是缓慢起病还是急性起病。

2. 发病诱因　基本病理是膜迷路积水。主要有以下两种学说：内淋巴管机械阻塞与内淋巴吸收障碍；免疫反应学说。

3. 主要症状　需要询问以下内容：① 眩晕情况，如持续时间、发作次数等；② 听力下降的进展情况，如听力下降有无波动性，听力下降有无加重等；③ 听力损失的程度，日常交流是否受影响，是否无法听到声音等。

4. 伴随症状　询问患者是否伴有其他耳部症状，如外耳道流脓、耳胀满感、耳痛等。

5. 病情演变　如果病情加重了，则需要了解首次出现症状的时间，以及目前主要的不适主诉。

6. 诊疗情况　了解患者曾在何处就诊过，做过何种检查，结果如何，有无服药，治疗后有无病情变化。

7. 一般情况　了解患者精神、体力、饮食、大小便及体重变化等情况。

二、既往史和个人史等采集要点

（1）既往是否有耳部疾病史；有无药物服用史及过敏史。

（2）有无手术史；有无家族史；有无外伤史；工作及职业情况。

【查体要点】

1. 一般情况　检查患者的体温、脉搏、呼吸、血压，注意观察患者的全身发育和营养情况。

2. 专科查体　外耳道清洁，鼓膜正常。

【辅助检查】

1. 前庭功能检查　发作期可观察到或用眼震电图描记到节律整齐、强度不同、初向患侧继而转向健侧的水平或旋转水平性自发性眼震，或位置性眼震，在恢复期眼震转向患侧。冷热试验可有优势偏向。镫骨足板与膨胀的球囊粘连时，增减外耳道气压时诱发眩晕与眼震，称 Hennebert 征阳性。

2. 听力学检查　纯音听力图早期为上升型或峰型（低、高频两端下降型，峰值常位于 2 kHz 处）、晚期可呈平坦型或下降型。耳蜗电图的 -SP 增大、SP-AP 复合波增宽，-SP/AP 比值增加（-SP/AP>0.4）。长期发作患者的平均言语识别率可能会降低，平均听阈提高。

3. 脱水剂试验　临床常用甘油试验：按 1.2~1.5 g/kg 的甘油加等量生理盐水或果汁空腹饮下，服用前与服用后 3 小时内，每隔 1 小时做 1 次纯音测听。若患耳在服甘油后平均听阈提高 15 dB 或以上，言语识别率提高 16% 以上，耳蜗电图中 -SP 幅值减小，耳声发射由无到有，均可作为阳性结果的客观依据。患者在间歇期或脱水等药物治疗期可为阴性。听力损害轻微或重度无波动者，结果也可能为阴性。

4. 颞骨 CT　偶见前庭导水管周围气化差，导水管短而直。

5. 膜迷路 MRI 成像　部分患者可显示前庭导水管变直变细。近年来，有学者通过不同方法（全身给药、鼓室注射、经咽鼓管给药）应用造影剂——钆（Gd），结合 MRI 进行内耳膜迷路显像，对内外淋巴液空间比较分析膜迷路积水程度。由于影响因素较多，其准确性还有待提高。

【诊断】

梅尼埃病的诊断主要依靠翔实的病史、全面的检查和仔细的鉴别诊断，在排除其他可引起眩晕的疾病后，可作出临床诊断，而甘油试验阳性有助于对本病的诊断。中华医学会耳鼻咽喉头颈外科学分会及中华耳鼻咽喉头颈外科杂志编委会 2017 年修订的梅尼埃病的诊断标准，分为临床诊断和疑似诊断。

1. 临床诊断的诊断标准

（1）发作性眩晕 2 次或 2 次以上，每次持续 20 分钟至 12 小时。

（2）病程中至少有 1 次听力学检查证实患耳有低至中频的感音神经性听力下降。

（3）患耳有波动性听力下降、耳鸣和（或）耳闷胀感。

（4）排除其他疾病引起的眩晕，如前庭性偏头痛、突发性聋、良性阵发性位置性眩晕、迷路炎、前庭神经炎、前庭阵发症、药物中毒性眩晕、后循环缺血、颅内占位性病变等；此外，还需要排除继发性膜迷路积水。

（5）临床分期：根据患者最近 6 个月内间歇期听力最差时 0.5 kHz、1.0 kHz 及 2.0 kHz 纯音的平均听阈进行分期。梅尼埃病的临床分期与治疗方法的选择及预后判断有关。对双侧梅尼埃病，需要分别确定两侧的临床分期。

一期：平均听阈≤25 dBHL。二期：平均听阈为 26~40 dBHL。三期：平均听阈为 41~70 dBHL。四期：平均听阈>70 dBHL。

2. 疑似诊断的诊断标准

（1）2 次或 2 次以上眩晕发作，每次持续 20 分钟至 24 小时。

（2）患耳有波动性听力下降、耳鸣和（或）耳闷胀感。

（3）排除其他疾病引起的眩晕，如前庭性偏头痛、突发性聋、良性阵发性位置性眩晕、迷路炎、前庭神经炎、前庭阵发症、药物中毒性眩晕、后循环缺血、颅内占位性病变等；此外，还需要排除继发性膜迷路积水。

【鉴别诊断】

1. 良性阵发性位置性眩晕　良性阵发性位置性眩晕（benign paroxysmal positional vertigo，BPPV）系特定头位诱发的短暂（数秒至数十秒）阵发性眩晕，伴有眼震。临床上表现为头部运动在某一特定头位时诱发短暂的眩晕伴眼球震颤。BPPV 由于不具有耳蜗症状而易与梅尼埃病相鉴别，位置试验为其主要诊断检查方法。

2. 前庭神经炎　前庭神经炎可能因病毒感染所致。临床上以突发眩晕、向健侧的自发性眼震、恶心、呕吐为特征。前庭功能减弱而无耳鸣和耳聋。数天后症状逐渐缓解，但可转变为持续数月的位置性眩晕。痊愈后极少复发。该病无耳蜗症状是与梅尼埃病的主要鉴别点。

3. 前庭药物中毒　有应用耳毒性药物的病史，眩晕起病慢，程度轻，持续时间长，非发作性，可因逐渐被代偿而缓解，伴耳聋和耳鸣。

4. 迷路炎　迷路炎多有化脓性中耳炎及中耳手术病史，可予鉴别。

5. 突发性聋（sudden deafness）　约半数突发性聋患者可伴眩晕，但极少反复发作。听力损失快而重，无波动。

6. Hunt 综合征（Ramsay-Hunt syndrome）　可伴轻度眩晕、耳鸣和听力障碍，耳廓或其周围皮肤的带状疱疹及周围性面瘫有助于鉴别。

7. 迟发性膜迷路积水（delayed endolymphatic hydrops）　先出现单耳或双耳听力下降，一至数年后出现发作性眩晕。头部外伤、迷路炎、乳突炎、中耳炎甚至白喉等可为其病因。

8. 外淋巴瘘　蜗窗或前庭窗自发性或（继手术、外伤等之后的）继发性外淋巴瘘（perilymph fistula），除波动性听力减退外，可合并眩晕及平衡障碍。可疑者宜行窗膜探查证实并修补之。

9. 头部损伤　头部外伤（trauma）可引起眩晕，包括颈部外伤、中枢神经系统外伤、前庭外周部损伤等皆可引起前庭症状。如颞骨横行骨折常有严重眩晕、自发性眼震、耳鸣、耳聋与面瘫。2~3 周后可缓解而遗留位置性眼震与位置性眩晕。

10. 上半规管裂隙综合征　上半规管裂隙综合征的发作性眩晕常由强声或外耳道压力变化引起。高分辨率 CT 有助于鉴别。

【治疗】

由于病因及发病机制不明，目前多采用以调节自主神经功能、改善内耳微循环及解除迷路积水为主的药物综合治疗或手术治疗。

1. 一般治疗

发作期应卧床休息，选用高蛋白、高维生素、低脂肪、低盐饮食。症状缓解后宜尽早逐渐下床活动。心理精神治疗的作用不容忽视，对久病、频繁发作、伴神经衰弱者要作耐心解释，消除其思想负担。

2. 药物治疗

（1）对症治疗药物：① 前庭神经抑制剂，常用的有地西泮、苯海拉明、地芬尼多等，仅在急性发作期使用。② 抗胆碱能药，如山莨菪碱和东莨菪碱。③ 血管扩张药及钙离子拮抗剂，常用的有桂利嗪、氟桂利嗪（西比灵）、倍他司汀（抗眩啶）、尼莫地平等。④ 利尿脱水药，常用的有氯噻酮、70%硝酸异山梨酯等。依他尼酸和呋塞米等因有耳毒性而不宜采用。

（2）中耳给药治疗：利用蜗窗膜的半渗透作用原理，鼓室注射的药物可通过渗透作用进入内耳达到治疗目的。目前常用的两类鼓室注射药物是庆大霉素和地塞米松。前者通过化学迷路切除作用治疗梅尼埃病，后者的作用原理与免疫调节有关。

3. 手术治疗 凡眩晕发作频繁、剧烈，长期保守治疗无效，耳鸣且耳聋下降加剧者可考虑手术治疗。手术方法较多，宜先选用破坏性较小，又能保存听力的术式。

4. 前庭和听力康复治疗

（1）前庭康复训练：一种物理治疗方法，适应证为稳定、无波动性前庭功能损伤的梅尼埃病，可缓解头晕，改善平衡功能，提高生活质量。

（2）听力康复：对于病情稳定的三期及四期梅尼埃病患者，可根据听力损失情况酌情考虑验配助听器或植入人工耳蜗。

【复习思考题】

梅尼埃病引起发作性眩晕、耳鸣、耳聋和听力下降的机制是什么？

第二十五节　良性阵发性位置性眩晕

【见习项目】

良性阵发性位置性眩晕的示教。

【见习目的与要求】

掌握良性阵发性位置性眩晕的概念、病因、病理、临床表现、诊断及处理原则。

【见习地点】

见习医院耳鼻咽喉科。

【见习准备】

见习带教老师事先选好良性阵发性位置性眩晕的病例若干，分配好每一病例示教所占时间，并根据病例数分小组。

【见习流程】

1. 带教老师对理论课知识、概念进行简要复习，尤其要讲明良性阵发性位置性眩晕的临床症状、发病机制。

2. 每一病例由一个小组中选出一位同学采集病史，并结合疾病特点进行重点的体格检查。

3. 各小组集中，回到示教室。当事同学报告病史及阳性体征，提出下一步的辅助检查和可能的阳性结果，作出诊断和鉴别诊断，提出治疗方法和依据。各小组间对所示教的病例开展讨论，指出各自小组的不足之处。

4. 带教老师分析总结，指出各组的优点和不足，提出思考题。

【病史采集要点】

一、现病史采集要点

1. 发病情况　发病情况对病因分析有重要意义，应详细了解患者是缓慢起病还是急性起病。

2. 发病诱因　头部外伤，或乘车时突然加速、减速运动导致颈部"挥鞭伤"等。

3. 主要症状　询问患者头位变化时是否出现眩晕，眩晕持续时间等。

4. 伴随症状　是否有其他伴随症状，如恶心、呕吐。是否有头重脚轻、漂浮感及不稳感等。

5. 病情演变　如果病情加重了，则需要了解首次出现症状的时间，以及目前主要的不适主诉。

6. 诊疗情况　了解患者曾在何处就诊过，做过何种检查，结果如何，有无服药，治疗后有无病情变化。

7. 一般情况　了解患者精神、体力、饮食、大小便及体重变化等情况。

二、既往史和个人史等采集要点

（1）既往是否有耳部疾病史；有无药物服用史及过敏史。

（2）有无手术史；有无家族史；有无外伤史；工作及职业情况。

【查体要点】

1. 一般情况　检查患者的体温、脉搏、呼吸、血压，注意观察患者的全身发育和营养情况。

2. 专科查体　症状发病突然，患者在头位变化时出现强烈旋转性眩晕，持续时间常在60秒之内，伴眼震、恶心及呕吐。症状常发生于坐位躺下、或从躺卧位至坐位时、或出现于在床上翻身时，患者常可察觉在向某一头位侧身时出现眩晕，常在睡梦中因眩晕发作而惊醒。

【辅助检查】

1. Dix-Hallpike 试验　该试验为后半规管和前半规管良性阵发性位置性眩晕（benign paroxysmal positional vertigo，BPPV）重要的常规检查方法。试验方法为：① 患者坐于检查床上，头向右侧转45°；② 检查者位于患者侧方，双手持头，迅速移动受检者至仰卧侧悬头位，头应保持与矢状面成45°。观察30秒或至眼震停止后，头部和上身恢复至端坐位，然后进行向对侧的侧悬头位检查。检查眼震电图应采用水平及垂直双导联记录，可记录在何种头位时出现眼震，并能准确了解潜伏期及持续时间，眼震渐强渐弱情况，以及反复激发后的衰减情况。旋转性眼震可采用 Frenzel 眼镜或红外视眼震仪直接观察。

后半规管 BPPV 的眼震有下列特征：① 患耳向地时出现以眼球上极为标志的垂直扭转性眼震（垂直成分向眼球上极，扭转成分向地）；② 有潜伏期，为 2~10 秒；③ 持续时间短，管结石症眼震持续时间<1分钟，嵴顶结石症眼震持续时间≥1分钟；④ 易疲劳性；⑤ 眼震迅速增强，而后逐渐减弱；⑥ 从悬头位恢复至坐位时，可出现逆向低速的极短暂眼震。

2. 滚转试验（Roll test）　该试验为外半规管 BPPV 的常规检查方法。受试者平卧，头垫高30°，检查者双手持头，迅速向左或右侧转头，观察1分钟或至眼震停止。同样观察对侧眼震情况。

外半规管 BPPV 的眼震特征：管结石症在进行变位检查时，可诱发向地性或背地性水平眼震，眼震持续时间<1分钟；嵴顶结石症在进行变位检查时，可诱发背地性水平眼震，眼震持续时间≥1分钟。

【诊断】

结合病史、变位试验可以确诊，但变位性眼震检查最好在发作期进行。中华医学会耳鼻咽喉头颈外科学分会及中华耳鼻咽喉头颈外科杂志编委会在 2017 年武汉会议制订的 BPPV 的诊断依据如下。

1. 后半规管 BPPV 的眼震特点　患者头向患侧转 45°后快速卧倒，使头悬至床下，患耳向地时出现以眼球上极为标志的垂直扭转性眼震（垂直成分向眼球上极，扭转成分向地）；回到坐位时眼震方向逆转。管结石症眼震持续时间<1 分钟；嵴顶结石症眼震持续时间≥1 分钟。

2. 前半规管 BPPV 的眼震特点　患者头向患侧转 45°后快速卧倒，使头悬至床下，患耳向地时出现以眼球上极为标志的垂直扭转性眼震（垂直成分向眼球下极，扭转成分向地，但部分患者眼震的扭转成分可能不明显）；回到坐位时眼震方向逆转。管结石症眼震持续时间<1 分钟；嵴顶结石症眼震持续时间≥1 分钟。

3. 外半规管 BPPV 的眼震特点　管结石症在双侧变位检查均可诱发向地性或背地性水平眼震，眼震持续时间<1 分钟；嵴顶结石症在双侧变位检查可诱发背地性水平眼震，眼震持续时间≥1 分钟。

【鉴别诊断】

根据头部运动到某一特定位置出现短暂眩晕的病史，变位试验显示上述眼震特点且具有短潜伏期和疲劳性，可以诊断。

【治疗】

虽然 BPPV 是一种有自愈倾向的疾病，但其自愈的时间有时可达数月或数年，严重时可致工作能力丧失，故应尽可能地进行治疗。

1. 抗眩晕药　异丙嗪（非那根）、倍他司汀等有一定的效果，但临床中并不推荐使用中枢抑制剂。

2. 管石复位法　近年来，因复位治疗操作简便，可徒手或借助仪器完成，且有较好的效果而得到广泛的应用。常根据 BPPV 的不同类型选择相应的方法。

（1）后半规管 BPPV：常选择 Epley 耳石复位治疗或 Semont 手法治疗。

（2）水平半规管 BPPV：水平向地性眼震常选择 Barbecue 法或 Gufoni 法。水平背地性眼震可采用 Gufoni 法或强迫侧卧体位疗法。部分患者可能转换为水平向地性眼震，即按前述方法治疗。

（3）前半规管 BPPV：可采用反向 Epley 复位法或改良 Epley 复位法。

有学者认为，乳突部振荡可能对上述手法复位效果有提高作用，但该观点尚有争议。

3. 其他前庭康复治疗训练　其他如习服治疗方法，Brandt-Daroff 治疗。此外，平衡功能训练可提高部分耳石复位后患者的姿势稳定性。

4. 手术疗法　如上述疗法无效，且影响生活质量者，可行半规管阻塞术或后壶腹神经切断术，但近年来后者的应用越来越少。

【复习思考题】

BPPV 的自然病程如何？复发率如何？

第二十六节　前庭神经炎

【见习项目】

前庭神经炎的示教。

【见习目的与要求】

掌握前庭神经炎的概念、病因、病理、临床表现、诊断及处理原则。

【见习地点】

见习医院耳鼻咽喉科。

【见习准备】

见习带教老师事先选好前庭神经炎的病例若干，分配好每一病例示教所占时间，并根据病例数分小组。

【见习流程】

1. 带教老师对理论课知识、概念进行简要复习，尤其要讲明前庭神经炎的临床症状、发病机制。
2. 每一病例由一个小组中选出一位同学采集病史，并结合疾病特点进行重点的体格检查。
3. 各小组集中，回到示教室。当事同学报告病史及阳性体征，提出下一步的辅助检查和可能的阳性结果，作出诊断和鉴别诊断，提出治疗方法和依据。各小组间对所示教的病例开展讨论，指出各自小组的不足之处。
4. 带教老师分析总结，指出各组的优点和不足，提出思考题。

【病史采集要点】

一、现病史采集要点

1. 发病情况　发病情况对病因分析有重要意义，应详细了解患者是缓慢起病还是急性起病。
2. 发病诱因　了解患者是否有上呼吸道感染病史等。
3. 主要症状　询问患者眩晕情况，如是否视物旋转、持续时间等。
4. 伴随症状　询问患者是否有其他伴随症状，如恶心、呕吐。
5. 病情演变　如果病情加重了，则需要了解首次出现症状的时间，以及目前主要的不适主诉。
6. 诊疗情况　了解患者曾在何处就诊过，做过何种检查，结果如何，有无服药，治疗后有无病情变化。
7. 一般情况　了解患者精神、体力、饮食、大小便及体重变化等情况。

二、既往史和个人史等采集要点

（1）既往是否有耳部疾病史；有无药物服用史及过敏史。
（2）有无手术史；有无家族史；有无外伤史；工作及职业情况。

【查体要点】

1. 一般情况　检查患者的体温、脉搏、呼吸、血压，注意观察患者的全身发育和营养情况。
2. 专科查体　突然发生的旋转性眩晕、自发性眼震及平衡障碍，伴恶心、呕吐等自主神经症状。眩晕常持续数天，一般 3~5 天后逐渐减轻。发病 1~6 周后，大多数患者感觉眩晕症状基本消失。极少数患者在发病后数年内有复发现象，但眩晕程度减轻。无主观听觉障碍或中枢神经病变表现。

【辅助检查】

1. 视频头脉冲试验　患侧增益降低，有代偿性扫视波。
2. 视频头脉冲抑制试验　患侧增益降低，无反代偿性扫视波。
3. 冷热试验　患侧前庭功能减退或丧失。但在不累及水平半规管的前庭神经炎患者中，冷热试验可以是正常的。
4. 前庭诱发肌源电位　前庭颈部肌源性诱发电位和眼部肌源性电位分别可以评估球囊和椭圆囊的功能状态，从而可以对前庭神经炎进行更精准的分型诊断。

【诊断】

前庭神经炎尚无特异性的诊断标准或方法，结合鉴别诊断，如下内容可作为诊断依据：前驱性上呼吸道感染病史；突然发作性旋转性眩晕，伴恶心、呕吐，眩晕常持续数天。自发性眼震，呈水平旋转性，快相向健侧；平衡障碍，Romberg 试验向患侧倾倒；冷热试验患侧前庭功能明显减退或丧失；无耳蜗功能障碍；无其他神经系统病变表现；血清疱疹病毒抗体滴度增加有助于支持本病的诊断。

【治疗】

1. 支持治疗　发病初期眩晕及恶心、呕吐症状严重者，可适当输液，纠正酸碱平衡失调。
2. 对症治疗　病初当恶心症状严重时，可适当给予抗组胺药或抗胆碱药。由于该类药物不利于前庭中枢代偿的形成，故一旦恶心症状减轻（24~72 小时后），应立即停药。
3. 糖皮质激素治疗　如泼尼松。
4. 抗病毒药物　如阿昔洛韦。
5. 前庭康复训练　前庭中枢抑制剂停用后即可进行前庭康复治疗，愈早康复治疗恢复愈快。方法有一般康复和个体化康复等，目的是提高凝视稳定和姿势平衡。

【复习思考题】

前庭神经炎的治疗方法有哪些？

第二十七节　前庭性偏头痛

【见习项目】

前庭性偏头痛的示教。

【见习目的与要求】

掌握前庭性偏头痛的概念、病因、病理、临床表现、诊断及处理原则。

【见习地点】

见习医院耳鼻咽喉科。

【见习准备】

见习带教老师事先选好前庭性偏头痛的病例若干，分配好每一病例示教所占时间，并根据病例数分小组。

【见习流程】

1. 带教老师对理论课知识、概念进行简要复习，尤其要讲明前庭性偏头痛的临床症状、发病机制。

2. 每一病例由一个小组中选出一位同学采集病史，并结合疾病特点进行重点的体格检查。

3. 各小组集中，回到示教室。当事同学报告病史及阳性体征，提出下一步的辅助检查和可能的阳性结果，作出诊断和鉴别诊断，提出治疗方法和依据。各小组间对所示教的病例开展讨论，指出各自小组的不足之处。

4. 带教老师分析总结，指出各组的优点和不足，提出思考题。

【病史采集要点】

一、现病史采集要点

1. **发病情况**　发病情况对病因分析有重要意义，应详细了解患者是缓慢起病还是急性起病。

2. **发病诱因**　睡眠剥夺、应激、不规律饮食、暴露于闪烁光线或异味等刺激及女性月经等因素会诱发眩晕发作。

3. **主要症状**　询问患者眩晕情况，如是否有自身运动的错觉，是否有视物旋转或漂浮错觉，是否有姿势性不稳。了解患者头晕持续的时间，与头痛的关系，如眩晕发作出现在头痛之前、之中还是之后等。

4. **伴随症状**　是否有其他伴随症状，如畏声惧光、听力下降、晕动症等。

5. **病情演变**　如果病情加重了，则需要了解首次出现症状的时间，以及目前主要的不适主诉。

6. **诊疗情况**　了解患者曾在何处就诊过，做过何种检查，结果如何，有无服药，治疗后有无病情变化。

7. **一般情况**　了解患者精神、体力、饮食、大小便及体重变化等情况。

二、既往史和个人史等采集要点

(1) 既往有无药物服用史及过敏史；有无手术史。

(2) 有无家族史；有无外伤史；工作及职业情况。

【查体要点】

1. **一般情况**　检查患者的体温、脉搏、呼吸、血压，注意观察患者的全身发育和营养情况。

2. **专科查体**　在发作间期，患者多无相应的异常体征，但也可以有前庭功能障碍，凝视诱发性眼震、中枢性位置性眼震、自发性眼震、单侧前庭功能减退及前庭眼反射抑制失败等。在发作期，患者可能会出现短暂性平衡障碍、各种类型的眼球震颤、一过性视野缺损等体征，此种眼震与前庭外周性异常、前庭中枢异常或混合性异常眼震无显著区别。

【辅助检查】

1. **纯音测听**　偏头痛有可能导致内耳血管痉挛或者炎症，引起内耳供血障碍或者内耳炎症，导致听力下降。可以表现为突聋，或者反复听力下降。

2. **前庭功能检查**　结果大多在正常范围之内，但也有异常表现。单侧水平半规管功能减弱，前庭诱发肌源电位可发现幅值下降。同时患者对低频动态侧的敏感性异常增高，可同时激活半规管和耳石器。因此，患者发作间期可能有周围性或中枢性的前庭功能障碍，并且基于急性发作时的眼球运动记录，在发作过程中也有中枢性、外周性或混合性功能障碍。

3. 神经影像学检查　患者的头颅 CT/MRI 检查常无阳性发现，但有助于鉴别其他的中枢前庭疾病。

4. 基因检查　迄今为止虽然还没有发现明确的致病基因，但已报道的研究指出其具有常染色体显性遗传的特征。

【诊断】

前庭性偏头痛临床表现的差异很大，这种差异既包括不同患者之间，也包括同一个患者的不同时期。中华医学会神经内科医师分会疼痛和感觉障碍学组、中国医药教育协会眩晕专业委员会、中国研究型医院学会头痛与感觉障碍专业委员会制订的前庭性偏头痛的诊断依据如下：

A. 至少 5 次发作满足标准 C 和 D；

B. 无先兆偏头痛或有先兆偏头痛的现病史或既往史［依据国际头痛疾病分类（ICHD）诊断标准］；

C. 前庭症状中度或重度，持续 5 分钟至 72 小时；

D. 至少 50% 的发作与以下 3 项中的至少 1 项相关：① 头痛且至少符合单侧、搏动性、中或重度头痛、日常体力活动加重头痛这 4 项中的 2 项；② 畏光或畏声；③ 视觉先兆。

【鉴别诊断】

1. 梅尼埃病　对梅尼埃病与前庭性偏头痛之间的关联性已进行了大量研究。在临床上，这两种疾病的诊断主要依赖于病史。

2. 良性阵发性位置性眩晕　与前庭性偏头痛有关联且症状有相似性，所以前庭性偏头痛的位置性眩晕需要与良性阵发性位置性眩晕鉴别。前庭性偏头痛只有在单纯眩晕发作时，类似良性阵发性位置性眩晕，鉴别诊断时可在急性期直接观察患者眼震持续时间、发作频率及眼震类型。

3. 前庭阵发症　本病表现为发作性眩晕，持续时间为 1 分钟至数分钟，每天多次，卡马西平或奥卡西平治疗有效。其发病机制可能与脑桥小脑区血管与前庭蜗神经的交互压迫有关，但能否用一元论解释其发病机制仍在探索当中。

4. 后循环缺血　后循环缺血为临床常见疾病，发病年龄多在 60 岁以上，发病无性别差异。大多数脑干和小脑病变常伴随有中枢神经系统症状和体征，如单侧肢体无力或麻木、复视、构音障碍、饮水呛咳等。而小部分梗死灶仅表现为孤立性眩晕，可行视频头脉冲试验联合影像学检查帮助诊断。

【治疗】

国内外尚未有全面、系统的前庭性偏头痛的诊疗指南，其治疗可以参考偏头痛的综合管理模式。

1. 药物治疗

（1）急性期药物治疗：主要是曲坦类药物。目前只有少数几个针对前庭性偏头痛治疗的随机对照临床研究，其中两个是曲坦类药物在急性发作期治疗中的应用。一个是佐米曲普坦治疗，另一个是舒马曲坦治疗。

（2）预防性治疗：目的是降低头痛和头晕的发作频率，减轻发作程度，减少失能，增加急性发作期治疗的疗效。预防性治疗的指征是发作持续时间长或造成失能，患者的生活质量、工作和学业严重受损，每月发作频率在 3 次以上，或对急性期治疗反应差及患者要求治疗。主要药物包括钙离子拮抗剂、抗癫痫药物、β 受体阻滞剂、抗抑郁药物等。

（3）观察评定：研究中疗效评定使用的评分标准包括眩晕严重程度评分、发作频率评分、疗效评价等。眩晕严重程度评分包括视觉模拟评分、眩晕发作持续时间、发作频率评分。

2. 非药物治疗　前庭康复训练被证明是前庭性偏头痛患者的有效辅助治疗，甚至可以作为独立的治疗方案。在进行前庭性偏头痛药物及非药物治疗的同时，需要积极开展患者教育，避免诱发因素，改善生活方式，加强综合管理。

【复习思考题】

前庭性偏头痛要与哪些疾病进行鉴别诊断？

第二十八节　大前庭导水管综合征

【见习项目】

大前庭导水管综合征的示教。

【见习目的与要求】

掌握大前庭导水管综合征的概念、病因、病理、临床表现、诊断及处理原则。

【见习地点】

见习医院耳鼻咽喉科。

【见习准备】

见习带教老师事先选好大前庭导水管综合征的病例若干，分配好每一病例示教所占时间，并根据病例数分小组。

【见习流程】

1. 带教老师对理论课知识、概念进行简要复习，尤其要讲明大前庭导水管综合征的临床症状、发病机制。

2. 每一病例由一个小组中选出一位同学采集病史，并结合疾病特点进行重点的体格检查。

3. 各小组集中，回到示教室。当事同学报告病史及阳性体征，提出下一步的辅助检查和可能的阳性结果，作出诊断和鉴别诊断，提出治疗方法和依据。各小组间对所示教的病例开展讨论，指出各自小组的不足之处。

4. 带教老师分析总结，指出各组的优点和不足，提出思考题。

【病史采集要点】

一、现病史采集要点

1. **发病情况**　发病情况对病因分析有重要意义，应详细了解患者是缓慢起病还是急性起病。

2. **主要症状**　需要询问以下内容：① 耳聋发生的时间及性质，仔细向患者及家属了解听力下降发生的时间，以及听力是否时好时坏或逐渐下降；② 了解患儿语言发育情况，包括学说话的时间、是否吐字不清、是否语言发育迟滞。

3. **伴随症状**　询问是否有其他伴随症状，如头晕、头痛、走路不稳等症状。

4. **病情演变**　如果病情加重了，则需要了解首次出现症状的时间，以及目前主要的不适主诉。

5. **诊疗情况**　了解患者曾在何处就诊过，做过何种检查，结果如何，有无服药，治疗后有无病情变化。

6. 一般情况 了解患者精神、体力、饮食、大小便及体重变化等情况。

二、既往史和个人史等采集要点

（1）有无药物服用史及过敏史；有无手术史。

（2）有无家族史；有无外伤史。

【查体要点】

1. 一般情况 检查患者的体温、脉搏、呼吸、血压，注意观察患者的全身发育和营养情况。

2. 专科查体 检查耳廓、外耳道及鼓膜，注意排除耳廓畸形、外耳道狭窄或闭锁、分泌性中耳炎、慢性化脓性中耳炎、耵聍栓塞等。检查眼部、脑神经尤其是面神经功能、颅面颈部的发育情况、甲状腺、毛发及皮肤情况，以排除伴发其他器官畸形的遗传性综合征性耳聋。

【辅助检查】

1. 影像学检查 了解有无内耳发育畸形、颞骨骨折、中耳炎症等。颞骨 CT 对颞骨骨折、内耳畸形及中耳炎症的诊断具有重要价值，尤其可以清楚显示前庭导水管扩大、耳蜗发育不良、内听道狭窄等内耳发育畸形，是诊断大前庭导水管综合征的"金标准"。但 CT 只能显示前庭导水管的骨性结构，无法显示内淋巴管和内淋巴囊等膜性结构。而颅脑 MRI 及内听道水成像不仅可以了解脑发育情况，如脑白质发育不良等，还能提示内耳膜迷路是否纤维化或骨化、前庭导水管是否扩大、内听道内诸神经是否有缺如等，对疑难病例诊断和治疗方案的制订具有重要价值。

2. 纯音测听 了解患儿实际听力水平，但对婴幼儿则需要借助条件反射听力检查法才能获得相对准确的纯音听阈（图 1-28-1）。

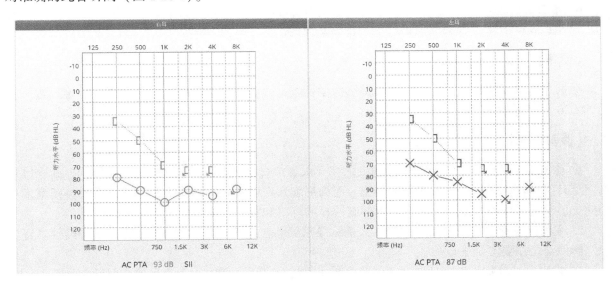

图 1-28-1 大前庭导水管综合征听力图

3. 客观听阈 对无法配合的患儿，可以利用听觉诱发电位等客观听阈测试方法测定听阈，如 ABR、多频稳态诱发反应（ASSR）等（图 1-28-2）。此外，声导抗检查可以了解中耳及听觉通路的功能状态。

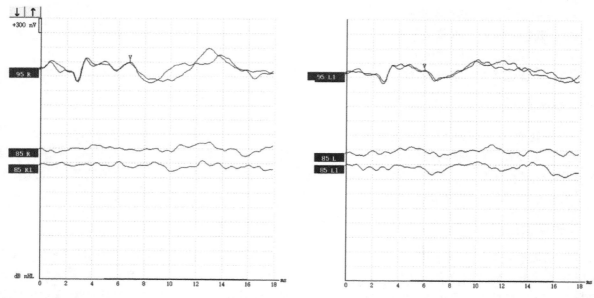

图 1-28-2　双耳大前庭导水管综合征的 ABR 测试

4. 言语测试　在一定程度上，言语测试可以反映语后聋患者的语言发育情况，对进一步的康复和治疗措施的选择具有重要意义。

5. 助听听阈　助听听阈反映了患儿佩戴助听器后听力提高的程度，可以帮助确定助听器佩戴后是否达到预期目标，帮助医生和家长确定是否需要安装人工耳蜗。

6. 耳聋基因检测　双侧耳聋，特别是重度耳聋的患儿，不能排除遗传性耳聋可能，因此对 *GJB2*、*SLC26A4* 等常见耳聋基因进行检测也是必要的。

【诊断】

根据患者的发病特点、听力，尤其是影像学检查，大前庭导水管综合征的诊断并不难。进一步的 *SLC26A4* 基因检测可以证实诊断。

【鉴别诊断】

1. 梅尼埃病　听力呈波动性下降的大前庭导水管综合征患者要注意与梅尼埃病鉴别。前者以儿童多见且听力损失多呈平坦或高频下降型，而梅尼埃病则以低频听力损失为主，常有典型反复发作的病史。部分大前庭导水管综合征患者伴有明显的耳鸣和眩晕，也需要与梅尼埃病鉴别。

2. 突发性耳聋　突发性听力下降的大前庭导水管综合征患者，应该与突发性感音神经性耳聋鉴别。影像学是主要鉴别手段。

3. 其他原因引起的混合性耳聋　大前庭导水管综合征患者听力表上出现的骨气导差常被误认为是耳硬化症或中耳炎所致。

【治疗】

对于近期出现的急剧听力下降，应按突发性耳聋治疗方法积极治疗，尽可能挽救听力，争取让患者在相对较长时间里维持原有听力。同时，应根据大前庭导水管综合征病情转归和发病特点，教育患儿及家属定期复查听力，尽量保护残余听力，避免头部外伤、感冒等可能诱发听力下降的因素。

对于双耳听力损失程度达重度及以上，且助听器已经无法满足言语交流需要者，应积极行人工耳蜗植入手术治疗，以帮助患者恢复听力、促进语言发育及社会功能的培养。

【复习思考题】

人工耳蜗植入手术中发生"井喷"的处理原则是什么？

第二十九节 突发性聋

【见习项目】

突发性聋的示教。

【见习目的与要求】

掌握突发性聋的概念、病因、病理、临床表现、诊断及处理原则。

【见习地点】

见习医院耳鼻咽喉科。

【见习准备】

见习带教老师事先选好突发性聋的病例若干，分配好每一病例示教所占时间，并根据病例数分小组。

【见习流程】

1. 带教老师对理论课知识、概念进行简要复习，尤其要讲明突发性聋的临床症状、发病机制。
2. 每一病例由一个小组中选出一位同学采集病史，并结合疾病特点进行重点的体格检查。
3. 各小组集中，回到示教室。当事同学报告病史及阳性体征，提出下一步的辅助检查和可能的阳性结果，作出诊断和鉴别诊断，提出治疗方法和依据。各小组间对所示教的病例开展讨论，指出各自小组的不足之处。
4. 带教老师分析总结，指出各组的优点和不足，提出思考题。

【病史采集要点】

一、现病史采集要点

1. **发病情况** 发病情况对病因分析有重要意义，应详细了解患者是缓慢起病还是急性起病。
2. **发病诱因** 询问患者是否有上呼吸道感染史、外伤史等。
3. **主要症状** 询问患者听力下降侧别，是单侧耳还是双侧耳。听力损失的程度，日常交流是否受到影响等。
4. **伴随症状** 询问患者是否有其他伴随症状，如耳鸣、耳胀满感、耳痛、耳溢、眩晕等症状。
5. **病情演变** 如果病情加重了，则需要了解首次出现症状的时间，以及目前主要的不适主诉。
6. **诊疗情况** 了解患者曾在何处就诊过，做过何种检查，结果如何，有无服药，治疗后有无病情变化。
7. **一般情况** 了解患者精神、体力、饮食、大小便及体重变化等情况。

二、既往史和个人史等采集要点

（1）是否有听力下降的病史；有无噪声接触史。
（2）有无药物服用史及过敏史。
（3）有无手术史；有无家族史；有无外伤、感染史；工作及职业情况。

【查体要点】

1. 一般情况　检查患者的体温、脉搏、呼吸、血压，注意观察患者的全身发育和营养情况。

2. 专科查体　检查耳周皮肤、淋巴结、外耳道及鼓膜等。注意耳周皮肤有无疱疹、红肿，外耳道有无耵聍、疖肿、疱疹。

【辅助检查】

1. 听性脑干反应　检测声诱发的脑干生物电反应，由潜伏期在 10 毫秒以内的 7 个正波组成。桥小脑角的占位性病变伴突发性聋表现为 V 波潜伏期或 I—V 波间期延长。

2. 耳声发射检查　由于感音神经性聋的病变部位可以是内耳毛细胞，也可以是听神经及听觉中枢，耳声发射检查可以确定感音神经性聋的病变部位是否为耳蜗毛细胞。如果大部分频率的耳声发射幅值均明显降低或无法引出，则表明患者的耳蜗毛细胞功能障碍。如果耳声发射幅值正常，则表明感音神经性聋的病变部位为听神经及听觉中枢。

3. 言语功能测试　言语功能测试可以反映患者听力下降对日常言语交流的影响。对于区别感音神经性聋与听神经病有诊断意义。

4. 内听道 MRI　主要目的是明确有无听神经瘤等。

【诊断】

外耳道和鼓膜未发现异常，纯音听阈检查提示低频下降型曲线，鼓室导抗图正常，畸变产物耳声发射结果未引出，内听道 MRI 未见明显异常。

中华医学会耳鼻咽喉头颈外科杂志编辑委员会和中华医学会耳鼻咽喉头颈外科学分会制订了突发性聋的诊断和治疗指南（2015 年），定义和诊断依据如下。

1. 定义

72 小时内突然发生的、原因不明的感音神经性听力损失，至少在相连的两个频率听力下降 ≥ 20 dBHL。

2. 诊断依据

（1）在 72 小时内突然发生的、至少在相邻的两个频率听力下降 ≥ 20 dBHL 的感音神经性听力损失，多为单侧，少数可双侧同时发生或先后发生。

（2）未发现明确原因（包括全身或局部因素）。

（3）可伴耳鸣、耳闷胀感、耳周皮肤感觉异常等。

（4）可伴眩晕、恶心、呕吐。

中国突发性聋多中心临床研究协作组进行了中国突发性聋分型治疗的多中心研究，制订了突发性聋分型标准，如下：

低频下降型：1 kHz（含）以下频率听力下降，至少 0.25 kHz、0.5 kHz 处听力损失 ≥ 20 dBHL。

高频下降型：2 kHz（含）以上频率听力下降，至少 4 kHz、8 kHz 处听力损失 ≥ 20 dBHL。

平坦下降型：所有频率听力均下降，0.25 ~ 8 kHz（0.25 kHz、0.5 kHz、1 kHz、2 kHz、4 kHz、8 kHz）处听力损失 ≥ 20 dBHL 且 ≤ 80 dBHL。

全聋型：所有频率听力均下降，0.25 ~ 8 kHz（0.25 kHz、0.5 kHz、1 kHz、2 kHz、4 kHz、8 kHz）处听力损失 ≥ 81 dBHL。

【鉴别诊断】

突发性聋的诊断需要排除其他以突发性聋为首发症状的疾病，主要包括以下疾病。

1. 大前庭导水管综合征　本病是一种先天性内耳畸形，主要表现为出生后出现波动性听力下降。患儿出生时听力一般接近正常，多在 3~4 岁发病，感冒和外伤常常是发病的诱因。听力损失程度多为极重度和重度，半数患者的听力损失是对称的。颞骨 CT 表现为前庭导水管扩大，可伴有其他不同程度内耳畸形。

2. 听神经瘤　部分听神经瘤患者首发症状为突发性聋，多数伴有耳鸣，呈持续性高音调，可以伴有眩晕及恶心、呕吐等。ABR 测试可见患耳 V 波潜伏期、Ⅰ—V 波波间期延长或Ⅱ—V 波消失或不能重复。颞骨 CT 可见内听道口扩大，而 MRI 是诊断听神经瘤的"金标准"，可检测到直径最小 3 mm 的听神经瘤。

3. Hunt 综合征　多数与带状疱疹病毒感染有关，以侵犯面神经为主，也可侵犯前庭神经、耳蜗神经和三叉神经。该病的特征为周围性面瘫伴耳部疱疹出现。临床表现为剧烈耳痛，耳甲腔及其周围出现充血伴簇状疱疹，严重时疱疹破溃有黄色渗液。依受侵犯神经的不同可以出现面瘫、耳聋和眩晕。

【治疗】

针对不同类型的突发性聋及伴随症状，应采取个体化的治疗方案。

1. 低中频下降型突发性聋　治疗效果良好，激素、改善内耳微循环或内耳血液流变的药物效果相似，推荐联合用药。

2. 平坦型突发性聋　治疗效果较好，改善内耳血液流变和（或）降低血液纤维蛋白原及糖皮质激素治疗均有效，联合用药效果更好。

3. 中高频下降型突发性聋　治疗效果较差，单一或联合用药对于听力恢复的总有效率无影响，但就治愈率而言，金纳多明显优于利多卡因。中高频下降型突发性聋患者的伴发症状以耳鸣为主，治疗首选利多卡因+激素治疗方案。

4. 全聋型突发性聋　治疗效果较差，推荐使用有糖皮质激素的治疗。

【复习思考题】

突发性聋可能的发病机制是什么？

第三十节　先天性耳聋

【见习项目】

先天性耳聋的示教。

【见习目的与要求】

掌握先天性耳聋的概念、病因、病理、临床表现、诊断及处理原则。

【见习地点】

见习医院耳鼻咽喉科。

【见习准备】

见习带教老师事先选好先天性耳聋的病例若干，分配好每一病例示教所占时间，并根据病例数分小组。

【见习流程】

1. 带教老师对理论课知识、概念进行简要复习，尤其要讲明先天性耳聋的临床症状、发病机制。

2. 每一病例由一个小组中选出一位同学采集病史，并结合疾病特点进行重点的体格检查。

3. 各小组集中，回到示教室。当事同学报告病史及阳性体征，提出下一步的辅助检查和可能的阳性结果，作出诊断和鉴别诊断，提出治疗方法和依据。各小组间对所示教的病例开展讨论，指出各自小组的不足之处。

4. 带教老师分析总结，指出各组的优点和不足，提出思考题。

【病史采集要点】

一、现病史采集要点

1. 发病情况　发病情况对病因分析有重要意义，应详细了解患者是缓慢起病还是急性起病。

2. 发病诱因　询问患儿家属是否有遗传因素或母体妊娠分娩过程中是否有异常等。

3. 主要症状　询问患儿家属听力下降侧别，是单侧耳还是双侧耳。听力损失的程度，日常交流是否受到影响等。

4. 伴随症状　是否有其他伴随症状，如是否伴有心脏、肾脏、神经系统、颌面及骨骼系统、代谢内分泌系统等组织、器官畸形或系统的病变。

5. 病情演变　如果病情加重了，则需要了解首次出现症状的时间，以及目前主要的不适主诉。

6. 诊疗情况　了解患儿曾在何处就诊过，做过何种检查，结果如何，有无服药，治疗后有无病情变化。

7. 一般情况　了解患儿精神、体力、饮食、大小便及体重变化等情况。

二、既往史和个人史等采集要点

（1）有无耳聋家族史；有无噪声接触史。

（2）有无药物服用史及过敏史；有无手术史；有无外伤、感染史。

【查体要点】

1. 一般情况　检查患者的体温、脉搏、呼吸、血压，注意观察患者的全身发育和营养情况。

2. 其他查体　先天性耳聋是指出生时或出生后不久即出现的一类听力障碍，由遗传因素或母体妊娠分娩过程中异常导致的，分为遗传性和非遗传性两大类。非遗传性先天性耳聋指患儿在胚胎发育期、围生期或分娩期受到因感染、中毒或外伤等引发的疾病。遗传性先天性耳聋伴有其他器官或系统的异常，如：皮肤异常角化、色素异常缺失或过度沉着；眼睛视网膜的色素沉着、高度近视、斜视、夜盲等；颜面部畸形、脊柱四肢、手指、足趾的异常等发育畸形；患者或其家族中有人表现出心脏的异常、泌尿系统的异常或甲状腺的异常肿大等。临床上较为常见的常染色体显性遗传综合征型耳聋有 Mondini 畸形（骨及膜迷路的各种畸形）、Waardenburg 综合征和 Treacher-Collins 综合征等。较常见的常染色体隐性遗传综合征型耳聋包括 Usher 综合征（耳聋视网膜色素变性综合征）、Pendred 综合征（先天性甲状腺肿耳聋综合征）和 Jervell-Lange-Nielsen 综合征（耳聋、心电图 Q-T 间期延长综合征）等。

【辅助检查】

1. 听性脑干反应　检测声诱发的脑干生物电反应，由潜伏期在 10 毫秒以内的 7 个正波组成。

2. 耳声发射检查　由于感音神经性聋的病变部位可以是内耳毛细胞，也可以是听神经及听觉中枢。耳声发射检查可以确定感音神经性聋的病变部位是否为耳蜗毛细胞。如果大部分频率的耳声发射幅值均明显降低或无法引出，则表明患者的耳蜗毛细胞功能障碍。如果耳声发射幅值正常，则表明感音神经性聋的病变部位为听神经及听觉中枢。

3. 言语功能测试　言语功能测试可以反映患儿听力下降对日常言语交流的影响。对于区别感音神经性聋与听神经病有诊断意义。

4. 影像学检查　颞骨 CT、颅脑 MRI 等。CT 检查对骨质结构的分辨率较高，可直观地体现耳部的骨性结构，包括外耳道、听小骨、鼓室、骨迷路等结构，但 CT 检查对内耳的细节和神经发育情况缺乏详细的显示；MRI 检查操作简便、无创伤、具备高组织分辨率、多平面成像等显著优势，且对于内耳的细节和神经发育情况有较详细的显现，可有效弥补 CT 检查的不足之处，二者联用可以对先天性耳聋有较好的诊断效果。

5. 基因检测　目前临床上广泛开展的耳聋基因诊断有 GJB2（DFNB1、DFNA3），GJB3，SLC26A4（DFNB4），线粒体 12SrRNA 基因 A1555G 或 C1494T 基因 15 个突变位点检测。

【诊断】

在系统收集患者病史、个人史、家族史的基础上，进行临床全面体检与听力学检查，必要的影像学、血液学、免疫学、遗传学等方面的实验室检测，可为确诊先天性耳聋的病因与类型提供科学依据。

【治疗】

1. 预防　预防比治疗更重要，也更有效。

（1）广泛开展遗传学咨询，大力宣传优生优育。应用生物芯片、蛋白质组学等现代科学技术，完善耳聋基因检测与筛查，开展遗传性耳聋的产前诊断，有可能降低其发病率。

（2）加强孕期、产期的妇幼保健，积极防治妊娠期疾病，减少产伤发生；对出生后婴幼儿行测听筛选，对听力障碍者进行早期预警与防治。

（3）积极防治传染病和营养缺乏疾病，尽量减少与强噪声等有害物理因素及化学物质接触，抵制烟酒嗜好，锻炼身体，保证身心健康。增加机体对致聋因素的抵抗能力。

（4）尽量避免使用可能损害听力的药物，必须使用时应严格掌握其适应证，并力求用药小剂量、短疗程，同时加强用药期间的听力监测，一旦出现听力受损征兆立即停药并积极治疗。

2. 干预与治疗　一般原则是早期发现、早期诊治。恢复或部分恢复已丧失的听力，尽量保存并利用残余的听力。部分由先天性中耳畸形导致的传导性耳聋可手术矫治。而对先天性感音神经性聋，目前尚无有效药物或手术矫治方法。有残余听力者，可根据具体情况，尽早佩戴适当的助听器。有适应证者，可选择植入式助听器，并尽早进行听力言语康复训练。具体治疗介绍如下。

（1）药物治疗：发病初期及时正确用药是治疗成功的关键。首先应根据耳聋的病因与类型选择适当药物。例如，对已在分子水平查明遗传缺陷的遗传性耳聋可探索相应的基因疗法，对病毒或细菌感染致聋的患儿早期可试用抗病毒、抗细菌药物，临床较常用的辅助治聋药物有血管扩张剂、降低血液黏稠度和血栓溶解药物、神经营养药物及能量制剂等，可酌情选用。

（2）助听器选配及人工中耳植入：助听器和人工中耳均是一种提高声音强度的装置，需要经过耳科医师或听力学家详细检查后才能正确选用，是提高先天性耳聋患者听觉的重要干预工具。助听器主要由微型传音器、放大器、耳机、耳模和电源等组成。人工中耳主要由麦克风、放大器、语音处理器、信号传输线路及输出传感器等组成。

（3）人工耳蜗植入：作为先天性感音神经性聋的主要干预手段之一，主要针对高功率助听器无效，耳内无活动性病变，影像学检查排除内耳严重畸形、听神经缺如的患者。该装置主要由体外装置（方向性麦克风、言语信号处理器和传送器）和体内装置（接收器、解码器和刺激电极）两部分组成。

（4）听觉言语训练：听觉训练（auditory training）是在借助助听器利用残余听力或人工耳蜗植入重建听力的基础上，通过长期有计划的声响刺激，逐步培养患儿聆听习惯，提高听觉察觉、听觉注意、听觉定位及识别、记忆等方面能力。言语训练（speech training）是依据听觉、视觉和触觉等互补功能，借助适当的仪器（音频指示器、言语仪等），以科学的方法训练发声、读唇，进而理解并积累词汇，掌握语法规则，灵活准确地表达思想感情。

（5）手术干预：一些由中耳畸形导致的传导性耳聋，可根据病因、病变的部位、性质及范围进行相应的听力重建手术。

【复习思考题】

对于先天性耳聋的患儿，家庭和社会该给予怎样的支持和帮助？

第三十一节　周围性面瘫

【见习项目】

周围性面瘫的示教。

【见习目的与要求】

掌握周围性面瘫的概念、分类、感染途径、病理、临床表现、诊断及处理原则。

【见习地点】

见习医院耳鼻咽喉科。

【见习准备】

见习带教老师事先选好周围性面瘫的病例若干，分配好每一病例示教所占时间，并根据病例数分小组。

【见习流程】

1. 带教老师对理论课知识、概念进行简要复习，尤其要讲明周围性面瘫的临床症状、发病机制。

2. 每一病例由一个小组中选出一位同学采集病史，并结合疾病特点进行重点的体格检查。

3. 各小组集中，回到示教室。当事同学报告病史及阳性体征，提出下一步的辅助检查和可能的阳性结果，作出诊断和鉴别诊断，提出治疗方法和依据。各小组间对所示教的病例开展讨论，指出各自小组的不足之处。

4. 带教老师分析总结，指出各组的优点和不足，提出思考题。

【病史采集要点】

一、现病史采集要点

1. **发病情况**　发病情况对病因分析有重要意义，应详细了解患者是缓慢起病还是急性起病。

2. **发病诱因**　了解是否有颅内病变，如小脑桥角肿瘤（包括听神经瘤）、颅底脑膜炎、脑干脑炎等。是否有颞骨内病变，如特发性面神经麻痹、耳带状疱疹、耳源性感染、外伤、肿瘤等。是否有颅外病变，如面部撕裂、钝器伤、穿透伤等。

3. **主要症状**　详细询问面瘫发生的时间、程度，有无耳部疱疹病史，有无受凉、劳累等前驱病史。

4. 病情演变　如果病情加重了，则需要了解首次出现症状的时间，以及目前主要的不适主诉。

5. 伴随症状　了解患者是否有耳流脓、耳痛、头痛、听力下降、耳鸣、眩晕、恶心、呕吐、听觉过敏等伴随症状。

6. 诊疗情况　了解患者曾在何处就诊过，是否曾行影像学检查，有无接受过激素治疗，效果如何。

7. 一般情况　了解患者精神、体力、饮食、大小便及体重变化等情况。

二、既往史和个人史等采集要点

（1）有无药物服用史及过敏史。

（2）有无面部外伤史；有无耳部手术史；工作及职业情况。

贝尔面瘫

【查体要点】

1. 一般情况　检查患者的体温、脉搏、呼吸、血压，注意观察患者的全身发育和营养情况。

2. 专科查体　① 口角歪斜和闭眼障碍。② 泪腺分泌异常：溢泪、无泪或鳄鱼泪。③ 味觉异常：患侧鼓索神经受累致舌部味觉异常。④ 听觉过敏：镫骨肌受累可致患者对强声刺激难以耐受，称为听觉过敏。

3. 脑神经查体　① 静态表现：患侧额纹消失，患侧鼻唇沟浅或者消失，患侧睑裂大，长期面瘫者由于面肌萎缩松弛，患侧眉毛低于健侧。② 动态表现：检查者用手指引导患者两眼向上看时，患侧的眉毛不能上抬。当闭眼时，患侧的眼睑不能闭合，在做闭眼运动的同时，患侧眼球不自主向外上方运动，使角膜下巩膜外露，俗称"眼球露白"，此现象称为"贝尔现象"。当患者做笑或者露齿的动作时，口角明显向健侧移动。

【辅助检查】

1. 泪液分泌试验（Schirmer test）　用宽 0.5 cm、长 5 cm 滤纸两条，分别将其一侧距离顶端 5 mm 处折叠。吸干眼结膜的下穹隆内的泪液，将折叠好的滤纸置入 5 分钟后，对比双侧滤纸的泪液浸湿的长度。正常人两侧差别不超过 30%，相差一倍为异常，提示膝状神经节以上面神经受损。

2. 镫骨肌声反射　反射消失表明损害部位在面神经分出镫骨肌支处或更高水平。

3. 味觉试验　比较两侧舌前 2/3 的味觉反应，味觉消失表示面神经损伤在鼓索支的水平或更上。

4. CT 和 MRI 检查　CT 能显示颞骨骨折线，有助于了解面神经骨管损伤的部位，其定位准确率可达 90% 以上；MRI 可以直接显示水肿变性的面神经。

【诊断】

本病的诊断主要基于病史和体格检查，面神经电图和肌电图检查对判断贝尔面瘫患者预后、手术时机的选择有重要的价值。需要进行 CT、MRI 检查排除面神经及内听道肿瘤、中耳炎或者中耳乳突胆脂瘤等原因造成的周围性面瘫。

【鉴别诊断】

1. Hunt 综合征　Hunt 综合征是由水痘-带状疱疹病毒引起的急性发作性耳部疼痛、耳部或口腔黏膜的带状疱疹性皮损，侵犯面神经引起周围性面瘫，侵犯第Ⅷ脑神经可以引起眩晕和听力下降。

2. 面神经恶性肿瘤　早期症状有面部痉挛、面瘫等，其听力症状出现一般较晚。

【治疗】

贝尔面瘫常为不完全性，有自然恢复倾向，预后好，多在 1~4 周恢复。有 15%~20% 的患者面神经功能完全丧失，面肌处于不可逆的失神经支配状态。因此，对贝尔面瘫在 1 周到 1 个月内及时做面神经兴奋和面神经电图检查。对于完全性面瘫、面神经兴奋试验和面神经电图提示不可逆损害者，可行面神经减压。

1. 非手术治疗　用于临床完全面瘫而面神经兴奋试验提示可逆性病变者和不完全面瘫者。① 药物治疗：首先做好眼部保护，眼睑不能闭合、瞬目无力会导致泪液分泌减少。常用的药物有糖皮质激素类药物、抗病毒药物、血管扩张剂、脱水剂、维生素 B 族和 ATP 等。② 神经康复治疗：红外线和按摩能促进局部血运，保持肌肉张力、防止肌肉萎缩，但并不能够促进面神经功能本身的恢复。

2. 手术治疗　关于外科手术行面神经减压的效果尚有争议。手术指征为临床完全面瘫且面神经电图和面神经兴奋试验提示不可逆性病变者。

【复习思考题】

面神经减压术后应注意患者哪些情况？何时可以出院？出院后应注意些什么？

Hunt 综合征

【查体要点】

1. 一般情况　检查患者的体温、脉搏、呼吸、血压，注意观察患者的全身发育和营养情况。

2. 专科查体　起病时常常有剧烈耳痛，耳甲腔及其周围出现充血伴带状疱疹，也可能波及耳周、面部、鼓膜。在疱疹出现后不久，出现同侧周围性面瘫。初期常为非完全性面瘫，但数天至 3 周内逐渐加重而成为完全性。有时侵犯前庭神经、耳蜗神经和三叉神经，伴同侧剧痛、眩晕和耳聋。极少数患者还有第 Ⅵ、Ⅸ、Ⅺ 和 Ⅻ 脑神经瘫痪的症状和体征。

3. 脑神经查体　口角歪斜和闭眼障碍；泪腺分泌异常。静态：患侧额纹消失，鼻唇沟浅或者消失，睑裂变大。动态：患侧眉毛不能上抬；患侧眼睑不能闭合；笑、露齿时，口角向健侧移动。

【辅助检查】

1. 泪液分泌试验（Schirmer test）　用宽 0.5 cm、长 5 cm 滤纸两条，分别将其一侧距离顶端 5 mm 处折叠。吸干眼结膜的下穹窿内的泪液，将折叠好的滤纸置入 5 分钟后，对比双侧滤纸的泪液浸湿的长度。正常人两侧差别不超过 30%，相差一倍为异常，提示膝状神经节以上面神经受损。

2. 镫骨肌声反射　声阻抗测听计可测及反射情况，反射消失表明损害部位在面神经分出镫骨肌支处或更高水平（如面神经水平段、膝状神经节等部位）。

3. 味觉试验　比较两侧舌前 2/3 的甜、咸、苦及酸等味觉反应。味觉消失表示面神经损伤在鼓索支的水平或更上。

4. CT 和 MRI 检查　CT 能显示颞骨骨折线，有助于了解面神经骨管损伤的部位，其定位准确率可达 90% 以上；MRI 可以直接显示水肿变性的面神经。

【诊断】

诊断主要基于病史和体格检查，需要注意的是此病早期易误诊，尤其是对于不伴耳部疱疹的患者。Hunt 综合征患者水痘-带状疱疹病毒抗体增高至 4 倍；在患者皮肤、中耳液体、血单核细胞中可检测出水痘–带状疱疹病毒 DNA。

不典型的病例需要进行 CT、MRI 检查排除面神经及内听道肿瘤、中耳炎或者中耳乳突胆脂瘤等原因造成的周围性面瘫。

【治疗】

在确定病变程度后，治疗方案同贝尔面瘫，可加用抗生素预防继发性感染。针对带状疱疹可加用干扰素。如果面神经电图提示面神经变形>90%，应行面神经减压术，但面神经减压术后面神经功能恢复的程度低于贝尔面瘫，术后恢复期面肌联动的发生率高。

【复习思考题】

Hunt 综合征在查体时要注意哪些？

医源性面瘫

【查体要点】

1. 一般情况　检查患者的体温、脉搏、呼吸、血压，注意观察患者的全身发育和营养情况。
2. 脑神经查体　患者有一侧额纹的消失或者变浅；有眼裂闭合困难、露白和流眼泪的情况；鼻唇沟变浅；示齿不对称，一侧示齿不能，即一侧的面部表情肌出现了问题；如果患侧兜不住气，刷牙时漏水，即一侧的颊肌出现了瘫痪。

【辅助检查】

1. 泪液分泌试验（Schirmer test）　用宽 0.5 cm、长 5 cm 滤纸两条，分别将其一侧距离顶端5 mm 处折叠。吸干眼结膜的下穹窿内的泪液，将折叠好的滤纸置入 5 分钟后，对比双侧滤纸的泪液浸湿的长度。正常人两侧差别不超过30%，相差一倍为异常，提示膝状神经节以上面神经受损。
2. 镫骨肌声反射　声阻抗测听计可测及反射情况，反射消失表明损害部位在面神经分出镫骨肌支处或更高水平（如面神经水平段、膝状神经节等部位）。
3. 味觉试验　以棉签分别浸糖精、盐、奎宁及食醋，比较两侧舌前 2/3 的甜、咸、苦及酸等味觉反应。直流电试验可比较双侧感觉到金属味时电流量的大小，电味觉仪可检测味觉阈值，患侧较健侧高 50%者为异常。味觉消失表示面神经损伤在鼓索支的水平或更上。
4. CT 和 MRI 检查　CT 能显示颞骨骨折线，有助于了解面神经骨管损伤的部位，其定位准确率可达 90%以上；MRI 可以直接显示水肿变性的面神经。

【诊断】

本病是由医疗过程操作不当导致的。桥小脑角区及侧颅底手术发生医源性面瘫的概率相对较高；中耳乳突手术较低，常规中耳手术一旦发生医源性面瘫属于严重并发症。

【治疗】

医源性面瘫的治疗措施主要包括保守治疗和手术治疗。根据不同的病史、面神经损伤情况选择不同的治疗时机和手术方式，对后期面神经功能的恢复至关重要。

1. 颞骨内面神经损伤处理　如术中发现面神经局部明显损伤，应该明确面神经损伤部位两端的面神经骨管轮廓，根据面神经损伤程度行面神经减压术、面神经改道端–端吻合或面神经移植术。
2. 颞骨外面神经损伤处理　牵拉面神经造成的损伤一般术后可以自行修复；面神经断伤需要立即处理，腮腺手术中发现面神经严重损伤离断时，应该立即实施面神经端–端吻合术或移植术。

3. 面瘫矫治手术　主要针对面瘫晚期而进行的手术，包括动力性和非动力性矫治手术。动力性矫治手术包括神经转接术、跨面神经移植手术、带蒂肌瓣及带血管神经肌肉的移植手术；非动力性矫治手术主要有皮肤悬吊和筋膜悬吊等美容手术。

【复习思考题】

医源性面瘫在查体时要注意哪些?

第三十二节　半面痉挛

【见习项目】

半面痉挛的示教。

【见习目的与要求】

掌握半面痉挛的概念、病因、病理、临床表现、诊断及处理原则。

【见习地点】

见习医院耳鼻咽喉科。

【见习准备】

见习带教老师事先选好半面痉挛的病例若干，分配好每一病例示教所占时间，并根据病例数分小组。

【见习流程】

1. 带教老师对理论课知识、概念进行简要复习，尤其要讲明半面痉挛的临床症状、发病机制。
2. 每一病例由一个小组中选出一位同学采集病史，并结合疾病特点进行重点的体格检查。
3. 各小组集中，回到示教室。当事同学报告病史及阳性体征，提出下一步的辅助检查和可能的阳性结果，作出诊断和鉴别诊断，提出治疗方法和依据。各小组间对所示教的病例开展讨论，指出各自小组的不足之处。
4. 带教老师分析总结，指出各组的优点和不足，提出思考题。

【病史采集要点】

一、现病史采集要点

1. *发病情况*　发病情况对病因分析有重要意义，应详细了解患者是缓慢起病还是急性起病。
2. *发病诱因*　病因无明确定论。主要有两个学说：微血管压迫学说和核团学说。
3. *主要症状*　询问患者是否一侧面部肌肉反复、阵发性不自主抽搐。疲劳、紧张、忧虑是否加重该痉挛等。
4. *病情演变*　如果病情加重了，则需要了解首次出现症状的时间，以及目前主要的不适主诉。
5. *诊疗情况*　了解患者曾在何处就诊过，做过何种检查，结果如何，有无服药，治疗后有无病情变化。
6. *一般情况*　了解患者精神、体力、饮食、大小便及体重变化等情况。

二、既往史和个人史等采集要点

（1）有无家族史。

（2）有无手术史；有无外伤、感染史；工作及职业情况。

【查体要点】

1. 一般情况　检查患者的体温、脉搏、呼吸、血压，注意观察患者的全身发育和营养情况。

2. 专科查体　① 眼睑痉挛：初起发病常表现为一侧眼睑痉挛，继而可出现双侧眼睑痉挛。② 不自主的面部肌肉痉挛：病情轻者表现为间歇性发作，分散注意力，可无痉挛发作，而病情重者发作频繁，且不受意识控制。③ 可能合并其他脑神经症状：三叉神经痛等。

【诊断】

诊断主要基于患者的症状和体征，并且头颅 CT 及 MRI 检查无肿块压迫等其他原因造成半面痉挛。

【治疗】

1. 药物治疗　药物疗效不确切，发病初期和症状轻微的患者可选用镇静剂、抗癫痫药物。

2. 化学性面神经阻滞　肉毒素是由肉毒梭菌产生的神经毒素，它能阻断胆碱能神经末梢乙酰胆碱的释放，导致暂时性的去神经支配作用，这种神经阻断作用是可逆的。注射后暂时性的神经麻痹维持 3~6 个月，是常用的半面痉挛的对症疗法。

3. 手术治疗　症状严重的患者可以考虑手术治疗，主要有以下 6 种手术方式。

（1）面神经选择性切除：采用腮腺外选择性面神经切断治疗半面痉挛，该手术包括切断面神经的某些分支，保存足够的神经支配，以避免明显的面肌麻痹。

（2）面神经部分切除：面神经部分切除目的在于减少面肌痉挛处的神经纤维数量，减少过多的运动冲动，从而消除痉挛，使剩余的神经维持其功能。

（3）面神经梳理：从乳突入路，暴露面神经乳突段，纵向贯穿切开面神经 2~3 次。也可在脑桥小脑角处或面神经鼓室段做面神经梳理，用弯钩贯穿面神经，沿神经纵向前后移动 2~3 次。

（4）神经吻合术：在面神经切断术的基础上将其远心端与其他运动神经吻合，以达到不能传递痉挛冲动的目的。

（5）面神经减压术：某些患者的面神经异常在面神经管内，治疗的目的是将这段面神经减压。

（6）面神经微血管减压术：其最大的特点是不损伤神经的结构和功能。一般是经乙状窦入路，进入脑桥小脑角后找出压迫或接触面神经的血管，在神经和血管间放置明胶海绵、肌肉、筋膜等将它们隔开。

【复习思考题】

半面痉挛的病因和发病机制是什么？

第三十三节　面神经瘤

【见习项目】

面神经瘤的示教。

【见习目的与要求】

掌握面神经瘤的概念、病因、病理、临床表现、诊断及处理原则。

【见习地点】

见习医院耳鼻咽喉科。

【见习准备】

见习带教老师事先选好面神经瘤的病例若干，分配好每一病例示教所占时间，并根据病例数分小组。

【见习流程】

1. 带教老师对理论课知识、概念进行简要复习，尤其要讲明面神经瘤的临床症状、发病机制。
2. 每一病例由一个小组中选出一位同学采集病史，并结合疾病特点进行重点的体格检查。
3. 各小组集中，回到示教室。当事同学报告病史及阳性体征，提出下一步的辅助检查和可能的阳性结果，作出诊断和鉴别诊断，提出治疗方法和依据。各小组间对所示教的病例开展讨论，指出各自小组的不足之处。
4. 带教老师分析总结，指出各组的优点和不足，提出思考题。

【病史采集要点】

一、现病史采集要点

1. **发病情况**　发病情况对病因分析有重要意义，应详细了解患者是缓慢起病还是急性起病。
2. **主要症状**　需要询问以下内容：① 面瘫发生的时间、程度；② 有无耳部疱疹史，有无受凉、疲劳等前驱病史；③ 面部运动及感觉是否正常。
3. **伴随症状**　询问患者是否有伴随症状：① 有无耳流脓、耳痛、头痛、听力下降、耳鸣、眩晕、恶心、呕吐、听觉过敏等症状；② 有无复视、视力下降、发热、面部痛温觉减退等其他脑神经受累症状。
4. **病情演变**　如果病情加重了，则需要了解首次出现症状的时间，以及目前主要的不适主诉。
5. **诊疗情况**　了解患者曾在何处就诊过，做过何种检查，结果如何，有无服药，治疗后有无病情变化。
6. **一般情况**　了解患者精神、体力、饮食、大小便及体重变化等情况。

二、既往史和个人史等采集要点

（1）有无面部外伤史；有无耳部手术史。
（2）有无家族史；工作及职业情况。

【查体要点】

1. **一般情况**　检查患者的体温、脉搏、呼吸、血压，注意观察患者的全身发育和营养情况。
2. **专科查体**　双耳周无疱疹，双耳廓无畸形，双耳道畅通无分泌物，双耳鼓膜完整，标识清楚。
3. **脑神经查体**　张口歪斜，额纹变浅，闭眼露白，抬眉不能，鼻唇沟变浅，鼓腮漏气，示齿时口角偏斜，余脑神经查体未见异常。

【辅助检查】

1. **影像学检查**

（1）高分辨率 CT：CT 能显示面神经管，有时能显示鼓室段面神经。面神经肿瘤在 CT 上主要表现为面神经径路上出现软组织肿块和面神经管的扩大。在水平段条索样软组织肿块，听小骨被向外推是其重要的征象。

（2）颞骨增强MRI：瘤体T_1加权像为等信号，与软组织的信号相仿；T_2加权像为等信号至高信号不等，但多数都显示高于T_1加权像的信号。

2. 面神经功能检查

（1）神经电兴奋试验：10 mA刺激无反应为失神经支配；两侧差>3.5 mA提示面神经不可逆变性。

（2）肌电图及面神经电图：肌电图记录不到面肌电活动，提示面神经完全性麻痹。

【诊断】

结合病史、临床表现，再通过影像学检查基本可以诊断，结合术中探查及组织病理学检查可明确诊断。

【鉴别诊断】

1. 中耳胆脂瘤　面神经瘤位于膝状神经节和鼓室段时须与胆脂瘤相鉴别。范围局限的面神经肿瘤多表现为软组织肿块而无广泛炎症征象。胆脂瘤一般有中耳炎病史，病变位于上鼓室外壁与听小骨之间，并有相邻骨质破坏，锤骨、砧骨内移并受侵，胆脂瘤在增强CT/MRI影像上无强化表现。

2. 听神经瘤　发生于桥小脑角与内听道者须与神经瘤鉴别。听神经瘤一般很少出现面瘫，桥小脑角及内听道的面神经瘤多数涉及迷路段，表现为迷路段破坏扩大的改变。

3. 贝尔面瘫　发生于颞骨段者须与贝尔面瘫鉴别，影像学检查可以明确有无占位，贝尔面瘫影像学检查无占位病损。

4. 颈静脉球体瘤　涉及颈静脉的面神经瘤须与颈静脉球体瘤鉴别，颈静脉球体瘤的增强MRI典型的"胡椒盐"征象有助于鉴别。

5. 中耳癌等其他恶性肿瘤　与少见的中耳瘤等其他恶性肿瘤鉴别。有耳道、中耳分泌物带血、耳痛症状，而且骨质破坏不是沿着面神经径路时需要排除中耳癌等其他恶性肿瘤。

【治疗】

由于切除肿瘤时，很难保持面神经干的完整性，手术中肿瘤及受累及的面神经需要一起切除，然后行面神经功能重建手术。面神经移植或面神经-舌下神经吻合重建后的面神经功能多数为Ⅲ~Ⅳ级，具有明显的联动，无法恢复到正常的面神经功能。面神经肿瘤大多数为良性、生长缓慢，对于面神经功能正常或轻微面瘫的患者，是否手术或何时手术存在争议。建议在面神经功能H-B分级>Ⅲ级或者影响内耳功能时，可以考虑手术治疗。

1. 观察及定期复查　对于肿瘤较小且无症状的患者，可以随访观察。

2. 手术治疗　根据肿瘤大小分别选择经中耳乳突径路、经鼓室及迷路上间隙径路、迷路径路、颅中窝径路、乳突-颅中窝联合径路等切除面神经肿瘤，术中切除肿瘤时连同肿瘤内的面神经一并切除，暴露两端正常的面神经残端，可采用面神经移植术、面神经-舌下神经吻合等方法恢复面神经的功能。

【复习思考题】

术后应注意患者哪些情况？患者何时可以出院？出院后应该注意什么？

第三十四节　耳廓与外耳道肿瘤

【见习项目】

耳廓与外耳道肿瘤的示教。

【见习目的与要求】

掌握耳廓与外耳道肿瘤的概念、病因、病理、临床表现、诊断及处理原则。

【见习地点】

见习医院耳鼻咽喉科、肿瘤放疗科。

【见习准备】

见习带教老师事先选好耳廓与外耳道肿瘤的病例若干，分配好每一病例示教所占时间，并根据病例数分小组。

【见习流程】

1. 带教老师对理论课知识、概念进行简要复习，尤其要讲明耳廓与外耳道肿瘤的耳源性颅外并发症的临床症状、发病机制。

2. 每一病例由一个小组中选出一位同学采集病史，并结合疾病特点进行重点的体格检查。

3. 各小组集中，回到示教室。当事同学报告病史及阳性体征，提出下一步的辅助检查和可能的阳性结果，作出诊断和鉴别诊断，提出治疗方法和依据。各小组间对所示教的病例开展讨论，指出各自小组的不足之处。

4. 带教老师分析总结，指出各组的优点和不足，提出思考题。

良性肿瘤——耳廓或外耳道乳头状瘤

【病史采集要点】

一、现病史采集要点

1. **发病情况**　发病情况对病因分析有重要意义，应详细了解患者是缓慢起病还是急性起病。
2. **发病诱因**　一般认为与病毒感染、局部长期慢性刺激有关。
3. **主要症状**　询问患者外耳道有无阻塞感、听力减退或者痒感，以及发生的时间、程度。
4. **伴随症状**　询问患者是否有耳痛、耳流脓等症状。
5. **病情演变**　如果病情加重了，则需要了解首次出现症状的时间，以及目前主要的不适主诉。
6. **诊疗情况**　了解患者曾在何处就诊过，做过何种检查，结果如何，有无服药，治疗后有无病情变化。
7. **一般情况**　了解患者精神、体力、饮食、大小便及体重变化等情况。

二、既往史和个人史等采集要点

（1）有无手术史；有无长期慢性刺激。
（2）有无外伤、感染史；有无家族史；工作及职业情况。

【查体要点】

1. 一般情况　检查患者的体温、脉搏、呼吸、血压，注意观察患者的全身发育和营养情况。

2. 耳部查体　外耳道有大小不等的单发或多发、表面粗糙不平的棕黄色肿物，触之较硬，多数基底较广，可向内侵犯中耳。

【辅助检查】

病理活检　病理呈乳头状结构，以纤维脉管轴为中心被覆鳞状上皮向表面呈乳头状突起，表面细胞呈角化不全及角化过度。

【诊断】

根据病史和耳部检查可以诊断，病理活检可确诊。

【治疗】

乳头状瘤多见于耳廓皮肤表面，也好发于外耳道软骨部，是耳部最常见的良性肿瘤之一。

治疗以手术切除为主。切除不彻底者易复发，术后可用硝酸银、鸦胆子油或干扰素涂布创面，可降低复发风险。本病有恶性变倾向，术后应密切随访观察。

【复习思考题】

耳廓或外耳道乳头状瘤切除术后患者应注意哪些情况？

良性肿瘤——外耳道外生骨疣

【病史采集要点】

一、现病史采集要点

1. 发病情况　发病情况对病因分析有重要意义，应详细了解患者是缓慢起病还是急性起病。

2. 发病诱因　病因不明。可能与局部外伤、炎症和冷水刺激有关。

3. 主要症状　需要询问以下内容：① 是否有听力下降；② 是否有耳流脓及耳痛等症状。

4. 病情演变　如果病情加重了，则需要了解首次出现症状的时间，以及目前主要的不适主诉。

5. 诊疗情况　了解患者曾在何处就诊过，做过何种检查，结果如何，有无服药，治疗后有无病情变化。

6. 一般情况　了解患者精神、体力、饮食、大小便及体重变化等情况。

二、既往史和个人史等采集要点

（1）有无手术史；有无长期慢性刺激。

（2）有无外伤、感染史；有无家族史；工作及职业情况。

【查体要点】

1. 一般情况　检查患者的体温、脉搏、呼吸、血压，注意观察患者的全身发育和营养情况。

2. 耳部查体　肿瘤较小者多无症状，仅在常规耳科检查或取盯聍时偶然发现。较大的外生骨疣可致外耳道狭窄及听力下降，伴有感染时，可有耳流脓及耳痛。

【诊断和鉴别诊断】

位于外耳道深部的结节状或半圆形肿物，触之质硬，应考虑外生骨疣可能。单发性外耳道外生骨疣可能被误诊为囊肿或息肉，后者触之较软，容易鉴别。

【治疗】

外生骨疣是外耳道骨壁的骨质局限性过度增生所致的结节状隆起，多发生于男性，且呈双侧和多发性。无症状者不需要处理，有症状者应尽早手术切除。

【复习思考题】

外耳道外生骨疣手术治疗的原则和目的是什么？

良性肿瘤——外耳道骨瘤

【病史采集要点】

一、现病史采集要点

1. 发病情况　发病情况对病因分析有重要意义，应详细了解患者是缓慢起病还是急性起病。
2. 发病诱因　病因不明。可能与慢性刺激、外伤或感染引起的骨质异常增生有关。
3. 主要症状　询问患者是否有听力下降、耳痒等症状。
4. 病情演变　如果病情加重了，则需要了解首次出现症状的时间，以及目前主要的不适主诉。
5. 诊疗情况　了解患者曾在何处就诊过，做过何种检查，结果如何，有无服药，治疗后有无病情变化。
6. 一般情况　了解患者精神、体力、饮食、大小便及体重变化等情况。

二、既往史和个人史等采集要点

（1）有无手术史；有无长期慢性刺激。
（2）有无外伤、感染史；有无家族史；工作及职业情况。

【查体要点】

1. 一般情况　检查患者的体温、脉搏、呼吸、血压，注意观察患者的全身发育和营养情况。
2. 耳部查体　骨性外耳道孤立、生长缓慢的质硬肿块，表面常覆盖正常皮肤。临床症状出现较早，生长较快，较早出现外耳道阻塞症状。

【辅助检查】

颞骨 CT　可了解骨瘤的位置、大小，以及乳突、鼓室是否受累等。

【诊断】

根据病史和耳部检查，易于诊断。

【治疗】

外耳道骨瘤是一种临床比较少见的良性肿瘤，多为单侧发病，可引起传导性耳聋及外耳道炎症等。治疗首选手术切除。

【复习思考题】

如何使用颞骨 CT 进行外耳道骨瘤的诊断？

良性肿瘤——外耳道耵聍腺肿瘤

【病史采集要点】

一、现病史采集要点

1. 发病情况　发病情况对病因分析有重要意义，应详细了解患者是缓慢起病还是急性起病。
2. 主要症状　询问患者是否有耳阻塞感、耳痛和听力下降等症状。
3. 伴随症状　询问患者是否有耳流脓带血、耳痛加重等表现。
4. 病情演变　如果病情加重了，则需要了解首次出现症状的时间，以及目前主要的不适主诉。
5. 诊疗情况　了解患者曾在何处就诊过，做过何种检查，结果如何，有无服药，治疗后有无病情变化。
6. 一般情况　了解患者精神、体力、饮食、大小便及体重变化等情况。

二、既往史和个人史等采集要点

（1）有无手术史；有无长期慢性刺激；有无外伤、感染史。
（2）有无家族史；工作及职业情况。

【查体要点】

1. 一般情况　检查患者的体温、脉搏、呼吸、血压，注意观察患者的全身发育和营养情况。
2. 耳部查体　早期多无症状，肿瘤增大可引起耳阻塞感、耳痛和听力障碍等非特异性表现。继发感染时，可伴有流脓带血、耳痛加重等表现。耵聍腺肿瘤外观多呈灰白色息肉样，或表面光滑被覆正常皮肤，质地硬韧。

【诊断】

对下列情况考虑是外耳道耵聍腺肿瘤，须进行活检病理分析：外耳道肉芽经一般治疗不消退；外耳道壁肿胀、隆起、有血性分泌物；外耳道肿物伴局部疼痛。

【治疗】

耵聍腺肿瘤起源于外耳道软骨部耵聍腺导管上皮和肌上皮，病理组织学可分为耵聍腺瘤、耵聍腺癌、腺样囊性癌等，恶性肿瘤约占外耳道耵聍腺肿瘤的 70%。

外耳道耵聍腺肿瘤对放射线不敏感，故治疗首选手术切除。耵聍腺瘤和多形腺瘤病理组织学上为良性，但复发及恶性变率较高，临床应按有恶性变倾向肿瘤的手术原则处理。

【复习思考题】

耵聍腺肿瘤切除术后患者应注意哪些情况？

恶性肿瘤——外耳道鳞癌

【病史采集要点】

一、现病史采集要点

1. 发病情况　发病情况对病因分析有重要意义，应详细了解患者是缓慢起病还是急性起病。
2. 发病诱因　① 反复上皮刺激：部分患者具有反复发作的慢性化脓性中耳炎或外耳道炎病史，并且本病的偏侧性与习惯性挖耳患者的惯用手有关，提示反复上皮刺激是外耳道鳞癌的诱发因素。② 电离辐射：可能与长期阳光照射（多见于浅肤色人种）相关。在亚洲人群中，头颈部放疗是外耳道鳞癌重要的诱发因素。放疗后的鼻咽癌患者，外耳道鳞癌的发病率大约为 0.15%，较健康人群高出 1 000 倍。③ 遗传因素：经基因学检测比较发现，63.6% 的外耳道鳞癌患者存在 *TP53* 基因的变异，遗传特征与原发于其他部位的同类型肿瘤无明显差异。④ 其他因素：人乳头瘤病毒（human papilloma virus，HPV）感染可能是外耳道鳞癌的诱发因素，反复发作的外耳道乳头状瘤有恶性变的倾向。

3. **主要症状**　需要询问以下内容。① 耳痛的程度、部位及持续时间：耳痛可为早期症状之一，大多向乳突或枕颞部放射，开始时为隐痛，继而为持续性疼痛，尤以夜间为甚。当肿瘤累及局部神经、骨质时，可引起耳部疼痛，部分患者表现为耳道或耳深部难以忍受的疼痛，抗生素及止痛药难以缓解。② 耳漏的性状：臭味、血性耳漏等。③ 面瘫程度、类型：是突发性、渐进性还是一过性。④ 听力下降发生的时间和程度：听力下降多为早期症状之一，由肿瘤破坏鼓室声音传导器所致，常被误诊为中耳炎。⑤ 脑神经症状：肿瘤若向颅内扩展，可引起第 Ⅴ、Ⅵ、Ⅶ、Ⅷ、Ⅸ、Ⅹ、Ⅺ、Ⅻ 脑神经的麻痹。⑥ 张口困难：肿瘤穿破外耳道骨壁侵犯颞颌关节、翼腭窝或剧痛时出现。⑦ 颈淋巴结转移：较少见，一般可出现二腹肌下、乳突下的淋巴结肿大，耳前淋巴结转移少见。

4. **病情演变**　如果病情加重了，则需要了解首次出现症状的时间，以及目前主要的不适主诉。

5. **诊疗情况**　了解患者曾在何处就诊过，做过何种检查，结果如何，有无服药，治疗后有无病情变化。

6. **一般情况**　了解患者精神、体力、饮食、大小便及体重变化等情况。

二、既往史和个人史等采集要点

（1）有无耳部手术史；有无长期慢性刺激；有无外伤、感染史。

（2）有无家族史；有无长期阳光暴晒；工作及职业情况。

【查体要点】

1. **一般情况**　检查患者的体温、脉搏、呼吸、血压，注意观察患者的全身发育和营养情况。

2. **耳部查体**　早期患者查体可发现外耳道占位病变，鳞癌表现为表面粗糙和易破溃出血的新生物。流血性分泌物，伴有感染时可有流脓及听力下降，侵犯面神经时可有周围性面瘫，常见于 50 岁左右的男性。

3. **专科检查**　① 耳镜检查：对外耳道肿物部位、大小和性质进行初步判断。② 听力学测试：了解患者术前听力情况，一般选择纯音测听检查。③ 前庭功能检查：可根据患者的具体情况，选择合适的前庭功能检查技术，了解前庭受损情况。④ 面神经功能评估：肿瘤若侵及面神经，可出现不同程度的面神经麻痹表现，应行面神经功能评估，包括 House-Brackmann（HB）分级或 Fisch 评分、面神经电图和面神经肌电图，可明确面神经是否存在变性及其受累程度。⑤ 喉镜：对于怀疑后组脑神经受累的患者，可行喉镜检查。⑥ 其他：若侵及后组脑神经，查体时可发现软腭上抬异常、声带固定、伸舌偏斜和耸肩无力等；如肿瘤转移至腮腺及颈部淋巴结，可于头颈部扪及肿块。

【辅助检查】

1. **影像学检查**　由于外耳道鳞癌可侵及周围骨质和软组织，故建议常规行高分辨率 CT 和增强 MRI 检查。

（1）高分辨率薄层颞骨 CT：行横断面扫描及冠状位重建（建议重建层厚小于 2 mm），以评估外耳道骨壁、乳突、中耳、内耳、中颅窝、后颅窝、面神经骨管、颞下颌关节、颈内动脉管和颈静脉孔等区域的骨质是否受到侵犯。

（2）颞骨增强 MRI：可显示软组织受侵犯的状况，明确肿瘤累及的部位和范围，可区别肿瘤、水肿黏膜和乳突积液，尤其是确定脑膜和脑组织是否受侵犯，还可以显示腮腺、颈部淋巴结、颞下窝和咽旁间隙等部位的受累情况。扫描层厚 3 mm，T2WI 和增强扫描序列建议增加脂肪抑制技术。

肿瘤较小时，2 mm 层厚更有利于病灶显示。肿瘤 T1WI 呈等或低信号，T2WI 呈等或略高信号，T1 增强显示为高信号。外耳道癌术后，术腔被脂肪或肌肉填塞，常规行颞骨增强 MRI 复查。对于无法行 MRI 检查的患者，可行颞骨 CT 增强扫描。值得注意的是，有时 CT 和 MRI 也难以准确显示所有病变，术前需要做好姑息手术或扩大手术范围的准备。

（3）磁共振血管成像（magnetic resonance angiography，MRA）：能更好地评估肿瘤与血管的关系，若考虑肿瘤侵犯颈内动脉、颈静脉球或乙状窦，须行 MRA 检查。对于无法进行 MRA 检查的患者，建议行计算机体层血管造影（computer tomography angiography，CTA）。

（4）肺部 CT：明确是否存在肺转移。

（5）超声：建议常规行颈部超声以评估颈部淋巴结、甲状腺是否受累，行腮腺超声评估腮腺受累情况，以及行腹部彩超评估腹部脏器是否受累。

（6）核素骨扫描：可显示全身骨代谢情况，有助于判断肿瘤是否出现骨转移。

（7）正电子发射体层成像（positron emission tomography，PET）检查：明确是否存在远处转移。

2. 病理学检查　活检时应注意参考影像学检查结果，选择在骨质破坏严重、增强明显的部位进行活检；尽可能保证标本的完整性并取足够大小，避免钳取坏死组织而无法得到有效病理结果；对于高度怀疑的病例，必要时可反复活检。病理学检查应包括形态学检查、免疫组织化学和其他分子病理学检测。

3. 其他　实验室检查，如血常规、尿常规、凝血功能、血生化等，必要时行免疫球蛋白、肿瘤标志物、病毒（HPV16/18 等）检测。

【诊断】

通过病史和查体，再结合病理活检进行诊断。

【鉴别诊断】

本病主要与其他具有相似症状且具有外耳道肿块的疾病进行鉴别，最终以病理诊断为"金标准"。

1. 外耳道疾病　主要与外耳道乳头状瘤、外耳道胆脂瘤、外耳道炎等鉴别。

2. 中耳疾病　主要与慢性化脓性中耳炎、中耳胆脂瘤、面神经肿瘤及鼓室球体瘤等鉴别。

3. 侧颅底疾病　若外耳道鳞癌侵犯侧颅底区域，还须与颈静脉孔区副神经节瘤、脑膜瘤、神经鞘瘤、朗格汉斯细胞组织细胞增生症、内淋巴囊肿瘤、弥漫性腱鞘巨细胞瘤和软骨肉瘤等鉴别。

【治疗】

1. 手术治疗　早期患者可行颞骨外侧切除+腮腺部分切除术，晚期患者根据病变范围可行颞骨外侧切除或颞骨次全切除+腮腺部分或全切除+颈淋巴结清扫术。在手术切除的基础上辅以放化疗。切除肿瘤时要尽量做到整块切除并获得阴性切缘，同时也应注重对肿瘤切除后相关结构重建及功能的保护，提高患者术后的生活质量。

（1）原发灶的处理：临床医生术前应对患者的临床分期和肿瘤切除的可能性作出判断，根据肿瘤的部位和侵袭范围、患者身体的一般状况，确定患者能否手术，以及选择合适的手术方式。常见的手术方式包括颞骨外侧切除术（lateral temporal bone resection，LTBR）、颞骨次全切除术（subtotal temporal bone resection，STBR）、颞骨全切除术（total temporal bone resection，TTBR）。

当肿瘤侵及颈静脉孔、颞下窝、翼腭窝、颞骨岩部等广泛的侧颅底区域时，可采用颞下窝径路进一步切除茎突、颈静脉球、乙状窦、颞骨岩部、颞下窝肌肉和血管，以及咽旁软组织等结构，以获得阴性切缘。此术式常需要牺牲中耳结构及前移面神经功能。对于面神经功能正常的患者，也可采用面神经骨桥技术以更好地保留面神经功能。此外，应常规准备术中冰冻切片以确认是否取得安全切缘。

需要强调的是，外耳道-颞骨-侧颅底解剖结构复杂，恶性肿瘤发病率低，其外科治疗的方式也在不断地被认识和更新。在正确认识肿瘤病理生长规律的前提下，手术的原则是在完全切除肿瘤的基础上尽可能保留或重建相关解剖结构和功能，术者可依据手术原则对切除范围作出取舍。如既往有乳突手术局部复发但未累及内耳者，可考虑颞骨次全切除术；而对累及内耳的病例，可根据病变范围，考虑保留或不保留耳囊的切除手术。

（2）腮腺的处理：由于颞骨的解剖特点，外耳道癌易经圣托里尼切迹（Santorini fissure）、胡施克孔（Huschke foramen）或外耳道下壁软骨与骨性交界处，或经淋巴途径扩散至腮腺。外耳道鳞癌患者中腮腺转移比例高达27%~30%，因此建议行预防性腮腺浅叶或部分切除术，以获得安全切缘。晚期患者应行腮腺部分或全切术。

（3）淋巴结的处理：外耳道癌淋巴结转移发生率为10%~23%，其中以Ⅱ、Ⅲ区颈淋巴结最常受累及，也有Ⅰ区受累的报道。晚期肿瘤及影像学检查考虑有颈部淋巴结转移的患者推荐行颈淋巴结清扫术，对于无淋巴结转移的早期患者是否进行预防性的颈淋巴结清扫术目前还存在争议。术中若发现可疑的颈部肿大淋巴结，建议切取行快速冰冻病理检查，若证实有淋巴结转移，建议同期行颈淋巴结清扫。

（4）功能重建及修复：为提升患者治疗后的生活质量，在确保完全切除肿瘤后也需要注重对相关结构解剖及功能的重建与恢复。主要目标包括恢复面神经功能、修补硬脑膜预防脑脊液漏、修复皮肤缺损、重建耳廓。此时，应根据不同的需求，选择合适的修复材料。

2. 放疗　由于解剖结构的影响、邻近重要器官的限制，手术治疗有时存在一定的困难，单纯手术治疗难以达到根治的目的，可采用手术与放疗结合的综合治疗。中晚期外耳道鳞癌以外科治疗为主，也可先放疗、后手术。早期外耳道鳞癌可用单纯放疗根治。总体来看，术前或术后放疗的区别不大，是采取术前放疗+手术还是手术+术后放疗，可根据具体情况个体化选择，确保患者获得最佳治疗效果。

（1）术后放疗：肿瘤范围比较大，侵犯重要功能器官，单纯手术难以彻底切除，或术后病理提示切缘阳性或切缘不足（小于0.5 cm），肿瘤侵犯周围神经、颅底脑膜、淋巴结包膜等情况，须行术后放疗。放疗应在术后2~6周内进行。

（2）术前放疗：晚期（T_4）外耳道鳞癌，尤其是侵犯周围重要血管、神经及颅底时，手术有一定的困难，可通过术前放疗缩小肿瘤体积，提高肿瘤切除率，减少器官功能损伤。部分无手术指征的晚期外耳道鳞癌，放疗后可能因肿瘤退缩满意而获得手术的机会。

（3）单纯放疗：早期外耳道鳞癌可采取根治性放疗，无手术指征或拒绝手术的外耳道鳞癌患者可进行姑息性放疗。一些因基础疾病不能接受手术的患者，如果能采用合适的放疗技术和剂量，可获得一定的治疗效果，起到控制肿瘤、延缓肿瘤生长的作用。由于单纯放疗可能导致软骨或骨坏死，应特别注意掌握放射剂量。

3. 化疗　早期外耳道鳞癌患者进行化疗的生存率无明显获益，一般不将化疗作为其独立的治疗手段。目前化疗常用于：① 晚期肿瘤（T_3、T_4）；② 肿瘤发生远处转移或术后复发；③ 肿瘤侵犯范围广泛，手术难以切除。化疗作为辅助治疗手段，主要采用同步放化疗和辅助化疗。术前对晚期外耳道鳞癌行同步放化疗，有助于获得无瘤切缘，提高总生存率。手术无法切除的晚期外耳道鳞癌通过同步放化疗等综合治疗手段，部分患者也可有较好的预后。

【复习思考题】

外耳道鳞癌的治疗方法有哪些？

恶性肿瘤——盯聍腺癌

【病史采集要点】

一、现病史采集要点

1. 发病情况　发病情况对病因分析有重要意义，应详细了解患者是缓慢起病还是急性起病。

2. 主要症状　需要询问以下内容：① 耳痛的程度、部位及持续时间；② 是否有听力下降、耳鸣、耳流脓等症状。

3. 伴随症状　询问患者是否有张口困难，是否有颈淋巴结肿大，是否伴有眩晕等症状。

4. 病情演变　如果病情加重了，则需要了解首次出现症状的时间，以及目前主要的不适主诉。

5. 诊疗情况　了解患者曾在何处就诊过，做过何种检查，结果如何，有无服药，治疗后有无病情变化。

6. 一般情况　了解患者精神、体力、饮食、大小便及体重变化等情况。

二、既往史和个人史等采集要点

（1）有无耳部手术史；有无长期慢性刺激。

（2）有无外伤、感染史；有无家族史。

（3）有无长期阳光暴晒；工作及职业情况。

【查体要点】

1. 一般情况　检查患者的体温、脉搏、呼吸、血压，注意观察患者的全身发育和营养情况。

2. 耳部查体　无痛性外耳道少量出血或者挖耳易出血。有时耳部有疼痛。外耳道肿块呈肉芽型、红色，由于肿块突破皮肤，表面粗糙不平。盯聍腺癌突破外耳道软骨部侵犯腮腺，引起耳垂周围腮腺区肿块；有时向前侵犯颞颌关节，出现张口困难。

【辅助检查】

影像学检查　CT 可显示外耳道或者乳突部的骨性损害，MRI 可显示肿块向腮腺侵犯。

【诊断】

根据病史和查体，结合影像学检查、病理活检进行诊断。

【治疗】

该病特点是发病缓慢，经常在发病数年后才有症状。无论是手术还是放疗，均容易复发，其复发率达到 40%~70%，有报道同一患者复发多达 12 次。

治疗以手术切除为主，辅以放疗。肿瘤侵犯腮腺、体积较大者，应做腮腺浅叶或者全腮腺切除，术中应保护面神经。术后放疗可以降低肿瘤的复发率。

【复习思考题】

患者手术后应该注意哪些情况？

恶性肿瘤——外耳道腺样囊性癌

【病史采集要点】

一、现病史采集要点

1. **发病情况** 发病情况对病因分析有重要意义，应详细了解患者是缓慢起病还是急性起病。

2. **发病诱因** ① 反复上皮刺激：部分患者具有反复发作的慢性化脓性中耳炎或外耳道炎病史，并且本病的偏侧性与习惯性挖耳患者的惯用手有关，提示反复上皮刺激是外耳道腺样囊性癌的诱发因素。② 电离辐射：可能与长期阳光照射（多见于浅肤色人种）相关。③ 遗传因素：57%的外耳道腺样囊性癌患者除了 TP53 的变异外，还存在 MYB 癌蛋白的过度表达。④ 其他因素：HPV 感染可能是诱发因素，反复发作的外耳道乳头状瘤有恶性变的倾向。

3. **主要症状** 需要询问以下内容。① 耳痛的程度、部位及持续时间：耳痛可为早期症状之一，大多向乳突或枕颞部放射，开始时为隐痛，继而为持续性疼痛，尤以夜间为甚。当肿瘤累及局部神经、骨质时，可引起耳部疼痛，部分患者表现为耳道或耳深部难以忍受的疼痛，抗生素及止痛药难以缓解。外耳道腺样囊性癌患者早期即可出现间歇性耳痛，并成为其首发症状。② 耳漏的性状：臭味、血性耳漏等。③ 面瘫程度、类型：是突发性、渐进性还是一过性。④ 听力下降发生的时间和程度：听力下降多为早期症状之一，由肿瘤破坏鼓室声音传导器所致，常被误诊为中耳炎。⑤ 脑神经症状：肿瘤若向颅内扩展，可引起第 V、VI、VII、VIII、IX、X、XI、XII 脑神经的麻痹。⑥ 张口困难：肿瘤穿破外耳道骨壁侵犯颞颌关节、翼腭窝或剧痛时出现。⑦ 颈淋巴结转移：较少见，一般可出现二腹肌下、乳突下的淋巴结肿大，耳前淋巴结转移少见。

4. **病情演变** 如果病情加重了，则需要了解首次出现症状的时间，以及目前主要的不适主诉。

5. **诊疗情况** 了解患者曾在何处就诊过，做过何种检查，结果如何，有无服药，治疗后有无病情变化。

6. **一般情况** 了解患者精神、体力、饮食、大小便及体重变化等情况。

二、既往史和个人史等采集要点

(1) 有无耳部手术史；有无长期慢性刺激。

(2) 有无外伤、感染史；有无家族史。

(3) 有无长期阳光暴晒；工作及职业情况。

【查体要点】

1. **一般情况** 检查患者的体温、脉搏、呼吸、血压，注意观察患者的全身发育和营养情况。

2. **耳部查体** 早期患者查体可发现外耳道占位病变，腺样囊性癌多为光滑的结节状新生物，表面可见血管影。部分表现为耳痛的腺样囊性癌患者，仅有外耳道皮肤发红或无特殊外观改变。外耳道肿物与周围组织界限不清，质地较硬，触痛明显，也可表现为息肉、溃疡及肉芽。

3. **专科检查** ① 耳镜检查：对外耳道肿物部位、大小和性质进行初步判断。② 听力学测试：了解患者术前听力情况，一般选择纯音测听检查。③ 前庭功能检查：可根据患者的具体情况，选择合适的前庭功能检查技术，了解前庭受损情况。④ 面神经功能评估：肿瘤若侵及面神经，可出现不同程度的面神经麻痹表现，应行面神经功能评估，包括 House-Brackmann（HB）分级或 Fisch 评分、面神经电图和面神经肌电图，可明确面神经是否存在变性及其受累程度。⑤ 喉镜：对于怀疑后组脑神经受累的患者，可行喉镜检查。⑥ 其他：若侵及后组脑神经，查体时可发现软腭上抬异常、声带固定、伸舌偏斜和耸肩无力等；如肿瘤转移至腮腺及颈部淋巴结，可于头颈部扪及肿块。

【辅助检查】

1. 影像学检查 由于外耳道腺样囊性癌可侵及周围骨质和软组织，故建议常规行高分辨率 CT 和增强 MRI 检查。

（1）高分辨率薄层颞骨 CT：行横断面扫描及冠状位重建（建议重建层厚小于 2 mm），以评估外耳道骨壁、乳突、中耳、内耳、中颅窝、后颅窝、面神经骨管、颞下颌关节、颈内动脉管和颈静脉孔等区域的骨质是否受到侵犯。

（2）颞骨增强 MRI：可显示软组织受侵犯的状况，明确肿瘤累及的部位和范围，可区别肿瘤、水肿黏膜和乳突积液，尤其是确定脑膜和脑组织是否受侵犯，还可以显示腮腺、颈部淋巴结、颞下窝和咽旁间隙等部位的受累情况。扫描层厚 3 mm，T2WI 和增强扫描序列建议增加脂肪抑制技术。肿瘤较小时，2 mm 层厚更有利于病灶显示。肿瘤 T1WI 呈等或低信号，T2WI 呈等或略高信号，T1 增强显示为高信号。外耳道癌术后，术腔被脂肪或肌肉填塞，常规行颞骨增强 MRI 复查。对于无法行 MRI 检查的患者，可行颞骨 CT 增强扫描。值得注意的是，有时 CT 和 MRI 也难以准确显示所有病变，术前需要做好姑息手术或扩大手术范围的准备。

（3）MRA：能更好地评估肿瘤与血管的关系，如考虑肿瘤侵犯颈内动脉、颈静脉球或乙状窦，须行 MRA 检查。对于无法进行 MRA 检查的患者，建议行 CTA。

（4）肺部 CT：明确是否存在肺转移。

（5）超声：建议常规行颈部超声以评估颈部淋巴结、甲状腺是否受累，行腮腺超声评估腮腺受累情况，以及行腹部彩超评估腹部脏器是否受累。

（6）核素骨扫描：可显示全身骨代谢情况，有助于判断肿瘤是否出现骨转移。

（7）PET 检查：明确是否存在远处转移。

2. 病理学检查 活检时应注意参考影像学检查结果，选择在骨质破坏严重、增强明显的部位进行活检；尽可能保证标本的完整性并取足够大小，避免钳取坏死组织而无法得到有效病理结果；对于高度怀疑的病例，必要时可反复活检。病理学检查应包括形态学检查、免疫组织化学和其他分子病理学检测。组织病理学改变：无完整包膜，切面灰白或伴出血小囊性改变。光镜下，柱状基底样细胞构成 5 种组织学图像，包括筛状、管状、实体型、粉刺型和硬化型。

3. 其他 实验室检查，如血常规、尿常规、凝血功能、血生化等，必要时行免疫球蛋白、肿瘤标志物、病毒（HPV16/18 等）检测。

【诊断】

腺样囊性癌和其他类型的涎腺恶性肿瘤一样，术前诊断较难。涎腺肿块早期出现疼痛及神经麻痹者，应首先考虑腺样囊性癌的诊断。为进一步确诊，可做细针穿刺细胞学检查，镜下可见瘤细胞呈圆形或卵圆形，似基底细胞，并呈球团形聚集；黏液呈球团形，在其周围有一层或多层肿瘤细胞。这种独特表现是其他涎腺上皮肿瘤所没有的，据此特点可诊断为腺样囊性癌。

【治疗】

1. 手术治疗 早期患者可行颞骨外侧切除+腮腺部分切除术，晚期患者根据病变范围可行颞骨外侧切除或颞骨次全切除+腮腺部分或全切除+颈淋巴结清扫术。在手术切除的基础上辅以放化疗。切除肿瘤时要尽量做到整块切除并获得阴性切缘，同时也应注重对肿瘤切除后相关结构重建及功能的保护，提高患者术后的生活质量。

（1）原发灶的处理：临床医生术前应对患者的临床分期和肿瘤切除的可能性作出判断，根据肿瘤的部位和侵袭范围、患者身体的一般状况，确定患者能否手术，以及选择合适的手术方式。常见的手术方式包括 LTBR、STBR、TTBR。

当肿瘤侵及颈静脉孔、颞下窝、翼腭窝、颞骨岩部等广泛的侧颅底区域时，可采用颞下窝径路进一步切除茎突、颈静脉球、乙状窦、颞骨岩部、颞下窝肌肉和血管，以及咽旁软组织等结构，以获得阴性切缘。此术式常需要牺牲中耳结构及前移面神经功能。对于面神经功能正常的患者，也可采用面神经骨桥技术以更好地保留面神经功能。此外，应常规准备术中冰冻切片以确认是否取得安全切缘。

需要强调的是，外耳道-颞骨-侧颅底解剖结构复杂，恶性肿瘤发病率低，其外科治疗的方式也在不断地被认识和更新。在正确认识肿瘤病理生长规律的前提下，手术的原则是在完全切除肿瘤的基础上尽可能保留或重建相关解剖结构和功能，术者可依据手术原则对切除范围作出取舍。如既往有乳突手术局部复发但未累及内耳者，可考虑颞骨次全切除术；而对累及内耳的病例，可根据病变范围，考虑保留或不保留耳囊的切除手术。

（2）腮腺的处理：由于颞骨的解剖特点，外耳道癌易经圣托里尼切迹、胡施克孔或外耳道下壁软骨与骨性交界处，或经淋巴途径扩散至腮腺。外耳道腺样囊性癌直接侵犯腮腺的总比例为57.6%，因此建议行预防性腮腺浅叶或部分切除术，以获得安全切缘。晚期患者应行腮腺部分或全切术。

（3）淋巴结的处理：外耳道癌淋巴结转移发生率为10%～23%，其中以Ⅱ、Ⅲ区颈淋巴结最常受累及，也有Ⅰ区受累的报道。晚期肿瘤及影像学检查考虑有颈部淋巴结转移的患者推荐行颈淋巴结清扫术，对于无淋巴结转移的早期患者是否进行预防性的颈淋巴结清扫术目前还存在争议。术中若发现可疑的颈部肿大淋巴结，建议切取行快速冰冻病理检查，若证实有淋巴结转移，建议同期行颈淋巴结清扫术。

（4）功能重建及修复：为提升患者治疗后的生活质量，在确保完全切除肿瘤后也需要注重对相关结构解剖及功能的重建与恢复。主要目标包括恢复面神经功能、修补硬脑膜预防脑脊液漏、修复皮肤缺损、重建耳廓。此时，应根据不同的需求，选择合适的修复材料。

2. 放疗　由于解剖结构的影响、邻近重要器官的限制，手术治疗有时存在一定的困难，单纯手术治疗难以达到根治的目的，可采用手术与放疗结合的综合治疗。中晚期外耳道癌以外科治疗为主，也可先放疗、后手术。早期外耳道癌可用单纯放疗根治。总体来看，术前或术后放疗的区别不大，是采取术前放疗+手术还是手术+术后放疗，可根据具体情况个体化选择，确保患者获得最佳治疗效果。

（1）术后放疗：肿瘤范围比较大，侵犯重要功能器官，单纯手术难以彻底切除，或术后病理提示切缘阳性或切缘不足（小于0.5 cm），肿瘤侵犯周围神经、颅底脑膜、淋巴结包膜等情况，须行术后放疗。放疗应在术后2~6周内进行。

（2）术前放疗：晚期外耳道癌，尤其是侵犯周围重要血管、神经及颅底时，手术有一定的困难，可通过术前放疗缩小肿瘤体积，提高肿瘤切除率，减少器官功能损伤。部分无手术指征的晚期外耳道癌，放疗后可能因肿瘤退缩满意而获得手术的机会。

（3）单纯放疗：早期外耳道癌可采取根治性放疗，无手术指征或拒绝手术的外耳道癌患者可进行姑息性放疗。一些因基础疾病不能接受手术的患者，如果能采用合适的放疗技术和剂量，可获得一定的治疗效果，起到控制肿瘤、延缓肿瘤生长的作用。由于单纯放疗可能导致软骨或骨坏死，应特别注意掌握放射剂量。

3. 药物治疗　早期外耳道癌患者进行化疗的生存率无明显获益，一般不将化疗作为其独立的治疗手段。目前化疗常用于：① 晚期肿瘤；② 肿瘤发生远处转移或术后复发；③ 肿瘤侵犯范围广泛，手术难以切除。化疗作为辅助治疗手段，主要采用同步放化疗和辅助化疗。对晚期外耳道癌行同步放化疗，有助于获得无瘤切缘，提高总生存率。手术无法切除的晚期外耳道癌通过同步放化疗等综合治疗手段，部分患者也可有较好的预后。

【复习思考题】

外耳道腺样囊性癌预后如何？

恶性肿瘤——恶性黑色素瘤

【病史采集要点】

一、现病史采集要点

1. **发病情况**　发病情况对病因分析有重要意义，应详细了解患者是缓慢起病还是急性起病。

2. **主要症状**　需要询问以下内容：① 耳痛的程度、部位及持续时间；② 耳漏的性状（臭味、血性耳漏等）；③ 面瘫程度、类型（是突发性、渐进性还是一过性）；④ 听力下降发生的时间和程度等。

3. **病情演变**　如果病情加重了，则需要了解首次出现症状的时间，以及目前主要的不适主诉。

4. **诊疗情况**　了解患者曾在何处就诊过，做过何种检查，结果如何，有无服药，治疗后有无病情变化。

5. **一般情况**　了解患者精神、体力、饮食、大小便及体重变化等情况。

二、既往史和个人史等采集要点

（1）有无耳部手术史；有无长期慢性刺激。

（2）有无外伤、感染史；有无家族史；工作及职业情况。

【查体要点】

1. **一般情况**　检查患者的体温、脉搏、呼吸、血压，注意观察患者的全身发育和营养情况。

2. **耳部查体**　病变常常出现在外耳道，为半圆形隆起的黑褐色新生物，表面为丘疹状，质软，早期无症状。色素痣在机械性刺激（如反复摩擦、挠抓）下，出现破溃、出血或疼痛，肿块迅速增大或出现卫星灶，应考虑恶性变为恶性黑色素瘤。

【辅助检查】

病理学检查　黑素细胞异常增生，在表皮内或表皮-真皮界处形成一些细胞巢。这些细胞巢大小不一，并可互相融合。巢内黑素细胞的大小与形状，以及核的形状存在着不同程度的变异。有丝分裂（包括异常的有丝分裂）较良性色素痣更为常见，肿瘤细胞胞质中有色素颗粒。在侵袭性恶性黑色素瘤中，肿瘤细胞向真皮或皮下组织浸润生长。免疫组织化学染色：肿瘤细胞 S100 阳性、HMB45 阳性及 MelanA 阳性。

【诊断】

对于可疑皮损可采用 ABCDE 标准进行判断。A（Asymmetry）代表不对称，B（Border irregularity）代表边界不规则，C（Color variegation）代表色彩多样化，D（Diameter>6 mm）代表直径>6 mm，E（Elevation、evolving)代表皮损隆起、进展。如果皮损符合 ABCDE 标准，高度怀疑恶性黑色素瘤，须取活检进行组织病理学检查进一步确诊。但是有些亚型如结节性黑色素瘤的皮损不能用 ABCDE 标准来判断。

【治疗】

手术彻底切除。术前不宜活检，避免加速肿瘤的生长和转移。如果肿瘤侵及范围较大，应行广泛外耳道切除、乳突切除，必要时行腮腺切除或者颞骨次全切除、颈淋巴结清扫术等，但预后较差。

【复习思考题】

患者恶性黑色素瘤术后预后如何？

第三十五节　中耳肿瘤

【见习项目】

中耳肿瘤的示教。

【见习目的与要求】

掌握中耳肿瘤的分类、病理、临床表现、诊断及处理原则。

【见习地点】

见习医院耳鼻咽喉科、肿瘤放疗科。

【见习准备】

见习带教老师事先选好中耳肿瘤的病例若干，分配好每一病例示教所占时间，并根据病例数分小组。

【见习流程】

1. 带教老师对理论课知识、概念进行简要复习，尤其要讲明中耳肿瘤的临床症状、发病机制。
2. 每一病例由一个小组中选出一位同学采集病史，并结合疾病特点进行重点的体格检查。
3. 各小组集中，回到示教室。当事同学报告病史及阳性体征，提出下一步的辅助检查和可能的阳性结果，作出诊断和鉴别诊断，提出治疗方法和依据。各小组间对所示教的病例开展讨论，指出各自小组的不足之处。
4. 带教老师分析总结，指出各组的优点和不足，提出思考题。

良性肿瘤——鼓室球体瘤

【病史采集要点】

一、现病史采集要点

1. **主要症状**　根据肿瘤原发部位及发展情况不同，患者所出现的症状和体征也有差异。早期为单侧搏动性耳鸣，耳鸣与脉搏一致，可伴有听力下降、耳胀满感。若继发感染，则会有血性或脓血性耳漏；面神经受累可导致同侧周围性面瘫。至疾病晚期，若肿瘤侵犯内耳，则出现感音神经性听力下降和平衡障碍；若病变累及颈静脉孔区域，则因累及后组脑神经（IX、X、XI），表现为颈静脉孔综合征，如吞咽困难、饮水呛咳、声音嘶哑等。

2. **伴随症状**　询问患者是否有耳鸣，耳鸣的声音、是否为诱发；是否伴有耳闷胀感及听力减退；是否有耳漏，耳漏的性状；是否伴有眩晕、吞咽困难、饮水呛咳、声音嘶哑等情况。

3. **病情演变**　如果病情加重了，则需要了解首次出现症状的时间，以及目前主要的不适主诉。

4. **诊疗情况**　了解患者曾在何处就诊过，做过何种检查，结果如何，有无服药，治疗后有无病情变化。

5. 一般情况　了解患者精神、体力、饮食、大小便及体重变化等情况。

二、既往史和个人史等采集要点

（1）有无药物过敏史。

（2）既往诊疗经过及慢性疾病史，如采取过哪些治疗，疗效如何；是否有糖尿病、心脑血管疾病、外伤手术史、传染病史等。

【查体要点】

首先，应重点检查外耳道及鼓膜，疾病早期，透过鼓膜可见鼓室内有暗红色肿物。瘤体较大可致鼓膜膨出或穿破鼓膜突入外耳道，有时可见肿物搏动，节律与脉搏一致。突入外耳道内的肿物常呈息肉状或肉芽状，触之易出血。其次，应对相关脑神经功能、小脑功能进行检查，了解神经受损情况。

【辅助检查】

须行颞骨 CT 或 MRI 增强扫描以显示肿瘤部位及侵犯范围。

【诊断】

诊断时除依据临床表现和耳镜检查外，须行颞骨 CT 或 MRI 增强扫描以显示肿瘤部位及侵犯范围。

【治疗】

手术原则是彻底切除肿瘤，局限于中耳的肿瘤可经鼓室或乳突径路切除；当肿瘤较大且累及颈静脉孔及脑神经时，须经颞下窝入路完成。如遇病变范围广泛，难以手术切除或手术切除不完全者，以及全身状况不佳、不能手术者，可采用放射治疗。

【复习思考题】

鼓室球体瘤的临床表现有哪些？

良性肿瘤——中耳其他良性肿瘤

【病史采集要点】

一、现病史采集要点

1. 主要症状　根据肿瘤原发部位及发展情况不同，患者所出现的症状和体征也有差异。病变早期多无明显症状，后期可出现患区疼痛、耳鸣、听力下降、平衡障碍等，若累及脑神经，还可出现吞咽困难、饮水呛咳、声音嘶哑等颈静脉孔综合征。

2. 伴随症状　询问患者是否有耳鸣，耳鸣的声音、是否为诱发；是否伴有耳闷胀感及听力减退；是否有耳漏，耳漏的性状；是否伴有眩晕、吞咽困难、饮水呛咳、声音嘶哑等情况。

3. 病情演变　如果病情加重了，则需要了解首次出现症状的时间，以及目前主要的不适主诉。

4. 诊疗情况　了解患者曾在何处就诊过，做过何种检查，结果如何，有无服药，治疗后有无病情变化。

5. 一般情况　了解患者精神、体力、饮食、大小便及体重变化等情况。

二、既往史和个人史等采集要点

（1）有无药物过敏史。

（2）既往诊疗经过及慢性疾病史，如采取过哪些治疗，疗效如何；是否有糖尿病、心脑血管疾病、外伤手术史、传染病史等。

【查体要点】

1. 面神经肿瘤　患者主要表现为反复发作面瘫、听力减退、眩晕等，因此须观察患者面部表情肌功能如何、粗测对比患者两耳听力状况。

2. 骨瘤　多为单发，原发于乳突区及鼓乳缝处。局部骨性隆起，逐渐增大，可完全堵塞外耳道，查体时应注意观察患者外耳道有无阻塞物。

3. 巨细胞瘤　有恶性破骨倾向，早期可无任何症状，随着肿物增大可出现疼痛、肿胀等，应重点注意影像学等辅助检查。

【辅助检查】

1. 面神经肿瘤　颞骨 CT 及 MRI 可显示肿瘤发生的部位及扩展范围，肿瘤明显强化。
2. 骨瘤　颞骨 CT 可明确诊断并了解病变范围。
3. 巨细胞瘤　颞骨 CT 可明确诊断并了解病变范围。

【诊断】

诊断时除根据临床表现和耳镜检查外，须行颞骨 CT 或 MRI 增强扫描以显示肿瘤部位及侵犯范围。

【治疗】

1. 面神经肿瘤　以手术治疗为主，综合考虑术前面神经功能，听力水平情况。
2. 骨瘤　如肿块小、无症状，无须处理；肿块大且伴有明显症状者可手术切除。
3. 巨细胞瘤　以手术彻底切除为主，术后局部复发率高。

【复习思考题】

各个中耳良性肿瘤的临床表现及治疗方法分别是什么？

恶性肿瘤——中耳癌

【病史采集要点】

一、现病史采集要点

1. 主要症状　① 耳道流脓或带血：多数患者有长期慢性中耳炎病史，中耳癌伴中耳炎者占 70%～80%。分泌物多有臭味，常为血性。② 耳痛：可为早期症状之一，大多向乳突或枕颞部放射，开始时为隐痛，继而为持续性疼痛，尤以夜间为甚。③ 听力下降或耳鸣：多为早期症状之一，由肿瘤破坏鼓室声音传导器所致，常被误诊为中耳炎。④ 脑神经症状：肿瘤侵及面神经骨管后，可有面瘫。肿瘤若向颅内扩展，可引起第 V、VI、VII、VIII、IX、X、XI、XII 脑神经的麻痹。⑤ 张口困难：肿瘤穿破外耳道骨壁侵犯颞颌关节、翼腭窝或剧痛时出现。⑥ 颈淋巴结转移：较少见，一般可出现二腹肌下、乳突下的淋巴结肿大，耳前淋巴结转移少见。

2. 病情演变　如果病情加重了，则需要了解首次出现症状的时间，以及目前主要的不适主诉。

3. 诊疗情况　了解患者曾在何处就诊过，做过何种检查，结果如何，有无服药，治疗后有无病情变化。

4. 一般情况　了解患者精神、体力、饮食、大小便及体重变化等情况。

二、既往史和个人史等采集要点

（1）有无药物过敏史。

（2）有无糖尿病、心脑血管疾病、外伤手术史、传染病史等。

【查体要点】

1. 一般情况　检查患者的体温、脉搏、呼吸、血压，注意观察患者的全身发育和营养情况。

2. 专科查体　外耳道自发性出血或挖耳后耳道出血；慢性化脓性中耳炎有血性分泌物时，应考虑中耳癌的可能性。早期无明显疼痛。病情加重者可出现明显耳痛，以夜间疼痛为主，表现为耳部的刺痛或跳痛，可向耳后及咽部放射。肿瘤侵犯面神经可出现周围性面瘫。晚期中耳癌侵犯颞颌关节或翼肌，造成张口困难；多数患者有鼓膜穿孔，通过穿孔可见中耳腔红色肉芽，触之易出血。当肿瘤破坏骨性外耳道，在耳道内也可以看到肉芽组织，呈红色，质软脆，易出血。

【辅助检查】

1. 影像学检查

（1）高分辨率 CT：对恶性肿瘤的诊断有辅助价值，主要表现为中耳腔或者乳突有不规则的软组织病灶，中耳乳突有不规则的大面积骨质破坏，边缘不整，无良性病变常见的"多灶性"表现。尤其当中耳炎伴外耳道骨壁破坏时，骨质破坏区边缘模糊、不规则，无边缘"骨质硬化带"表现，可形成外耳道软组织肿块，此时要高度怀疑中耳癌。

（2）MRI：中耳癌的组织含水量与脑组织相仿，其信号与脑组织近似。增强后病灶有强化表现。MRI 可显示肿瘤向颅内或腮腺侵犯。

2. 病理学检查　中耳腔肉芽或者外耳道肉芽摘除后做病理检查可以明确诊断。大多为鳞癌，腺癌和肉瘤较少。取材时尽量不要牵拉中耳腔肉芽，防止误伤面神经。

【诊断】

下列情况需要考虑中耳癌的可能，应尽早活检，明确病理诊断：① 中耳炎患者出现血性分泌物；② 慢性中耳炎突然加重或突然发生面瘫；③ 外耳道深部、中耳内有肉芽或息肉样组织及乳头状新生物，生长迅速或触之易出血；④ 耳深部持续疼痛，不易缓解。

【鉴别诊断】

中耳癌早期症状不典型，常被误诊为中耳炎。术中发现肿瘤，病理学检查可确诊。晚期肿瘤预后很差，应争取早诊断、早治疗。

【治疗】

应争取尽早彻底手术切除，术后辅助放疗。手术方式应选择颞骨次全切除，根据病变侵犯范围可同时切除腮腺浅叶或全切腮腺，并做颈部淋巴结清扫。颞骨全切除临床已很少使用。

因中耳癌的淋巴结转移率较低，在无淋巴结转移的情况下，无须行颈部淋巴结预防照射。中耳癌原发灶复发，一般不宜行再程放疗。大多数中耳癌患者伴有不同程度的局部感染，放疗前首先要控制局部炎症，有利于提高放疗敏感性和局部控制率。

【复习思考题】

中耳癌的治疗方法有哪些？

第三十六节　听神经瘤

【见习项目】

听神经瘤的临床表现、治疗方法等。

【见习目的与要求】

掌握听神经瘤的临床表现、诊断方法、治疗方法等。

【见习地点】

见习医院耳鼻咽喉科。

【见习准备】

见习带教老师事先选好听神经瘤的图片、病例及相关检查报告，分配好每一病例示教所占时间，并根据病例数分小组。

【见习流程】

1. 带教老师对理论课知识、概念进行简要复习。

2. 每一病例由一个小组中选出一位同学采集病史，并结合疾病特点进行重点的体格检查。

3. 各小组集中，回到示教室。当事同学报告病史及阳性体征，提出下一步的辅助检查和可能的结果，作出诊断和鉴别诊断，提出治疗方法和依据。各小组间对所示教的病例开展讨论，指出各自小组的不足之处。

4. 带教老师分析总结，指出各组的优点和不足，提出思考题。

【病史采集要点】

一、现病史采集要点

1. **主要症状**　听神经瘤早期，肿瘤体积小时，出现患侧耳鸣、听力下降及眩晕。耳鸣可以音调高低不等，多以嘈杂声为主。耳鸣可能是早期唯一的症状，也有患者可伴随听力下降。听力下降多为渐进性，开始时表现为与人交谈时只闻其声不解其意，以后逐渐发展为全聋。少数人听力下降为突发性或曾有突发性耳聋后好转的病史。眩晕由于起初症状轻，一般不易引起患者重视，或由于逐渐代偿而消失。眩晕多为旋转性，可伴耳内压迫感、恶心、呕吐等。当肿瘤继续增大时，可压迫同侧的面神经和三叉神经。面神经受累后可出现程度不同的周围性面瘫及面肌痉挛等；三叉神经受累则表现为同侧面部感觉迟钝和角膜反射减退等情况。当肿瘤压迫脑干、小脑及后组脑神经时，可引起交叉性偏瘫及偏身感觉障碍，小脑性共济失调、步态不稳、手足运动不灵、精细动作不能，向患侧倾倒等；还可出现发音困难、声音嘶哑、吞咽困难、饮食呛咳等，但舌下神经很少受累。若脑室受压发生脑脊液循环梗阻则有头痛、呕吐、视乳头水肿或继发性视神经萎缩等症状，还可以出现视力障碍。因此，可以询问患者以下内容：① 听力下降的程度，呈渐进性还是突发性，有无突聋病史；② 耳鸣的程度、音调，有无诱发或缓解因素；③ 有无走路不稳、眩晕等发生；④ 是否有面瘫、面部麻木、眼干（角膜反射弱）、视力减退、声音嘶哑、呛咳等情况及程度。

2. **伴随症状**　听力下降、耳鸣是耳神经外科疾病的典型表现，除了询问主要症状外，还应针对性询问有意义的阴性症状加以排除。例如，询问患者是否伴有耳流脓，与中耳炎等疾病鉴别；是否有头痛、恶心、呕吐等症状，初步排除颅高压等可能。

二、既往史和个人史等采集要点

（1）有无药物过敏史。

（2）既往诊疗经过及慢性疾病史，如采取过哪些治疗，疗效如何；是否有糖尿病、心脑血管疾病、外伤手术史、传染病史等，这对诊治方案的制订有意义。

【查体要点】

首先，应重点检查外耳道及鼓膜，排除外耳道、鼓膜病变引起的听力下降，排除中耳炎的可能。其次，应对相关脑神经功能、小脑功能进行检查，了解神经受损情况。

【辅助检查】

听神经瘤诊断的早晚直接关系到手术的疗效，故早期诊断非常重要。对怀疑为听神经瘤的患者应做如下检查。

1. 听力检查

（1）纯音听力图：呈单耳感音神经性聋，曲线多为高频陡降型，少数为平坦型或上升型。约有1%的患者早期听力正常。

（2）双耳交替响度平衡试验和短增量敏感指数试验：无响度重振现象。

（3）声导抗测试：鼓室图双耳多为 A 型，镫骨肌反射阈升高或消失，潜伏期延长，声反射衰减显现病理性衰减。

（4）言语测试：典型表现为与纯音听阈不成比例的言语识别率下降，即当纯音听阈仅有轻度下降时，言语识别率即可有较明显的下降，多在 30% 左右。

（5）耳声发射：结果正常。

（6）听性脑干诱发电位：目前检测听神经瘤最敏感的听力检查方法。V波潜伏期及 I—V 波间期较健侧明显延长，两耳 V 波潜伏期差（ILD5）超过 0.4 ms，如 I 波存在而 V 波消失，提示存在包括听神经膜瘤在内的桥小脑角占位病变。但有 10%~15% 的患者听性脑干诱发电位可完全正常。

2. 前庭功能检查　70%~90% 的听神经瘤患者可有异常眼震电图。自发性眼震是听神经瘤较常见的体征，早期为水平型自发性眼震，快相向健侧，继而向患侧，最后发展成向两侧，且可出现垂直或斜型眼震。80% 的患者有位置性眼震和自发性倾倒现象。各种诱发试验反应普遍偏低，如冷热试验时患侧反应减弱或完全消失，可有向患侧的优势偏向。

3. 神经系统检查　除第Ⅷ脑神经外，还须检查第 V、Ⅶ 及 Ⅵ、Ⅸ、Ⅹ、Ⅺ脑神经。眼底检查可出现视乳头水肿。

4. 影像学检查　X 线拍片采用 Stenver 位、Granger 位及 Towne 位岩锥片，可显示患侧内耳道扩大、变形及骨质破坏等情况，排除岩骨的其他疾病。内耳道 X 线多轨迹断层片，或内耳道脑池碘油造影 X 线拍片能满意地显示内耳道的小肿瘤及其在桥小脑角的病变。由于 MRI 及 CT 检查设备已普及，因此 MRI 及 CT 检查是临床听神经瘤诊断的主要依据。其中，颞骨高分辨率 CT 检查阳性率为 60%~70%，可发现桥小脑角区域等密度或低密度团块影，瘤体内一般无钙化。CT 内耳道扫描可见内耳道扩大，如椎管内注入空气进行内耳道脑池扫描，可诊断局限在内耳道内直径 5 mm 以下的肿瘤。MRI 是目前诊断听神经瘤最敏感、最有效的方法，为目前诊断听神经瘤的"金标准"。钆增强的 MRI 扫描可早期发现内耳道内直径 1 mm 左右的小肿瘤，又可了解肿瘤在桥小脑角区的范围，有助于鉴别颅后窝的肿瘤。但颞骨 CT 对颞骨骨性结构的显示比 MRI 清楚，对手术有指导意义。

5. 脑脊液蛋白分析　70% 的病例出现脑脊液蛋白增加，但假阴性和假阳性比较多。

【诊断】

1. 诊断方法　结合病史及相关检查，对怀疑听神经瘤的患者应进行 MRI 检查。MRI 是目前诊断听神经瘤最敏感、最有效的方法，使用增强 MRI 已能发现直径小至 1 mm 的内听道内肿瘤。听神经瘤 MRI 的典型表现为：① 肿瘤在 T1W 上显示为略低信号或等信号，T2W 上为高信号，当肿瘤内有囊变时在 T1W 上为更低信号，T2W 上信号更高；② 当肿瘤呈类圆形或半月形，尖端指向内听道底，与岩骨背面成锐角，紧贴内听道处可见肿瘤呈漏斗状伸出，即所谓的 "冰淇淋" 征；③ 静脉注射增强剂如 GD-DTPA 后肿瘤呈均匀、不均匀或环状强化，视肿瘤内部实质成分与囊性成分的比例及分布而异。CT 检查在诊断上的意义不如 MRI 大，大听神经瘤常可导致内听道膨胀性扩大而被发现，而对内听道内或进入桥小脑角直径不超过 5 mm 的肿瘤，CT 常易漏诊。不过，CT 对于颞骨、内听道骨性结构的显示，有助于手术方式的选择。

2. 听神经瘤分期　Ⅰ期（管内），肿瘤仅局限于内听道（IAC）内；Ⅱ期（小），肿瘤进入桥小脑角（CPA），但不触及脑干，CPA 处肿瘤最大直径<15 mm；Ⅲ期（中），肿瘤触及脑干，CPA 处肿瘤最大直径 16～30 mm；Ⅳ期（大），肿瘤明显压迫脑干和小脑，CPA 处肿瘤最大直径 31～40 mm；Ⅴ期（巨大），肿瘤明显压迫脑干并使之从中线移位，CPA 处肿瘤最大直径>40 mm。

【鉴别诊断】

1. 面神经瘤　面神经瘤临床表现多样，发展慢，因此常易忽视或误诊。原发在内听道内的面神经瘤，与听神经瘤在影像学上相似，两者很难区分，但是面神经瘤可能会较早出现周围性面瘫，主要症状有面部肌肉痉挛、面瘫等，其听力症状出现一般较晚。另外，面神经瘤可在面神经上呈跳跃式分布，可见到面神经通路上的多节段肿瘤。

2. 桥小脑角脑膜瘤　脑膜瘤多附着在岩下窦、乙状窦部位硬脑膜，内听道不扩大，MRI 增强呈均匀变化，听力下降多不明显，前庭功能损害较轻。

【治疗】

1. 治疗策略　听神经瘤的治疗要综合考虑肿瘤的大小、位置、术前听力和平衡的情况，以及患者的年龄、一般健康状况等。

（1）显微手术：听神经瘤的治疗主要为手术治疗。首要目标是安全地彻底切除肿瘤。肿瘤生长明显，患者有明显的听力下降、眩晕等症状，肿瘤较大引起头痛、共济失调等压迫表现，放疗未能控制肿瘤生长者等建议手术。

（2）影像学随访观察：患者需要定期接受 MRI 检查，首次影像学诊断后 6 个月行第二次影像学检查，此后需要每年检查一次。如果发现肿瘤有明显增大，或临床症状恶化者，可选择手术治疗或立体定向放射治疗。主要适用于肿瘤局限于内听道内的小肿瘤、生长不明显，且听力良好者；以及 70 岁以上无明显症状的高龄患者等。

（3）立体定向放射手术和放疗：仅适用于年龄较大，全身条件不适合外科手术的患者，或肿瘤直径<3 cm，以及肿瘤持续增大或症状持续恶化的非囊性肿瘤，拒绝手术者。需要强调的是，立体定向放射手术或放疗只能部分控制肿瘤的生长，且显著增加手术风险，降低面神经和其他脑神经功能的保存率。

2. 手术目标　随着手术和监测技术的不断精进，听神经瘤手术的目标已从早期的降低死亡率，发展到保存面、听神经功能。理想的听神经瘤手术应能达到以下要求：① 全切肿瘤；② 面神经功能尽可能保存，避免发生严重的神经系统并发症；③ 对有实用听力者争取保存听力。

3. 手术入路　入路的选择主要根据肿瘤大小、术前听力情况、患者年龄和一般状况，以及术者的技术优势等情况综合决定。手术入路主要有经迷路径路、经中颅窝径路、枕下或乙状窦后径路，以及经迷路入路枕下联合径路。

【复习思考题】

1. 听神经瘤主要手术径路的优缺点分别有哪些？
2. 听神经瘤如何分期？其治疗方法有哪些？

第三十七节　侧颅底肿瘤

【见习项目】

侧颅底肿瘤的分类、临床表现、治疗方法等。

【见习目的与要求】

掌握侧颅底肿瘤的概念、分类方法、临床表现、鉴别诊断、治疗方法等。

【见习地点】

见习医院耳鼻咽喉科。

【见习准备】

见习带教老师事先选好侧颅底肿瘤的图片、病例及相关影片，分配好每一病例示教所占时间，并根据病例数分小组。

【见习流程】

1. 带教老师对理论课知识、概念进行简要复习。
2. 每一病例由一个小组中选出一位同学采集病史，并结合疾病特点进行重点的体格检查。
3. 各小组集中，回到示教室。当事同学报告病史及阳性体征，提出下一步的辅助检查和可能的结果，作出诊断和鉴别诊断，提出治疗方法和依据。各小组间对所示教的病例开展讨论，指出各自小组的不足之处。
4. 带教老师分析总结，指出各组的优点和不足，提出思考题。

【病史采集要点】

一、现病史采集要点

侧颅底肿瘤病情隐匿，早期常无明显症状，肿瘤增大后可出现局部压迫、结构损伤和神经侵犯等症状。其表现与肿瘤原发和侵犯的区域有关：侵及颞下区可能仅仅引起受累区域疼痛或麻木；侵及颞下颌关节区主要表现为局部隆起、张口受限；侵犯外耳道、中耳时多有耳漏、听力损失等；咽鼓管区受累可有耳闷胀感、耳鸣及听力下降等；侵入内耳迷路可出现感音神经性听力损失、平衡障碍、耳鸣等症状；累及鼻咽区可有鼻塞、出血；侵及面神经骨管可导致不同程度周围性面神经麻痹；侵及颈静脉孔区可出现后组脑神经受累表现，如声音嘶哑、呛咳、舌肌萎缩、斜方肌和胸锁乳突肌麻痹等；侵入颅内，严重时可出现头痛、恶心、呕吐等颅内高压表现，累及小脑时还可发生共济失调。因此，可针对以下几个方面对患者进行问诊。

1. **主要症状**　询问患者是否存在耳漏的情况，以及耳漏的性状（臭味、血性耳漏等）；是否存在耳痛，以及耳痛的程度、部位、持续时间等；是否存在听力下降的情况，以及听力下降的发生时间、程度、是渐进性还是突发性等；是否存在耳鸣，耳鸣的诱因、加重和缓解因素，以及耳鸣的持续时间、程度等，是自觉性耳鸣还是他觉性耳鸣，特别注意有无压迫患侧颈动脉后耳鸣消失的情况；是否存在面瘫、面部麻木、眼干（角膜反射弱）、声音嘶哑、呛咳等情况及程度；有无走路不稳、眩晕等。

2. 伴随症状　询问患者是否有颈淋巴结肿大、张口困难；有无头痛、意识障碍等发生；有无饮水呛咳、声音嘶哑等症状。

二、既往史和个人史等采集要点

（1）有无药物过敏史。

（2）既往诊疗经过及慢性疾病史，特别是中耳、内耳手术史，放化疗史等，还需要患者说明采取过哪些治疗，疗效如何；是否有糖尿病、心脑血管疾病、外伤手术史、传染病史等，这对诊治方案的制订有意义。

【查体要点】

1. 专科查体　注意外耳道局部皮肤黏膜的性状，有无局部隆起、破溃或肿块，有无肉芽或息肉，鼓膜是否穿孔，以及鼓室内黏膜情况及分泌物特点。还需要注意鼓膜后方有无暗红肿物、是否向外凸出（若颈静脉球体瘤累及鼓室，常有此特征）。如果发现鼓膜后有红色搏动肿物，与脉搏跳动一致，可用鼓气耳镜向外耳道加压，使鼓膜与肿物良好相贴，然后进一步加压，若肿物因受压导致其颜色转白并停止搏动，这种现象即为 Brown 征。

2. 其他查体　注意颈部是否有淋巴结肿大、张口有无受限；还应对相关脑神经功能、小脑功能进行检查，了解神经受损情况。

【辅助检查】

对于不同病变部位的侧颅底肿瘤，所需的辅助检查稍有差别。

对于外耳和中耳肿瘤，如果条件允许，可在门诊取活检明确诊断，为制订治疗方案提供可靠的依据。同时，影像学检查对于肿瘤的诊断也有辅助价值。颞骨高分辨率增强 CT 是最常见的检查，可清晰地显示耳部及其邻近组织的精细解剖结构，对各种中耳炎症及颞骨肿瘤等有较高诊断价值，对手术方案的制订也具有重要的指导意义。如病变范围较大，怀疑累及腮腺、颅脑等重要组织器官，或颈部淋巴结转移，可进一步行 MRI、颈部淋巴结超声等影像学检查。此外，如果考虑感染性因素，还应进行细菌学检查。另外，还应行听力学检查、面肌电图等。

结合病史及专科查体，如考虑患者桥小脑角病变的可能性较高，此时，影像学检查是最有效的诊断方法，一般首选内听道 MRI 增强。它能够清晰地显示桥小脑角、内听道及邻近组织的精细解剖结构，具有较高诊断价值。但是与 MRI 相比，颞骨 CT 因对颞骨骨性结构显示更清楚，对手术方案的制订具有重要指导意义。由于听神经瘤手术为颅脑手术，术前须充分完善常规检查，排除手术禁忌证，如血常规、凝血常规、肝肾功能、血糖、胸片、心电图，必要时根据患者的身体状况行心脏彩超、肺功能等检查。另外，听神经瘤手术前，有必要评估脑神经相关功能，听力学检查（纯音测听、声导抗测试、耳声发射、言语测听、听觉诱发电位）、前庭功能检查（视频头脉冲试验、眼震电图、前庭诱发肌源电位、平衡试验）、其他脑神经检查（面肌电图、电子喉镜）也必不可少，可以了解患者现状，帮助制订治疗方案，并预估术后相关神经功能损伤的风险和程度。

如果考虑患者倾向于颈静脉球体瘤，影像学检查是最有效的诊断方法，它能够清晰地显示耳部及其邻近组织的精细解剖结构，对肿瘤的部位及累及范围有直观的了解，对手术方案的制订也具有重要的指导意义。通常采用高分辨率 CT 或 MRI 增强扫描。CT 对于骨性结构的显示优于 MRI，而 MRI 能更好地区分肿块周围软组织情况及其性质。另外，数字减影血管造影（DSA）检查也是颈静脉球体瘤诊治必不可少的辅助检查。首先，DSA 可以明确肿块的血供情况，与其他肿瘤进行区分鉴别。因神经鞘膜瘤等肿瘤一般无明显血供，所以如果能在 DSA 上看到明显的肿瘤血供，则可以明确颈静脉球体瘤的诊断。其次，在 DSA 明确肿瘤供血血管后，可在手术切除肿瘤时，采用血管栓塞以减少手术中的出血。通常应在术前三天内进行 DSA 检查，防止肿瘤供血血管栓塞后侧支循环的建立。另外，也需要完善听力学检查、面肌电图、电子喉镜，能了解听力下降的性质和程度，以及面神经功能、声带运动的状况，有助于手术方案如术中面神经移位技术的选择等。

【诊断】

侧颅底（lateral skull base）是指以鼻咽顶壁为中心，向后外经颈静脉球窝到乳突后缘、向前外经翼腭窝达眶下裂前端的两条假想线之间的三角区域。侧颅底包括颈静脉孔、内耳道、颞下窝、翼腭窝等重要结构，另外还有面神经、听神经、前庭神经及四对后组脑神经通过此区域。因此，侧颅底肿瘤以颞骨为中心进行分类，可分为：① 颞骨下方的肿瘤（颈静脉孔区神经鞘瘤、颈静脉球体瘤等）；② 颞骨本身及邻近组织的肿瘤（颞骨巨细胞瘤、面神经瘤、外耳道癌、中耳癌、鼓室球体瘤等）；③ 颞骨上方颅底的肿瘤（脑膜瘤、三叉神经瘤等）；④ 颞骨后方的肿瘤（听神经瘤、内淋巴囊肿瘤等）。不同部位的肿瘤诊断可依据相应的病史、体征、辅助检查，尤其是活检、影像学等辅助检查对诊断有决定性意义。

【治疗】

1. **手术治疗** 侧颅底肿瘤目前主要采用手术治疗，临床常用的手术入路如下。

（1）颞下窝入路：主要包括 A 型入路、B 型入路、C 型入路三种方式，另外还有耳前颞下入路、耳后经颞入路等路径。此外，还有经面前部入路及经眶入路可供选择。主要适用于侵犯颈静脉孔区的病变，如颈静脉球体瘤、颈静脉孔区的神经鞘膜瘤、脑膜瘤，迷路下岩部胆脂瘤，以及斜坡脊索瘤等。

（2）经迷路入路：该入路可以更多地切除岩骨，但会破坏膜迷路，在扩大暴露范围的同时要牺牲听力，因此主要适用于术前没有实用听力的脑桥小脑角区肿瘤，包括听神经瘤、脑膜瘤和胆脂瘤等。

（3）经耳蜗入路：可获得对斜坡的最大暴露，然而这种良好的暴露是以丧失听力为代价的，同时增加了发生面神经损伤和脑脊液漏的概率。主要适用于向前侵犯的脑桥小脑角肿瘤、部分岩尖胆脂瘤和岩尖肿瘤。

（4）乙状窦后入路：该入路的优点是保存听力，以及桥小脑角下部的良好暴露。主要用于桥小脑角及附近区域的肿瘤，如桥小脑角脑膜瘤、听神经瘤、三叉神经鞘瘤、桥小脑角胆脂瘤等，也可以用于该区域神经根手术、面神经梳理术和微血管减压等。

（5）颅中窝入路：该入路的主要优点是保存听力。主要适用于局限于内听道的小听神经瘤、面神经瘤，迷路上型、岩尖型胆脂瘤，岩尖胆固醇肉芽肿，岩斜区的脑膜瘤、脊索瘤等肿瘤，还适用于前庭神经截除术，也可用于膝状神经节区面神经减压手术等。

2. **术后并发症** 主要术后并发症及处理如下。

（1）脑脊液漏：轻度脑脊液漏，保守治疗即可愈合。如果脑脊液漏严重或者保守治疗无效，须再次进行手术探查和修复。可有脑脊液切口漏、耳漏、耳鼻漏等。

（2）局部组织缺失：脑膜缺失可采用自体脂肪填塞封闭术腔，也可采用人工硬膜、自体筋膜等材料修复；对于广泛的组织缺损，则有必要考虑用转移皮瓣或游离皮瓣进行修复。

（3）脑神经损伤：随着技术的发展，虽然目前已有术中神经监测可显著降低脑神经损伤的发生，但侧颅底肿瘤切除手术仍可能损伤所在区域脑神经，导致相应症状如吞咽困难、声音嘶哑等。

【复习思考题】

1. 侧颅底肿瘤的临床常用手术路径有哪些？
2. 侧颅底肿瘤如何分类？

第三十八节　颈静脉球体瘤

【见习项目】

颈静脉球体瘤的临床表现、治疗方法等。

【见习目的与要求】

掌握颈静脉球体瘤的概念、临床表现、鉴别诊断、治疗方法等。

【见习地点】

见习医院耳鼻咽喉科、肿瘤放疗科。

【见习准备】

见习带教老师事先选好颈静脉球体瘤的图片、病例及相关影片，分配好每一病例示教所占时间，并根据病例数分小组。

【见习流程】

1. 带教老师对理论课知识、概念进行简要复习。

2. 每一病例由一个小组中选出一位同学采集病史，并结合疾病特点进行重点的体格检查。

3. 各小组集中，回到示教室。当事同学报告病史及阳性体征，提出下一步的辅助检查和可能的结果，作出诊断和鉴别诊断，提出治疗方法和依据。各小组间对所示教的病例开展讨论，指出各自小组的不足之处。

4. 带教老师分析总结，指出各组的优点和不足，提出思考题。

【病史采集要点】

一、现病史采集要点

1. **主要症状**　颈静脉球体瘤是颈静脉区最常见的肿瘤，早期可无明显症状，但多数患者早期主诉为单侧搏动性耳鸣。若肿瘤侵犯鼓室，可有轻度传导性耳聋和耳部闷胀感。一般耳鸣与脉搏跳动一致，如压迫患侧颈动脉，耳鸣立即消失，停止压迫则耳鸣立即重现，上述症状可持续多年。颈静脉球体瘤富含血管，生长缓慢，但极具侵袭性。如肿瘤长到外耳道，可有出血，继发感染后则有血脓性耳漏，肿瘤压迫或继发感染也可引起耳痛，如果进一步压迫内耳还可引起混合型神经性听力损失、眩晕等症状。因此，需要围绕该疾病的这些临床症状进行问诊：① 耳鸣的性质，是否为搏动性耳鸣，引起耳鸣的诱因、加重及缓解因素，耳鸣的持续时间、程度等。特别注意有无压迫患侧颈动脉后耳鸣消失的情况。注意是自觉性耳鸣还是他觉性耳鸣。② 有无听力下降，其发生时间和程度，以及有无耳痛、耳流脓等症状。

2. **伴随症状**　疾病晚期，肿瘤可包绕面神经，侵犯迷路及邻近组织、脑神经等区域，可出现眩晕，周围性面瘫，第Ⅲ、Ⅸ、Ⅹ、Ⅺ、Ⅻ脑神经瘫痪和霍纳（Horner）综合征。因此，需要询问患者：有无头痛、恶心呕吐、意识障碍等颅内压增高等症状发生；有无眩晕、面瘫、耳流脓等症状，与局部炎症等鉴别；有无高血压或情绪波动；有无饮水呛咳、声音嘶哑、胸锁乳突肌和斜方肌瘫痪等症状，如有这些症状，说明有后组脑神经受累，须特别注意颈静脉球体瘤的可能。

二、既往史和个人史等采集要点

（1）有无药物过敏史。

（2）既往诊疗经过，特别是中耳或内耳手术史、放化疗史、心脑血管疾病史、外伤史等。

【查体要点】

首先，重点检查外耳道及鼓膜，特别注意鼓膜是否呈现深红色，鼓膜后方有无暗红色或蓝色肿物阴影、是否向外隆起（颈静脉球体瘤累及鼓室常有此特征）等。若发现鼓膜后有红色搏动肿物，且与脉搏跳动一致时，可用鼓气耳镜向外耳道加压使鼓膜与肿物接触，随后进一步加压，若肿物因受压导致其颜色转白并停止搏动，此现象即为 Brown 征。还须观察是否有突入外耳道内的肿物，以及肿物的性质状态、是否有耳漏等。颈静脉球体瘤突入外耳道的肿物常呈息肉状或肉芽状，触之较硬，易出血。其次，应注意患者听力情况，有无眩晕发作。有无面神经、后组脑神经的相关症状。

【辅助检查】

1. **影像学检查**　结合病史及专科查体，颈静脉球（鼓室）体瘤的诊断可能性显著增加。此时，影像学检查是最直接有效的诊断方法，它能够清晰地显示耳部及其邻近组织的精细解剖结构，对肿瘤的部位及累及范围有直观的认识，对手术方案的制订也具有重要的指导意义。一般常采用高分辨率 CT 或 MRI 增强扫描。颞骨 CT 检查表现为颈静脉孔周围骨质破坏，边缘模糊，中耳乳突内常见不规则软组织影、骨迷路、乳突气房、颈内动脉周围结构破坏；MRI 影像在 T1 加权像上呈等或低信号，T2 加权像上呈等或高信号，增强扫描时明显强化；由于血管流空效应，瘤体内信号不均匀，表现为特征性的"胡椒盐征"。CT 和 MRI 可联合使用，因为 CT 对于骨性结构的显示较 MRI 好，而 MRI 能更好地辨别肿块周围软组织情况及肿块性质。

2. **DSA**　颈静脉球体瘤诊治必不可少的辅助检查。DSA 可明确肿瘤的供血动脉、肿瘤与颈内动脉关系、患侧乙状窦–颈内静脉回流情况。首先，明确肿块的血供情况，可以与其他肿瘤相鉴别。因神经鞘膜瘤等一般无明显血供，所以如果能在 DSA 上见到明显的肿瘤供血则可以明确颈静脉球体瘤的诊断。其次，使用 DSA 明确肿瘤供血血管后，可在手术切除肿瘤时采用血管栓塞以减少出血。

3. **其他检查**　如存在牺牲颈内动脉的风险，还须完善球囊栓塞试验。另外，也需要完善听力学检查、面肌电图、电子喉镜，能了解听力下降的性质和程度，以及面神经功能、声带运动的状况，有助于手术方案的选择，如是否使用术中面神经移位技术等。

【诊断】

当患者主诉长期搏动性耳鸣、听力下降、耳闷胀感的病史，查体见鼓膜呈深红色，或伴外耳道血性耳漏，尤其是外耳道内有触之极易出血的肉芽样组织时，均应怀疑本病。再结合辅助检查，如 CT、MRI 及 DSA 等，确定肿瘤部位、大小、供血等情况，即可作出诊断，还可以对手术方案的选择有一定的指导意义。

为了便于确定治疗方案，Fisch 把发生在颞骨内的颈静脉球体瘤分为以下 4 期。

（1）A 期：肿瘤局限于中耳腔。

（2）B 期：肿瘤局限于鼓室乳突区，迷路下区，无骨质破坏。

（3）C 期：肿瘤向迷路下区和岩锥伸展，并破坏该处骨质。C1 期肿瘤破坏颈静脉孔骨质和颈静脉球，颈内动脉管垂直段轻度受侵；C2 期迷路下区遭破坏并侵及颈动脉管垂直段；C3 期迷路下区、岩锥和颈动脉管水平段均有破坏。

（4）D 期：肿瘤侵犯颅内。D1 期肿瘤侵入颅内，直径<2 cm，经颞下窝径路，可一期切除肿瘤；D2 期肿瘤侵入颅内，直径>2 cm，须由耳科和神经外科医师分二期切除；D3 期肿瘤入颅内，已不能手术。

【鉴别诊断】

1. 脑膜瘤　患者多以头痛和癫痫为首发症状，肿瘤位置不同，可发生在颅底的颈静脉孔区，CT 扫描和血管造影时，可有类似颈静脉球体瘤的征象，但脑膜瘤基底较宽、密度均匀一致，有密集钙化，肿瘤边缘骨质增生和硬化明显。增强后可见肿瘤明显强化，还可见脑膜尾征。

2. 颈静脉孔区血管病变　病变包括颈静脉孔外凸性裂开畸形、颈静脉球高位、颈内动脉走行异常等。以上病变均局限于中耳内，CT 显示颅底各骨孔位置正常，无骨质虫蚀性破坏。

3. 神经鞘膜瘤或神经纤维瘤　临床症状随其大小与部位而异，小的肿瘤可无症状，较大的肿瘤可出现相应的神经症状，如声带及软腭麻痹（迷走神经）、面瘫（面神经）、舌后 1/3 味觉减退（舌咽神经）和斜方肌及胸锁乳突肌肌力弱（副神经）。CT 检查一般显示为局部区域的软组织影，骨质呈膨胀性破坏；MRI 上可见 T1、T2 相的等低信号影，增强后有强化。但 DSA 上神经鞘瘤一般无明显血管供血，得以鉴别。

4. 中耳恶性肿瘤　早期可能会出现血性耳漏、耳鸣、听力下降、耳内发胀等症状。镜下检查可见外耳道深部或鼓室内有肉芽或息肉样新生物，CT 等影像学检查可提示肿瘤侵蚀范围，骨质破坏明显。病理结果可以明确。

【治疗】

根据病变范围，颈静脉球体瘤的治疗目前主要包括外科手术或放射治疗（或立体定向放射手术）。

1. 手术治疗　在保护重要血管和脑神经功能的基础上，彻底切除肿瘤是首选治疗方法。手术应以切除肿瘤全部为原则，根据肿瘤部位、侵犯范围，参照上述临床分期（Fisch），采取不同手术方法。

（1）鼓室切开术：方法与鼓室探查术相同，可经耳道鼓室切开完成。适用于局限于鼓室的 A 期小肿瘤。

（2）下鼓室切开术：手术入路与鼓室切开术相同，磨除下方鼓沟骨质，暴露下鼓室，切除肿瘤。适用于局限于下鼓室或中鼓室的 A 期肿瘤。

（3）乳突根治术：开放式乳突切除术，充分暴露鼓室和乳突内的肿瘤后，将肿瘤从其根部全部剥离切除，适用于 B 期肿瘤。

（4）颞下窝径路肿瘤切除术：适用于已超出鼓室乳突范围的 C 期和 D 期肿瘤。对于侵入颅内的病例，颅外肿瘤与颅内肿瘤建议分期切除，有利于降低术后脑脊液漏及颅内感染的风险。另外，因肿瘤血管丰富，术中出血较多。术前应做好充分准备，如术前 2 天在 DSA 中行血管栓塞术，可有效减少术中出血，缩短手术时间，减少术后并发症，为肿瘤快速而完整的切除提供有利条件。

2. 放射治疗　凡病变范围广泛，难以彻底切除或手术切除不满意者，或术后肿瘤复发，或患者一般情况较差不能耐受手术者，均可采用放射治疗或立体定向放射手术。该肿瘤血管丰富，放射治疗可引起动脉内膜炎和纤维化，控制肿瘤生长、减轻症状，甚至可使肿瘤缩小。部分病例待肿瘤缩小后再行手术切除。但放射治疗对肿瘤细胞并无杀伤力，只能促使神经血管纤维化，引起瘤内血管血栓形成和血管闭塞，且放射治疗后手术并发症明显增多，所以只作为备选方案。

3. 观察及定期复查　由于该病为良性病变且发展缓慢，外科手术风险较大，并发症较多，而且据文献报道，一般术后 5 年治愈率为 60%，复发率为 25%，虽然局限于鼓室内小肿瘤的近期手术疗效满意，但有数年后复发的可能。较大肿瘤虽经广泛切除，复发的可能性依然存在，复发多在术后 2 年内。所以有学者建议，对于肿瘤较小、高龄体弱且未出现后组脑神经受累症状及脑干受压表现的患者可暂不手术，定期随访观察。

【复习思考题】

1. 如何诊断颈静脉球体瘤？
2. 颈静脉球体瘤如何分期？其治疗方法有哪些？

第二章 鼻科学

第一节 鼻骨骨折

【见习项目】

1. 鼻骨骨折的示教。
2. 鼻骨骨折与鼻窦骨折的鉴别要点。

【见习目的与要求】

1. 掌握鼻骨骨折的概念、临床表现、诊断及处理原则。
2. 熟悉鼻骨骨折与鼻窦骨折的鉴别要点。

【见习地点】

见习医院耳鼻咽喉科。

【见习准备】

见习带教老师事先选好鼻骨骨折的病例及影像学片子，分配好每一病例示教所占时间，并根据病例数分小组。

【见习流程】

1. 带教老师对理论课知识、概念进行简要复习，尤其要讲明如何查看和判断损伤部位和程度（重点）。
2. 每一病例由一个小组中选出一位同学采集病史，并结合疾病特点进行重点的体格检查。
3. 各小组集中，回到示教室。当事同学报告病史及阳性体征，提出下一步的辅助检查和可能的阳性结果，作出诊断和鉴别诊断，提出治疗方法和依据。各小组间对所示教的病例开展讨论，指出各自小组的不足之处。
4. 带教老师分析总结，指出各组的优点和不足，提出思考题。

【病史采集要点】

一、现病史采集要点

1. **发病情况** 发病情况对病因分析有重要意义，应详细了解患者颜面部外伤的时间及外力作用的方向。
2. **主要症状** 询问患者鼻腔出血的时间，量的多少；是否流清水或带血的清水样涕。
3. **鼻部及眼部情况** 鼻腔通气的情况，嗅觉好坏、眼球及视力情况等。
4. **伴随症状** 询问患者肢体及躯体的活动情况；是否有头痛、恶心、呕吐、头晕等；是否有胸腹疼痛等症状。

二、既往史和个人史等采集要点
既往健康情况及诊疗经过，如外伤史、药物过敏史等。

【查体要点】

1. 重点检查 外鼻的形状是否改变,外鼻及面部皮肤是否有挫裂伤。触诊时是否有骨擦音或捻发音。

2. 眼部 眼球是否突出或内陷,眼周是否淤血及肿胀,有无溢泪、球结膜下出血、复视,有无视力下降及下降程度,是否有皮下气肿,瞳孔大小,对光反射情况,眼球运动是否受限。

3. 鼻腔 鼻中隔是否偏曲,偏向哪一侧,是否影响鼻腔通气;鼻腔是否出血或有出血点;是否有清亮的液体,来源于何处。

4. 面部 张口是否受限,是否凹陷或高低不平。

【辅助检查】

1. X 线 鼻骨侧位片可显示鼻骨骨折线,上下有无移位情况,鼻颏位可显示鼻背有无塌陷。

2. CT 能判断有无鼻骨骨折和骨折的位置、部位、类型,有无合并邻近组织挫伤,特别是鼻及颅面区复合骨折,可提高诊断率(图 2-1-1,图 2-1-2)。

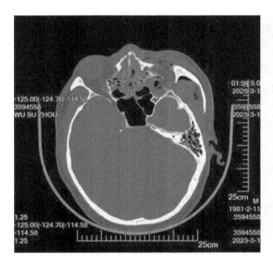
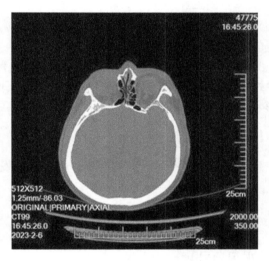

图 2-1-1 右侧鼻骨骨折 CT 　　　　　　图 2-1-2 双侧鼻骨粉碎性骨折 CT

3. 磁共振成像 MRI 检查较 CT 扫描敏感,必要时可行,能更清楚地对骨折部位进行诊断。

【诊断】

结合病史、症状、体征及相关辅助检查,多可作出诊断。对于交通事故、高处坠落等复杂外伤所致的鼻骨骨折,应明确是否合并颌面和颅底骨折。

【鉴别诊断】

1. 外鼻受力 若外鼻正面受力,则鼻梁塌陷,为鞍鼻,数小时后软组织肿胀,变形可不明显。若外鼻侧面受力,立即出现鼻骨骨折,常使伤侧鼻骨塌陷,对侧鼻骨隆起扭转,外鼻表现为歪鼻。

2. 额窦骨折 额窦位置表浅,受直接暴力作用发生骨折。根据骨折类型分为线性骨折、凹陷性骨折和粉碎性骨折。根据骨折的位置分为前壁骨折、后壁骨折和底壁骨折。临床表现为鼻出血,额部凹陷,眼球下移。后壁骨折可伴脑膜撕裂,颅内出血,脑脊液鼻漏,颅内感染等。

3. 筛窦骨折 筛窦结构复杂,筛窦顶壁为前颅底,有筛前动脉穿行,外侧壁为眶纸板,骨折易导致严重出血、眶内血肿、眶尖综合征、眼球移位、视力障碍、脑脊液鼻漏、失嗅。临床以鼻额眶筛复合性骨折多见，临床表现复杂。

4. 上颌窦骨折　上颌窦骨折常为颌面复合骨折的一部分，骨折类型多见上颌窦前壁凹陷。可伴发颧弓骨折。临床表现为面部受力点肿胀、淤血、畸形、压痛。如合并颧骨骨折，可出现张口受限等症状。上颌骨顶壁骨折可合并眼球内陷、复视、视力障碍等表现。

5. 蝶窦骨折　蝶窦骨折少见，多为颅底骨折的一部分。复合性骨折累及视神经管、颈内动脉及颅底等。临床表现为视力减退、失明、Marcus-Gunn 瞳孔现象、大出血、假性动脉瘤、脑脊液鼻漏等。

【治疗】

治疗原则为矫正鼻部畸形和恢复鼻腔通气功能。

1. 鼻骨骨折复位术　刚发生的闭合性鼻骨骨折，伴有明显鼻畸形，在充分检查和评估后，应即刻行鼻骨复位术。若伤后来诊时鼻部已明显肿胀，为不影响复位效果，可嘱患者于外伤后 1 周左右，肿胀消退后复诊手术，不宜超过 2 周。超过 2 周则由于骨痂的形成，增加了整复难度。针对开放性鼻骨骨折，则应争取一期完成清创缝合和鼻骨骨折的复位。

2. 鼻中隔血肿和脓肿手术　鼻中隔血肿宜尽早手术清除，以避免发生软骨坏死和继发感染。血肿切开可放置引流并行鼻腔填塞，脓肿切开引流后无须填塞，应用足量敏感抗生素控制感染，避免发生软骨坏死、穿孔、鞍鼻畸形等并发症。

3. 鼻中隔手术和开放鼻骨复位术　对于伴有明显鼻中隔偏曲，影响鼻腔通气者，可施行鼻中隔偏曲矫正术。外伤后数周或更长，鼻骨骨折端骨痂形成，鼻内复位困难，此时施行开放鼻骨复位及整形术。

【复习思考题】

患者外伤后 7 小时，面部肿胀，触之有捻发音和骨擦音，对诊断有何提示？

第二节　鼻窦骨折

【见习项目】

1. 各类型鼻窦骨折的示教。
2. 不同类型鼻窦骨折的鉴别要点。

【见习目的与要求】

1. 掌握鼻窦骨折的概念、分型、临床表现、诊断及处理原则。
2. 熟悉不同类型鼻窦骨折的鉴别要点。

【见习地点】

见习医院耳鼻咽喉科。

【见习准备】

见习带教老师事先选好鼻窦骨折的病例及影像学片子，分配好每一病例示教所占时间，并根据病例数分小组。

【见习流程】

1. 带教老师对理论课知识、概念进行简要复习，尤其要讲明如何查看和判断损伤部位和程度（重点）。

2. 每一病例由一个小组中选出一位同学采集病史，并结合疾病特点进行重点的体格检查。

3. 各小组集中，回到示教室。当事同学报告病史及阳性体征，提出下一步的辅助检查和可能的阳性结果，作出诊断和鉴别诊断，提出治疗方法和依据。各小组间对所示教的病例开展讨论，指出各自小组的不足之处。

4. 带教老师分析总结，指出各组的优点和不足，提出思考题。

【病史采集要点】

一、现病史采集要点

1. 发病情况　发病情况对病因分析有重要意义，应详细了解患者颅面部外伤的时间及外力作用的方向。

2. 鼻部及眼部情况　鼻腔通气的情况，嗅觉好坏、眼球及视力情况等。

3. 主要症状　需要询问以下内容：① 鼻腔出血的时间，量的多少；② 是否流清水或带血的清水样涕。

4. 伴随症状　需要询问以下内容：① 肢体及躯体的活动情况；② 是否有头痛、恶心、呕吐、头晕等症状；③ 是否有胸腹疼痛等其他并发症的可能。

二、既往史和个人史等采集要点

既往健康情况及诊疗经过，如外伤史、药物过敏史等。

【查体要点】

1. 重点检查　外鼻的形状是否改变，外鼻及面部皮肤是否有挫裂伤。触诊时是否有骨擦音或捻发音。

2. 眼部　眼球是否突出或内陷，眼周是否淤血及肿胀，有无溢泪、球结膜下出血、复视，有无视力下降及下降程度，眼球运动是否受限，皮下是否有气肿，瞳孔大小，对光反射情况等。

3. 鼻腔　鼻中隔是否偏曲，偏向哪一侧，是否影响鼻腔通气；鼻腔是否出血或有出血点；是否有清亮的液体，来源于何处。

4. 面部　张口是否受限，是否凹陷或高低不平。

【辅助检查】

1. X 线　有助于确定骨折的部位。

2. CT　能准确判断有无鼻窦骨折和骨折的位置、部位、类型，有无合并邻近组织挫伤，特别是鼻及颅面区复合骨折，使诊断率明显提高（图 2-2-1）。

3. 磁共振成像　MRI 检查较 CT 扫描敏感，能更清楚地对骨折部位进行诊断，必要时可行。

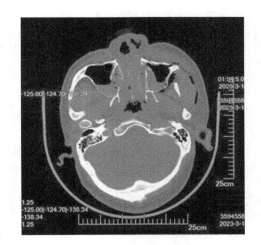

图 2-2-1　左侧上颌窦壁骨折 CT

【诊断】

1. 额窦骨折　结合病史和临床表现，辅以鼻额位和侧位 X 线检查，可显示骨折部位。CT 扫描也可明确骨折部位和范围，亦可显示前颅底或眶内积气、眶内血肿等。

2. 筛窦骨折　多合并颅骨损伤，临床表现复杂。出现患侧视力障碍、Marcus-Gunn 瞳孔现象，应考虑视神经管骨折。常规鼻额部 X 线摄片，对出现视力障碍者行视神经管位摄片，可显示筛窦气房模糊、筛窦骨折和视神经管骨折，鼻窦 CT 可作出明确诊断。

3. 上颌窦骨折　外伤史、颌面部出现畸形、左右不对称、触诊可及凹陷、眶下区及上唇麻木。颌部 CT 可明确骨折的部位，螺旋 CT 三维重建可直观显示其立体解剖关系。

4. 蝶窦骨折　很少单独发生，常为颅底骨折的一部分。鞍区眶尖部位的 CT 扫描可清晰显示视神经管骨折的部位及程度。外伤史和伤后视力严重减退或丧失，有 Marcus-Gunn 瞳孔现象即可考虑视神经管骨折，高分辨率 CT 薄层扫描可确诊。MRI 可早期发现视神经挫伤、水肿等情况，有助于及早治疗，改善患者视力。

【鉴别诊断】

须与鼻骨骨折相鉴别，详见本章第一节。

【治疗】

1. 额窦骨折　额窦骨折的治疗原则为整复骨折、恢复外形和功能，避免并发症。前壁线性骨折一般无须特殊处理，以预防感染为主，应用鼻减充血剂，收缩鼻腔黏膜，保持鼻腔、鼻窦引流通畅，同时做清创缝合，可自愈。对于前壁凹陷性或粉碎性骨折，应及时手术。有开放性伤口者，应及时清创止血。无开放性伤口者，自眉弓处做切口，用剥离子或弯止血钳伸入额窦，复位凹陷的骨折片。此方法适用于整块骨折片的复位。若复位困难，可自额窦底部钻孔或凿开，伸入器械进行复位。单纯鼻骨骨折无移位者，无须复位。对于后壁凹陷性或粉碎性骨折，因情况紧急，常需要经额开颅，及时处理相关脑外科病变。此外，须注意额窦骨折常并发额隐窝引流不畅，其处理原则为重建额窦引流通道，恢复额窦功能。

2. 筛窦骨折　单纯筛窦骨折一般无须处理，采取保守治疗。严重鼻出血，填塞法无效，可行鼻外筛前动脉结扎术。若合并有其他部位的骨折，进行相应治疗。鼻-眶-筛骨折（naso-orbital-ethmoidal fracture，NOEF）的治疗应注意以下几个方面：充分暴露骨折，确定内眦韧带的损伤情况，骨折复位和固定、眶壁缺损重建。还应关注泪道系统和额窦骨折的情况，必要时予以相应处理。若伤后迅速出现视力严重减退、迟发或进行性视力减退的情况，应尽早施行视神经管减压术，以提高视力恢复概率。

3. 上颌窦骨折　急诊须及时抢救处理。治疗原则：及时止血，保持呼吸道通畅，必要时行气管切开术。待生命体征稳定后，及时对骨折复位和固定。前壁凹陷性骨折可经口内上颌前庭沟入路进行骨折复位，复位后用微型钛板行坚固内固定。上颌窦上壁即眶底骨折可经睑缘下或下睑结膜入路使用人工材料或自体骨重建。精细准确的颧骨、眼眶及上颌骨复位和眶下壁复位是颧-上颌-眼眶复合体（zygomatic-maxillary-orbital complex，ZMOC）骨折早期修复手术的关键。

4. 蝶窦骨折　按急症及早行视神经管减压术。手术前后为减轻视神经水肿，应给予足量的糖皮质激素。鼻内镜下经筛或经蝶入路为首选，直接暴露视神经管实施减压，清除骨折碎片，切除至少 1/2 视神经骨管以充分减压。此外可考虑鼻外筛窦开放术入路。

【复习思考题】

1. CT 扫描提示右眶纸板骨折，少部分眶内容物嵌顿，须注意什么问题？

2. 颅面外伤后，如果出现眼睑肿胀、视力下降、复视、球结膜出血，须注意什么问题？

第三节 脑脊液鼻漏

【见习项目】

脑脊液鼻漏的示教。

【见习目的与要求】

1. 掌握脑脊液鼻漏的概念、临床表现、诊断及处理原则，脑脊液葡萄糖定量分析的阳性标准。
2. 熟悉脑脊液鼻漏的鉴别诊断。

【见习地点】

见习医院耳鼻咽喉科。

【见习准备】

见习带教老师事先选好脑脊液鼻漏的病例及影像学片子，分配好每一病例示教所占时间，并根据病例数分小组。

【见习流程】

1. 带教老师对理论课知识、概念进行简要复习，尤其要讲明如何查看和判断脑脊液鼻漏的部位（重点）。
2. 每一病例由一个小组中选出一位同学采集病史，并结合疾病特点进行重点的体格检查。
3. 各小组集中，回到示教室。当事同学报告病史及阳性体征，提出下一步的辅助检查和可能的阳性结果，作出诊断和鉴别诊断，提出治疗方法和依据。各小组间对所示教的病例开展讨论，指出各自小组的不足之处。
4. 带教老师分析总结，指出各组的优点和不足，提出思考题。

【病史采集要点】

一、现病史采集要点

1. 主要症状 询问患者漏出液的颜色、性状、侧别、量的多少，以及是间断性还是持续性流出；是否发生在外伤后等。
2. 伴随症状 是否出现嗅觉减退或视力障碍等其他伴随症状。

二、既往史和个人史等采集要点

既往是否有头颅及鼻部的外伤史、手术史及其他相关病史（化脓性脑膜炎）等。

【查体要点】

1. 重点检查 漏出液的颜色、性状。
2. 鼻腔 通过鼻腔情况来观察漏出液的来源。
3. 其他 颅面部症状。

【辅助检查】

1. 影像学检查 高分辨率 CT 扫描或 MRI 脑池造影等方法均可用于漏孔的定位诊断。

2. 鼻内镜检查 常用于脑脊液鼻漏的定位诊断。鼻内镜经前鼻孔插入，按顶前部、后部、蝶筛隐窝、中鼻道、咽鼓管咽口五个部位仔细观察。检查每个部位时，压迫双侧颈内静脉或往椎管内注入荧光染料或有色染料均有助于脑脊液鼻漏的定位诊断。

3. 葡萄糖定量分析检查 收集鼻腔流出的液体，行葡萄糖定量分析检查，判定是否有颅底骨折合并脑脊液鼻漏。

【诊断】

1. 脑脊液葡萄糖定量分析 鼻腔流出液体行葡萄糖定量分析检查，其含量超过 1.7 mmol/L 为阳性标准。应排除泪液和血液的污染，以免出现假阳性。β_2 转铁蛋白的检测阳性有较高的特异性。

2. 漏孔定位 根据临床表现可判断漏孔的大致位置。鼻内镜法能比较准确地定位脑脊液鼻漏位置，临床常用此法。此外，高分辨率薄层 CT 可显示骨质缺损或骨折的位置，MRI 脑池造影也可用于漏孔的定位。

【鉴别诊断】

持续量多的脑脊液鼻漏诊断较容易。间断或少量的漏出应与变应性鼻炎或血管运动性鼻炎相鉴别。

【治疗】

治疗分为保守治疗和手术治疗两种。外伤性脑脊液鼻漏有时候可以通过保守治疗治愈。这些措施包括降低颅压和预防感染。脑脊液鼻漏长期不愈，将导致细菌性脑膜炎发生，故对保守治疗 2~4 周未愈或反复发作颅内感染者应行手术治疗。

1. 保守治疗 取头高卧位；限制饮水量和食盐摄入量；脱水剂降颅压；避免增加颅内压的动作，如用力咳嗽和擤鼻；预防便秘。

2. 手术治疗 手术适应证包括：① 脑脊液鼻漏伴有气脑（颅腔积气）、脑组织脱出、颅内异物；② 由肿瘤引起的脑脊液鼻漏；③ 合并反复发作的化脓性脑膜炎。手术以鼻内镜经鼻腔修复为主。修补原则：精确定位，制备移植床，采用"三明治"法由内向外依次放置肌肉、筋膜、骨或软骨以及游离或带蒂的骨膜瓣或软骨膜瓣。其中，移植床的制备和修复材料的选择非常重要。对缺损直径<1.0 cm 者，通常无须做骨支撑。可将修复材料当作一"活塞"插入缺损部位，然后借助颅内压自然的压迫作用及人为的向下牵拉的力量（如将肌肉"捆绑"后向鼻腔方向牵引等），将该"活塞"嵌顿于缺损部位，称之为脑脊液鼻漏修复中的浴缸塞技术（bath-plug technique）。

【复习思考题】

患者外伤后左侧鼻腔有持续性清亮水样液体流出，并伴有嗅觉减退症状，对诊断有何提示？须完善哪些辅助检查？

第四节　鼻前庭炎

【见习项目】

1. 鼻前庭炎的示教。
2. 鼻前庭炎与鼻前庭湿疹的鉴别要点。

【见习目的与要求】

1. 掌握鼻前庭炎的概念、机制、临床表现、诊断及处理原则。
2. 熟悉鼻前庭炎与鼻前庭湿疹等疾病的鉴别要点。

【见习地点】

见习医院耳鼻咽喉科。

【见习准备】

见习带教老师事先选好鼻前庭炎的病例，分配好每一病例示教所占时间，并根据病例数分小组。

【见习流程】

1. 带教老师对理论课知识、概念进行简要复习，尤其要讲明鼻前庭炎的病因和临床表现。
2. 每一病例由一个小组中选出一位同学采集病史，并结合疾病特点进行重点的体格检查。
3. 各小组集中，回到示教室。当事同学报告病史及阳性体征，提出下一步的辅助检查和可能的阳性结果，作出诊断和鉴别诊断，提出治疗方法和依据。各小组间对所示教的病例开展讨论，指出各自小组的不足之处。
4. 带教老师分析总结，指出各组的优点和不足，提出思考题。

【病史采集要点】

一、现病史采集要点

需要询问以下内容：有无流涕、鼻黏膜结痂病史、挖鼻史和鼻腔异物病史。

二、既往史和个人史等采集要点

既往是否有其他鼻部疾病及外伤史等。

【查体要点】

鼻前庭内及其与上唇交界处皮肤是否可见弥漫性红肿，或皲裂及浅表糜烂。是否有局部皮肤增厚及痂皮形成。鼻前庭处是否有疼痛、发热、干痒等不适。鼻腔内是否附有黏脓痂块。

【诊断】

炎症以鼻前庭外侧部明显，可为单侧或双侧。急性期表现为鼻前庭处疼痛，局部皮肤红肿、触痛，严重者皮肤糜烂或皲裂，表面附有薄痂皮，严重时可扩展至上唇皮肤。慢性期表现为鼻前庭皮肤发痒，干燥，有异物感，伴灼热、触痛，局部皮肤增厚，鼻毛因脱落而稀少，表面可附着痂皮。

【鉴别诊断】

鼻前庭炎应注意与鼻前庭湿疹鉴别，后者常为全身湿疹的局部表现，瘙痒较剧烈，多见于过敏体质的儿童。此外，应注意排除梅毒和结核等。

【治疗】

1. 病因　去除病因，治疗原发疾病，如鼻腔、鼻窦的病变。避免有害物刺激，摒弃挖鼻等不良习惯。
2. 急性期　可用温热生理盐水湿敷，配合外用抗生素软膏，也可做理疗。

3. 慢性期　宜用3%过氧化氢溶液清除痂皮和脓液，再涂用抗生素软膏；渗出较多者，用5%氧化锌软膏涂擦。

鼻腔疾病（如鼻炎、鼻窦炎、变应性鼻炎）经治疗消除流涕症状，或患者戒除挖鼻习惯后，鼻前庭炎多半可自行消除。若为顽固性鼻前庭皮肤病变，则需要请皮肤科医师处理。

【复习思考题】

鼻前庭炎的病因及临床表现有哪些？

第五节　鼻疖

【见习项目】

1. 鼻疖的示教。
2. 鼻疖与鼻前庭炎等疾病的鉴别要点。

【见习目的与要求】

1. 掌握鼻疖的概念、机制、临床表现、诊断及处理原则。
2. 熟悉鼻疖与鼻前庭炎等疾病的鉴别要点。

【见习地点】

见习医院耳鼻咽喉科。

【见习准备】

见习带教老师事先选好鼻疖的病例，分配好每一病例示教所占时间，并根据病例数分小组。

【见习流程】

1. 带教老师对理论课知识、概念进行简要复习，尤其要讲明鼻疖的病因和临床表现。
2. 每一病例由一个小组中选出一位同学采集病史，并结合疾病特点进行重点的体格检查。
3. 各小组集中，回到示教室。当事同学报告病史及阳性体征，提出下一步的辅助检查和可能的阳性结果，作出诊断和鉴别诊断，提出治疗方法和依据。各小组间对所示教的病例开展讨论，指出各自小组的不足之处。
4. 带教老师分析总结，指出各组的优点和不足，提出思考题。

【病史采集要点】

一、现病史采集要点

1. 病因　需要询问以下内容：① 是否有挖鼻、拔鼻毛或其他致鼻前庭皮肤损伤的情况；② 是否存在糖尿病或其他导致免疫系统功能下降的疾病等。
2. 临床表现　需要询问以下内容：① 鼻部疼痛的部位及性质；② 是否有头痛、恶心、呕吐等症状；③ 是否伴有发热等全身症状。

二、既往史和个人史等采集要点

既往是否有鼻部疾病及外伤史。

【查体要点】

1. 鼻部 应检查鼻尖、鼻翼及鼻前庭处皮肤是否有局限性隆起及周围皮肤充血，隆起顶部是否有化脓点。检查鼻腔及各鼻道是否有脓性分泌物和新生物。

2. 面部 上唇及面颊部软组织是否充血肿胀。

3. 其他 是否有患侧眼睑及结膜水肿、眼球突出、运动受限，有无复视或视力下降等。

【诊断】

可根据临床症状和体征进行诊断。本病表现为鼻前庭、鼻尖或鼻翼处红、肿、热、痛等化脓性炎症，一般局限在一侧，可伴低热和全身不适症状。随病情发展，出现自发性疼痛，日益加重。下颌下或颏下淋巴结肿大，有压痛。约在 1 周内，疖肿成熟后，顶部出现黄白色脓点，自行破溃排出脓栓而愈。

【鉴别诊断】

1. 鼻前庭炎 详见本章第四节。

2. 鼻部丹毒 丹毒（乙型溶血性链球菌感染所致）造成的皮肤红肿斑片，扩展迅速，与邻近正常皮肤之间的界限清楚。受挤压时呈典型的蝴蝶状外观。丹毒患者一般无鼻内症状，鉴别不难。

【治疗】

治疗原则：严禁挤压，控制感染，预防并发症。

1. 疖未成熟者 以消炎止痛为主，可清洁皮肤并涂抹各种抗生素软膏，并配合做理疗等。

2. 疖已成熟者 可待其自行穿破或在无菌操作下用小探针挑破脓头，促其破溃排脓，亦可用尖刀挑破脓头后再用小镊子钳出脓栓，也可用吸引器吸出脓液；切开时不可切至周围浸润部分，严禁挤压。

3. 疖溃破者 局部清洁消毒，促进引流；使用抗生素软膏保护伤口不致结痂，同时达到消炎、促进愈合的目的。

4. 合并海绵窦感染者 必须住院给予足量抗生素。

【复习思考题】

鼻疖的临床表现及处理原则有哪些？

第六节　酒渣鼻

【见习项目】

1. 酒渣鼻的示教。

2. 酒渣鼻的临床表现和分期。

【见习目的与要求】

1. 掌握酒渣鼻的病因、临床表现、诊断及处理原则。

2. 熟悉酒渣鼻的分期。

【见习地点】

见习医院耳鼻咽喉科。

【见习准备】

见习带教老师事先选好酒渣鼻的病例，分配好每一病例示教所占时间，并根据病例数分小组。

【见习流程】

1. 带教老师对理论课知识、概念进行简要复习，尤其要讲明酒渣鼻的病因和临床表现（重点）。

2. 每一病例由一个小组中选出一位同学采集病史，并结合疾病特点进行重点的体格检查。

3. 各小组集中，回到示教室。当事同学报告病史及阳性体征，提出下一步的辅助检查和可能的阳性结果，作出诊断和鉴别诊断，提出治疗方法和依据。各小组间对所示教的病例开展讨论，指出各自小组的不足之处。

4. 带教老师分析总结，指出各组的优点和不足，提出思考题。

【病史采集要点】

一、现病史采集要点

需要询问以下内容：① 年龄；② 外鼻皮肤状况，发疹部位和形态。

二、既往史和个人史等采集要点

（1）饮食习惯（是否喜食辛辣刺激性食物）。

（2）既往相关病史（胃肠道疾病及便秘、内分泌紊乱、月经不调、维生素缺乏、毛囊蠕形螨寄生等）。

（3）是否有饮酒史。

【查体要点】

1. 外鼻皮肤状况　应检查鼻尖、鼻翼处是否有红斑和毛细血管扩张。

2. 其他　有无丘疹和脓疱疮，有无鼻赘。

【诊断】

酒渣鼻为中老年人外鼻常见的慢性皮肤损害，以鼻尖及鼻翼处皮肤红斑和毛细血管扩张为其特征，通常伴有痤疮。按病程进展可分为红斑期、丘疹脓疱期和鼻赘期三期。

【鉴别诊断】

须与痤疮、面部长期使用含氟糖皮质激素导致的毛细血管扩张及口周皮炎相鉴别。

【治疗】

1. 病因　去除病因，避免各种刺激，忌饮酒及食用辛辣食物；纠正胃肠功能紊乱、调整内分泌功能。

2. 局部治疗　主要是控制充血、消炎、去脂、杀灭螨虫。鼻赘期可进行鼻赘切除，止血后移植游离皮片。

【复习思考题】

酒渣鼻如何分期？临床表现有哪些？

第七节　急性鼻炎

【见习项目】

1. 急性鼻炎的示教。
2. 急性鼻炎的临床表现。

【见习目的与要求】

1. 掌握急性鼻炎的病因、临床表现、诊断及处理原则。
2. 熟悉急性鼻炎的病理机制。

【见习地点】

见习医院耳鼻咽喉科。

【见习准备】

见习带教老师事先选好急性鼻炎的病例，分配好每一病例示教所占时间，并根据病例数分小组。

【见习流程】

1. 带教老师对理论课知识、概念进行简要复习，尤其要讲明急性鼻炎的病因和临床表现（重点）。
2. 每一病例由一个小组中选出一位同学采集病史，并结合疾病特点进行重点的体格检查。
3. 各小组集中，回到示教室。当事同学报告病史及阳性体征，提出下一步的辅助检查和可能的阳性结果，作出诊断和鉴别诊断，提出治疗方法和依据。各小组间对所示教的病例开展讨论，指出各自小组的不足之处。
4. 带教老师分析总结，指出各组的优点和不足，提出思考题。

【病史采集要点】

一、现病史采集要点

1. 病因　需要询问以下内容：① 患者发病前是否有受凉、过度疲劳等导致机体免疫力下降的情况；② 患者发病前是否有和感冒患者的密切接触史。
2. 临床表现　① 患者出现鼻塞前是否有短暂的鼻内干燥及烧灼感；② 鼻塞是否进行性加重；③ 是否有打喷嚏、流涕，鼻涕是清涕还是黏液涕或脓涕；④ 有无咳嗽、咳痰；⑤ 是否伴有头痛、咽痛、耳闷、发热及周身不适等。

二、既往史和个人史等采集要点

既往有无变应性鼻炎病史。

【查体要点】

1. 鼻部　要观察鼻腔黏膜是急性充血、肿胀还是苍白、水肿；鼻腔内有无分泌物，以及分泌物的性状等。

2. 其他 注意患者的体温；不要忽视对咽部和耳部的检查。

【辅助检查】

1. 鼻内镜检查 可行鼻内镜观察鼻腔情况。
2. 血常规检查 必要时可行，以了解白细胞的变化情况。

【诊断】

急性鼻炎系由病毒感染引起的急性鼻黏膜炎症，常波及鼻窦或咽喉部，传染性强。根据病史及鼻部检查，确诊不难，应与急性传染病的前驱症状相鉴别。

【鉴别诊断】

急性传染病如流感、麻疹等，常有症状性急性鼻炎的表现。主要根据病史及全身情况进行鉴别。

1. 流感 全身症状重，常有高热、全身不适，易发生衰竭。
2. 麻疹 同时有眼红、流泪、全身发疹等伴随症状。

【并发症】

1. 急性鼻窦炎 感染由鼻腔黏膜经窦口向鼻窦黏膜蔓延，以上颌窦炎及筛窦炎多见。
2. 鼻前庭炎 少见。感染向前直接蔓延。
3. 急性咽炎、喉炎、气管炎及支气管炎 感染经鼻咽部向下扩散引起。
4. 急性中耳炎 感染经咽鼓管向中耳扩散所致。儿童因咽鼓管宽短且直，较成人多发。
5. 其他感染 少见。经鼻泪管扩散，可引起眼部并发症，如结膜炎、泪囊炎等。

【治疗】

病毒感染尚无简单有效的治疗方法，但呼吸道病毒感染常有自限性，病毒感染引起的急性鼻炎，主要是对症处理及预防并发症。应多饮热水，清淡饮食，注意休息，增强机体抵抗力。

【复习思考题】

急性鼻炎的临床表现及其对症的治疗方案有哪些？

第八节 急性鼻窦炎

【见习项目】

1. 急性鼻窦炎的示教。
2. 急性鼻窦炎的临床表现。

【见习目的与要求】

1. 掌握急性鼻窦炎的病因、临床表现、诊断及处理原则。
2. 熟悉急性鼻窦炎的病理机制。

【见习地点】

见习医院耳鼻咽喉科。

【见习准备】

见习带教老师事先选好急性鼻窦炎的病例，分配好每一病例示教所占时间，并根据病例数分小组。

【见习流程】

1. 带教老师对理论课知识、概念进行简要复习，尤其要讲明急性鼻窦炎的病因和临床表现（重点）。

2. 每一病例由一个小组中选出一位同学采集病史，并结合疾病特点进行重点的体格检查。

3. 各小组集中，回到示教室。当事同学报告病史及阳性体征，提出下一步的辅助检查和可能的阳性结果，作出诊断和鉴别诊断，提出治疗方法和依据。各小组间对所示教的病例开展讨论，指出各自小组的不足之处。

4. 带教老师分析总结，指出各组的优点和不足，提出思考题。

【病史采集要点】

一、现病史采集要点

1. 鼻塞　黏膜急性充血、肿胀，分泌物积蓄于鼻腔引起鼻塞，清除分泌物后，通气状况可否改善。

2. 脓涕　鼻分泌物的量及性质多视病变轻重而定，分泌物多呈脓性从中鼻道向前后鼻孔引流。

3. 嗅觉障碍　主要原因是脓性分泌物积蓄于嗅裂或刺激作用导致嗅区黏膜炎症性水肿或因黏膜肿胀、气流不能到达嗅区。通过应用鼻黏膜收缩剂，嗅觉症状可以改善。

4. 局部痛或头痛　患者或多或少地感到局部沉重、痛感，多在低头、咳嗽、用力等情况下使头部静脉压增高时，或情绪激动时症状加重。急性鼻窦炎时各窦引起的疼痛各有特点。

5. 全身症状　急性鼻窦炎者可伴有烦躁不适、畏寒、发热、头痛、精神萎靡及嗜睡等症状。

二、既往史和个人史等采集要点

既往相关病史和个人史。

【查体要点】

1. 鼻部　观察鼻腔黏膜水肿和脓性分泌物是从什么部位引流出的，鼻腔的解剖结构有无异常等。

2. 耳部　注意有无中耳并发症。尤其是儿童，因其咽鼓管直、短，鼻腔急性感染往往经咽鼓管波及中耳。

3. 其他　若为儿童，须注意有无腺样体肥大存在。腺样体肥大患儿往往易患上呼吸道感染和慢性鼻窦炎。

【辅助检查】

1. 前鼻镜检查　可观察鼻腔各部位及分泌物来源。

2. 鼻内镜检查　可观察鼻腔各部位及分泌物来源，有无病理性改变和新生物，是临床诊断鼻窦炎的有效工具。

3. 鼻窦体表投影区检查　急性上颌窦炎可表现为面颊部、下睑红肿和压痛；急性额窦炎则表现为额部红肿及眶内上角（相当于额窦底）压痛和额窦前壁叩痛；急性筛窦炎在鼻根和内眦处偶有红肿和压痛。

4. 影像学检查　鼻窦 CT 是诊断鼻窦炎的首选影像学检查，可清楚地显示鼻窦黏膜增厚、病变累及鼻窦范围、有无骨质破坏等。MRI 可较好地显示软组织病变，对肿瘤性病变的鉴别具有重要意义，但非鼻窦炎影像学检查的首选。

5. 诊断性上颌窦穿刺冲洗　该检查为有创性检查，且仅在有上颌窦病变时才可行穿刺术，故目前在临床上应用较少。无发热的急性上颌窦炎患者可在抗生素控制下施行穿刺。上颌窦穿刺有助于了解上颌窦内有无脓性分泌物，若有脓液则应做细菌培养和药物敏感试验。

【诊断】

急性鼻窦炎多继发于急性鼻炎，其病理改变主要是鼻窦黏膜的急性卡他性炎症或化脓性炎症，严重者可累及骨质和周围组织及邻近器官，引起严重并发症。仔细询问病史，根据病史及辅助检查来确诊。

【鉴别诊断】

须与急性鼻炎相鉴别。

【治疗】

治疗原则：根除病因；解除鼻腔、鼻窦引流和通气障碍；控制感染和预防并发症。

1. 药物治疗　除非发生眶、颅并发症的时候可适时采用手术治疗，急性鼻窦炎主要采用药物治疗。

2. 鼻腔冲洗　目前临床上较多使用特制的鼻腔冲洗器进行鼻腔冲洗。

3. 上颌窦穿刺冲洗　用于治疗上颌窦炎，此方法同时亦有助于诊断，但应在全身症状消退和局部炎症基本控制后施行。每周冲洗 1 次，直至无脓液冲洗出为止。

4. 其他治疗　采用中医中药疗法辅助治疗。

【复习思考题】

不同鼻窦炎症其分泌物引流的部位特点分别有哪些？

第九节　变应性鼻炎

【见习项目】

1. 变应性鼻炎的示教。
2. 变应性鼻炎的临床表现。

【见习目的与要求】

1. 掌握变应性鼻炎的病因、临床表现、诊断及处理原则。
2. 熟悉变应性鼻炎的病理机制。

【见习地点】

见习医院耳鼻咽喉科。

【见习准备】

见习带教老师事先选好变应性鼻炎的病例，分配好每一病例示教所占时间，并根据病例数分小组。

【见习流程】

1. 带教老师对理论课知识、概念进行简要复习，尤其要讲明变应性鼻炎的发病机制和临床表现（重点）。

2. 每一病例由一个小组中选出一位同学采集病史，并结合疾病特点进行重点的体格检查。

3. 各小组集中，回到示教室。当事同学报告病史及阳性体征，提出下一步的辅助检查和可能的阳性结果，作出诊断和鉴别诊断，提出治疗方法和依据。各小组间对所示教的病例开展讨论，指出各自小组的不足之处。

4. 带教老师分析总结，指出各组的优点和不足，提出思考题。

【病史采集要点】

一、现病史采集要点

1. 鼻塞　询问鼻塞是单侧还是双侧，是交替性还是持续性，轻重程度。

2. 鼻涕　性状如何，是清涕还是黏液涕或脓涕。有无涕中带血；有无鼻后滴漏。

3. 嗅觉障碍　有无嗅觉减退。

4. 其他鼻部症状　有无鼻痒；有无打喷嚏，及其发作时间；有无鼻内结痂或出血。

5. 头痛、头昏　有无头痛，头痛的性状和部位，滴用减充血剂是否可以缓解；有无头昏及记忆力减退或失眠。

6. 耳部症状　是否有耳鸣、耳闷症状，与鼻塞程度是否相关。

二、既往史和个人史等采集要点

有无鼻部外伤史和手术史，以及药物使用情况（特别是减充血剂的使用情况）。

【查体要点】

1. 鼻部　鼻腔内有无分泌物及分泌物的性质等；鼻内镜观察中鼻道和嗅裂是否有脓性分泌物或新生物；鼻黏膜是充血肿胀还是增生肥厚，特别要注意观察下鼻甲的状态。

2. 眼部　是否有眼睑肿胀、结膜充血等症状。

【辅助检查】

1. 前鼻镜或鼻内镜检查　鼻黏膜特征性表现为苍白、水肿，亦可表现为充血或浅蓝色，下鼻甲尤为明显。鼻腔内常见水样分泌物。

2. 查找致敏变应原　有变应原皮肤点刺试验（skin prick test，SPT）、鼻黏膜激发试验和体外变应原特异性 IgE 检测（包括血清和鼻分泌物特异性 IgE 检测）三种方法。临床上以皮肤点刺试验最为常用。

【诊断】

根据常见的临床症状如阵发性连续喷嚏、清水样涕、鼻塞、鼻痒等，结合鼻腔检查及变应原检查的结果，便能作出正确的诊断。

【鉴别诊断】

须与血管运动性鼻炎和非变应性鼻炎伴嗜酸性粒细胞增多综合征 (nonallergic rhinitis with eosinophilia syndrome, NARES) 相鉴别。两者临床表现与变应性鼻炎极为相似，但变应原皮肤点刺试验和特异性 IgE 测定结果皆为阴性。不同的是，NARES 鼻分泌物中有大量嗜酸性粒细胞，而血管运动性鼻炎的鼻分泌物涂片无典型改变，嗜酸性粒细胞无增多。

【治疗】

根据变应性鼻炎的分类和程度，采用阶梯式治疗方法，即按照病情由轻到重，循序渐进依次采用抗组胺药物、糖皮质激素等进行治疗。可根据患者情况采用下列治疗方法：① 避免接触过敏原；② 药物治疗（对症治疗）；③ 免疫治疗（对因治疗）；④ 手术治疗。从疗效和安全性角度考虑，上下呼吸道联合治疗是重要的治疗策略，对变应性鼻炎积极有效的治疗可预防和减轻哮喘的发作。

1. 药物治疗　① 鼻用糖皮质激素；② 抗组胺药；③ 肥大细胞膜稳定剂；④ 抗白三烯药；⑤ 鼻用减充血药；⑥ 抗胆碱药；⑦ 鼻腔盐水冲洗；⑧ 花粉阻隔剂。

2. 变应原特异性免疫治疗（allergen-specific immunotherapy）　主要用于治疗吸入变应原所致的 Ⅰ 型变态反应。疗程分为剂量累加阶段和剂量维持阶段，一般推荐总疗程在 2 年以上。通过皮下注射或舌下含服特异性变应原的方法，反复和递增变应原剂量，提高患者对致敏变应原的耐受能力，达到再次暴露于致敏变应原后不再发病或虽发病但其症状明显减轻的目的。

3. 手术治疗　对部分药物和（或）免疫治疗效果不理想的病例，可考虑行选择性神经切断术，包括翼管神经切断等。

【复习思考题】

变应性鼻炎和非变应性鼻炎如何鉴别诊断？

第十节　非变应性鼻炎

【见习项目】

1. 非变应性鼻炎的示教。
2. 非变应性鼻炎的临床表现。

【见习目的与要求】

1. 掌握非变应性鼻炎的病因、临床表现、诊断及处理原则。
2. 熟悉非变应性鼻炎的病理机制。

【见习地点】

见习医院耳鼻咽喉科。

【见习准备】

见习带教老师事先选好非变应性鼻炎的病例，分配好每一病例示教所占时间，并根据病例数分小组。

【见习流程】

1. 带教老师对理论课知识、概念进行简要复习，尤其要讲明非变应性鼻炎的发病机制、临床表现及其鉴别诊断（重点）。

2. 每一病例由一个小组中选出一位同学采集病史，并结合疾病特点进行重点的体格检查。

3. 各小组集中，回到示教室。当事同学报告病史及阳性体征，提出下一步的辅助检查和可能的阳性结果，作出诊断和鉴别诊断，提出治疗方法和依据。各小组间对所示教的病例开展讨论，指出各自小组的不足之处。

4. 带教老师分析总结，指出各组的优点和不足，提出思考题。

【病史采集要点】

一、现病史采集要点

1. 鼻塞　询问鼻塞是单侧还是双侧，是交替性还是持续性，轻重程度。

2. 鼻涕　性状如何，是清涕还是黏液涕或脓涕。有无涕中带血；有无鼻后滴漏。

3. 嗅觉障碍　有无嗅觉减退。

4. 其他鼻部症状　有无鼻痒；有无打喷嚏，及其发作时间；有无鼻内结痂或出血。

5. 头痛、头昏　有无头痛，头痛的性状和部位，滴用减充血剂是否可以缓解；有无头昏及记忆力减退或失眠。

6. 耳部症状　是否有耳鸣、耳闷症状，与鼻塞程度是否相关。

二、既往史和个人史等采集要点

有无鼻部外伤史和手术史，以及药物使用情况（特别是减充血剂的使用情况）。

【查体要点】

1. 分泌物　鼻腔内有无分泌物及分泌物的性质等；鼻内镜观察中鼻道和嗅裂是否有脓性分泌物或新生物。

2. 鼻黏膜　鼻黏膜是充血肿胀还是增生肥厚，特别要注意观察下鼻甲的状态。

【辅助检查】

1. 前鼻镜或鼻内镜检查　临床检查结果常常容易与变应性鼻炎相混。鼻腔黏膜，特别是下鼻甲黏膜可呈现水肿、充血等，鼻腔常有水样或黏稠样分泌物潴留。

2. 变应原皮肤点刺试验及体外变应原特异性 IgE 检测　非变应性鼻炎两者结果均为阴性。

【诊断】

非变应性鼻炎缺乏特异性诊断方法，主要依靠排除法诊断。应详细询问病史，了解发病时的精神状态、环境因素和发病时间，结合辅助检查结果，并要考虑到内分泌和某些药物的影响，提高诊断的准确性。

【鉴别诊断】

须与变应性鼻炎相鉴别。

【治疗】

采用综合治疗的策略，主要包括尽量避免接触刺激性因素、药物治疗和手术治疗等。

1. 药物治疗　① 鼻内糖皮质激素（鼻塞为主者宜首选）；② 抗组胺药物；③ 鼻内抗胆碱能药

物（流涕为主者宜首选，主要抑制鼻黏膜腺体分泌）；④ 鼻用减充血剂（鼻塞患者可适当应用，但应注意不能长期使用，连续使用不要超过 7 天）；⑤鼻腔生理盐水冲洗。需要着重指出，由于个体临床表现的差异，以上药物可视疾病具体表现以使用某种药物为主或组合使用。

2. 手术治疗　主要适应证是药物治疗无效或效果不佳者。主要目的：一是解除鼻塞（下鼻甲成形）；二是减轻打喷嚏、流涕等症状（鼻腔副交感神经切断术，如翼管神经切断术）。

【复习思考题】

1. 非变应性鼻炎的概念是什么？
2. 非变应性鼻炎根据病因不同可分为哪几类？

第十一节　萎缩性鼻炎

【见习项目】

1. 萎缩性鼻炎的示教。
2. 萎缩性鼻炎的临床表现。

【见习目的与要求】

1. 掌握萎缩性鼻炎的病因、临床表现、诊断及处理原则。
2. 熟悉萎缩性鼻炎的病理机制。

【见习地点】

见习医院耳鼻咽喉科。

【见习准备】

见习带教老师事先选好萎缩性鼻炎的病例，分配好每一病例示教所占时间，并根据病例数分小组。

【见习流程】

1. 带教老师对理论课知识、概念进行简要复习，尤其要讲明萎缩性鼻炎的病因和临床表现（重点）。

2. 每一病例由一个小组中选出一位同学采集病史，并结合疾病特点进行重点的体格检查。

3. 各小组集中，回到示教室。当事同学报告病史及阳性体征，提出下一步的辅助检查和可能的阳性结果，作出诊断和鉴别诊断，提出治疗方法和依据。各小组间对所示教的病例开展讨论，指出各自小组的不足之处。

4. 带教老师分析总结，指出各组的优点和不足，提出思考题。

【病史采集要点】

一、现病史采集要点

1. 鼻咽部症状　① 鼻塞是单侧还是双侧，是交替性还是持续性，轻重程度；② 有无鼻及鼻咽部干燥症状；③ 有无嗅觉减退；④ 有无鼻痒；⑤ 是否有鼻内结痂或出血；⑥ 有无咽干、声音嘶哑和刺激性干咳；⑦ 呼气有无恶臭。

2. 头痛、头昏　有无头痛，头痛的性状和部位；有无头昏及记忆力减退或失眠。

3. 耳部症状　有无耳鸣、听力下降。

二、既往史和个人史等采集要点

有无鼻部病史和手术史，以及药物使用情况。

【查体要点】

1. 鼻部　鼻腔有无增大；鼻腔内有无黄色或黄绿色脓性分泌物或脓痂，有无恶臭；鼻黏膜状态（苍白或红肿）；鼻甲是否缩小（特别要注意观察下鼻甲的状态）；有无鼻出血等。

2. 其他　病变是否发展到咽喉部。

【辅助检查】

前鼻镜或鼻内镜检查　鼻黏膜干燥、鼻腔宽大、鼻甲缩小（尤以下鼻甲最为明显）、鼻腔内大量脓痂充塞，脓痂呈黄色或黄绿色并有恶臭，除去痂皮可有出血。若病变发展至鼻咽、口咽和喉咽部，亦可见同样表现。

【诊断】

萎缩性鼻炎是以鼻黏膜萎缩或退行性变为其组织病理学特征的一类特殊的鼻炎（图 2-11-1），根据病因可分为原发性和继发性两类。本病临床症状可表现为鼻塞、鼻及鼻咽部干燥、鼻出血、嗅觉减退或丧失、呼气恶臭、头痛、头昏等。严重者症状和体征典型，不难诊断。

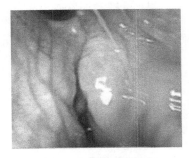

图 2-11-1　萎缩性鼻炎

【鉴别诊断】

应注意与鼻部特殊传染病，如结核、梅毒、鼻硬结、鼻白喉、鼻麻风等鉴别。

【并发症】

萎缩性鼻炎的并发症包括鼻背塌陷、鼻中隔穿孔、化脓性鼻窦炎、泪囊炎和继发鼻窦黏液囊肿等。

【治疗】

尚无特效疗法，目前多采用局部治疗和全身综合治疗。

1. 局部治疗　具体治疗方法包括鼻腔冲洗、鼻内用药和手术治疗。

（1）鼻腔冲洗：可选用温热生理盐水冲洗，每天 1~2 次。旨在清洁鼻腔、除去脓痂和臭味，可刺激鼻黏膜增生。

（2）鼻内用药：① 1% 链霉素滴鼻，以抑制细菌生长、减少炎性糜烂和利于上皮生长；② 复方薄荷油、液状石蜡、鱼肝油等滴鼻剂，可润滑黏膜、促进黏膜血液循环和软化脓痂便于擤出；③ 50% 葡萄糖滴鼻，可能具有刺激黏膜腺体分泌的作用；④ 0.5% 雌二醇或己烯雌酚油剂滴鼻，可减少痂皮、减轻臭味；⑤ 1% 新斯的明涂抹黏膜，可促进鼻黏膜血管扩张。

（3）手术治疗：主要目的是缩小鼻腔，以减少鼻腔通气量、降低鼻黏膜水分蒸发、减轻黏膜干燥及结痂形成。

2. 全身综合治疗　加强营养，改善环境及个人卫生。补充维生素（维生素 A、维生素 B、维生素 C、维生素 D、维生素 E）和微量元素（铁、锌等制剂），可能对本病有一定治疗作用。

【复习思考题】

1. 萎缩性鼻炎的临床表现有哪些？
2. 继发性萎缩性鼻炎的病因是什么？

第十二节　不伴鼻息肉的慢性鼻窦炎

【见习项目】

1. 不伴鼻息肉的慢性鼻窦炎的示教。
2. 不伴鼻息肉的慢性鼻窦炎与其他类型鼻窦炎的鉴别要点。

【见习目的与要求】

1. 掌握不伴鼻息肉的慢性鼻窦炎的概念、临床表现、诊断及治疗方法。
2. 熟悉不伴鼻息肉的慢性鼻窦炎与其他类型鼻窦炎的鉴别诊断。

【见习地点】

见习医院耳鼻咽喉科。

【见习准备】

见习带教老师事先选好不伴鼻息肉的慢性鼻窦炎的病例及影像学片子，分配好每一病例示教所占时间，并根据病例数分小组。

【见习流程】

1. 带教老师对理论课知识、概念进行简要复习，尤其要讲明不伴鼻息肉的慢性鼻窦炎的临床表现和诊断要点（重点）。
2. 每一病例由一个小组中选出一位同学采集病史，并结合疾病特点进行重点的体格检查。
3. 各小组集中，回到示教室。当事同学报告病史及阳性体征，提出下一步的辅助检查和可能的阳性结果，作出诊断和鉴别诊断，提出治疗方法和依据。各小组间对所示教的病例开展讨论，指出各自小组的不足之处。
4. 带教老师分析总结，指出各组的优点和不足，提出思考题。

【病史采集要点】

一、现病史采集要点
1. 主要症状　① 鼻塞：查体可见鼻腔黏膜增厚，鼻甲反应性肿胀；② 流涕：常有黏脓性分泌物，可伴鼻后滴漏。
2. 次要症状　① 头面部胀痛，可伴压迫感；② 可能出现暂时性或永久性的嗅觉功能障碍。
二、既往史和个人史等采集要点
除上述鼻部症状外，还要注意有无发热、头痛等急性炎症症状，有无哮喘及变应性鼻炎病史，有无其他慢性病史等，这有助于对疾病的诊治。

【查体要点】

1. 前鼻镜或鼻内镜检查　观察鼻黏膜充血情况，有无异常分泌物及其颜色、性状和蓄积的位置等，初步判定病变的部位。

2. 鼻腔解剖学检查　重度鼻中隔偏曲、钩突肥大、泡状中鼻甲等解剖结构异常，可以影响窦口鼻道复合体引流的情况。

【辅助检查】

1. CT　CT是诊断鼻窦炎最常用、准确的方法，可以显示病变鼻窦的位置、范围、鼻窦黏膜增厚程度等（图2-12-1）。

2. 磁共振成像（MRI）　鼻窦MRI主要用于观察鼻窦内占位性病变与周围肌肉、血管的解剖关系，而且可以反映窦腔中黏液的性质，为鉴别诊断提供重要依据。

【诊断】

该疾病主要依据症状、查体和鼻窦CT进行综合诊断。患者至少具备鼻塞、黏脓性分泌物两个主要症状其中之一，并可能伴嗅觉减退和头面部闷胀的次要症状。鼻内镜检查时，可见中鼻道、后鼻孔附着黏脓性分泌物。CT显示鼻腔、鼻窦密度增高影。结合以上情况，可诊断为不伴息肉的慢性鼻窦炎。

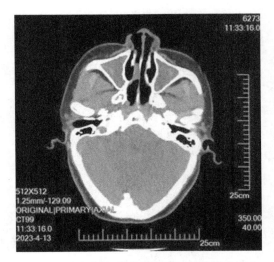

图 2-12-1　双侧上颌窦鼻窦炎不伴鼻息肉 CT

【鉴别诊断】

1. 急性鼻窦炎　起病较急，可伴畏寒、发热、头痛等全身症状；通过典型的症状及病程即可区别。

2. 真菌球　一般无全身症状，通常单侧发病，可伴脓血涕及恶臭味；CT可见窦腔内高密度钙化斑，可伴骨质破坏。

3. 变应性真菌性鼻窦炎　患者多为特应性体质，常伴过敏或哮喘症状；CT可见窦腔内多发性团块样密度增高影（鼻息肉可能），病情发展可伴骨质破坏。

【治疗】

通畅引流，重建鼻部通气，改善呼吸，控制感染，并预防并发症。

1. 药物治疗　①鼻用型糖皮质激素因良好的抗炎作用，被广泛用于慢性鼻窦炎的治疗；②鼻腔冲洗有助于鼻内分泌物的引流，从而改善通气，常作为辅助治疗；③抗生素常用于慢性鼻窦炎急性发作及预防感染；④鼻塞严重的患者可短期使用减充血剂。

2. 手术治疗　药物治疗无效或发生颅内、眶内并发症的患者可考虑鼻内镜手术治疗。该手术旨在保留正常的鼻腔鼻窦黏膜组织的同时，达到清除病变、重建鼻腔、改善鼻窦通气引流的目的。

3. 环境控制　尽量避免接触变应原。

【复习思考题】

哪些慢性鼻窦炎患者可以进行手术治疗？

第十三节　伴鼻息肉的慢性鼻窦炎

【见习项目】

1. 伴鼻息肉的慢性鼻窦炎的示教。
2. 伴鼻息肉的慢性鼻窦炎与鼻腔不同良、恶性肿瘤的鉴别要点。

【见习目的与要求】

1. 掌握伴鼻息肉的慢性鼻窦炎的概念、分型、临床表现、诊断及处理原则。
2. 熟悉伴鼻息肉的慢性鼻窦炎与鼻腔不同良、恶性肿瘤的鉴别要点。

【见习地点】

见习医院耳鼻咽喉科。

【见习准备】

见习带教老师事先选好伴鼻息肉的慢性鼻窦炎的病例及影像学片子，分配好每一病例示教所占时间，并根据病例数分小组。

【见习流程】

1. 带教老师对理论课知识、概念进行简要复习，尤其要讲明伴鼻息肉的慢性鼻窦炎的临床表现和诊断要点（重点）。
2. 每一病例由一个小组中选出一位同学采集病史，并结合疾病特点进行重点的体格检查。
3. 各小组集中，回到示教室。当事同学报告病史及阳性体征，提出下一步的辅助检查和可能的阳性结果，作出诊断和鉴别诊断，提出治疗方法和依据。各小组间对所示教的病例开展讨论，指出各自小组的不足之处。
4. 带教老师分析总结，指出各组的优点和不足，提出思考题。

【病史采集要点】

一、现病史采集要点

1. **主要症状**　① 鼻塞：初期多为间断性、交替性，病情加重后可转为持续性，且可伴有闭塞性鼻音、睡眠打鼾；② 流涕：鼻腔分泌物为黏液性或浆液性，如伴感染则为脓性；③ 嗅觉障碍：鼻腔黏膜炎症肿胀或嗅裂区阻塞，都在一定程度上影响嗅觉功能；④ 头痛：可伴头部压迫感、钝痛或闷胀感。
2. **伴随症状**　是否有打喷嚏等伴随症状。

二、既往史和个人史等采集要点

既往慢性疾病史，如是否有哮喘、糖尿病、心脑血管疾病、外伤手术史、传染病史等，有助于制订诊治方案。

【查体要点】

1. **鼻腔**　注意观察鼻腔黏膜的颜色（充血或苍白），黏膜的状态（肿胀或萎缩）；注意鼻腔内是否有新生物（图 2-13-1），如有，观察其侧别、部位及起源。
2. **分泌物**　观察鼻腔分泌物的性状（清水样、黏液性、浆液性或脓性），寻找分泌物引流的位置，有助于对病变部位进行诊断。

3. 鼻中隔　鼻中隔是否存在偏曲（程度、侧别）。

4. 眼球　眼球是否突出，眼周是否肿胀，是否伴溢泪、复视、视力下降、眼球运动固定或运动受限等症状。

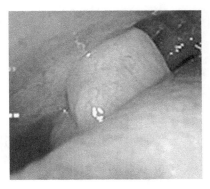

图 2-13-1　鼻息肉

【辅助检查】

1. CT　鼻窦 CT 可以显示病变累及的范围、黏膜病变程度、鼻中隔或其他结构的解剖变异（图 2-13-2），也可用于判断鼻窦炎黏膜的炎症类型。

2. 磁共振成像（MRI）　鼻窦 MRI 主要用于观察鼻窦内软组织占位性病变的范围、程度及与周围肌肉、血管等组织的解剖关系，有助于排除鼻腔鼻窦肿瘤可能，但鼻窦 MRI 检查一般不用于慢性鼻窦炎的诊断。

【诊断】

根据病史、症状和体征，结合影像学等辅助检查，诊断并不困难。

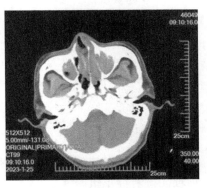

图 2-13-2　双侧鼻窦炎伴鼻息肉 CT

【鉴别诊断】

1. 鼻腔鼻窦内翻性乳头状瘤　外形如多发性鼻息肉，表面常粗糙不平，呈灰白或淡红色。多在单侧鼻腔发生，触之易出血，术后易复发，且有恶性变可能。

2. 鼻咽纤维血管瘤　多见于青少年，位于鼻腔后段及鼻咽部，基底广，但不可移动。血管瘤表面可见丰富血管，质硬，触之易出血。患者可有鼻塞、鼻出血等症状。

3. 鼻腔脑膜脑膨出　多发于婴幼儿，为单侧鼻腔肿物，表面光滑，常合并脑脊液鼻漏或反复发作性脑膜炎。鼻腔鼻窦 CT 或 MRI 检查可以帮助明确诊断。

4. 鼻腔恶性肿瘤　常呈单侧进行性鼻塞，反复鼻出血或伴脓血涕，可伴外鼻畸形、面部麻木、头痛等临床表现。鼻内镜下可见鼻腔肿物，可活检明确诊断。

【治疗】

先使用鼻腔局部糖皮质激素喷剂治疗，如果症状无明显改善，可以考虑手术。术后定期随访，并行鼻腔冲洗+鼻喷激素治疗。

1. 药物治疗　① 糖皮质激素：鼻用糖皮质激素对较小的息肉有效；而较大的息肉可能需要全身使用糖皮质激素。② 大环内酯类药物：口服大环内酯类抗生素能在一定程度上缩小鼻息肉。③ 白三烯受体拮抗剂：主要用于哮喘的治疗，但对鼻息肉的疗效已得到初步肯定。④ 黏液溶解促排剂：可稀化鼻腔和鼻窦分泌物，改善鼻黏膜纤毛活性，促进黏液排出，恢复鼻腔鼻窦生理功能。⑤ 鼻腔冲洗：通畅引流，改善鼻部通气的辅助治疗。

2. 手术治疗　在鼻内镜直视下切除鼻息肉，开放鼻窦，改善鼻窦通气和引流，是伴鼻息肉的慢性鼻窦炎的主要治疗方法。

【复习思考题】

1. 以诊治为目的，需要进行哪些辅助检查？

2. 鼻息肉的发病机制有哪些？

第十四节 真菌性鼻窦炎

【见习项目】

1. 真菌性鼻窦炎的示教。
2. 真菌性鼻窦炎各分型的临床表现与诊断。

【见习目的与要求】

1. 掌握真菌球、变应性真菌性鼻窦炎、急性侵袭性真菌性鼻窦炎和慢性侵袭性真菌性鼻窦炎的病因、病理、临床表现、诊断及治疗方法。
2. 熟悉常见真菌性鼻窦炎的影像学表现。

【见习地点】

见习医院耳鼻咽喉科。

【见习准备】

见习带教老师事先选好真菌性鼻窦炎的病例及影像学片子，分配好每一病例示教所占时间，并根据病例数分小组。

【见习流程】

1. 带教老师对理论课内容进行简要复习，介绍真菌性鼻窦炎相关临床表现（重点）。
2. 每一病例由一个小组中选出一位同学采集病史，并结合疾病特点进行重点的体格检查。
3. 各小组集中，回到示教室。当事同学报告病史及阳性体征，提出下一步的辅助检查和可能的阳性结果，作出诊断和鉴别诊断，提出治疗方法和依据。各小组间对所示教的病例开展讨论，指出各自小组的不足之处。
4. 带教老师分析总结，指出各组的优点和不足，提出思考题。

【病史采集要点】

一、现病史采集要点

1. **发病诱因** 长期使用抗生素；免疫力低下或缺陷者；曲霉菌感染；影响鼻腔、鼻窦通气引流的因素和湿热的环境等。
2. **主要症状** ① 鼻塞、流脓涕或血涕，恶臭气味；② 发热、眼球突出、结膜充血、视力减退等，如果病变压迫眶下神经，可导致面部隆起和疼痛。

二、既往史和个人史等采集要点

长期反复发作的慢性鼻窦炎或哮喘史；鼻息肉手术史；职业史；等等。

【查体要点】

1. **鼻腔** 应重点检查鼻腔的情况，注意鼻腔分泌物的性状，是否闻及恶臭等。
2. **鼻中隔** 鼻中隔是否存在偏曲（程度、侧别），判断偏曲对鼻塞症状的影响。
3. **眼球** 眼球是否突出，眼周是否肿胀，是否伴溢泪、复视、视力下降、眼球运动固定或运动受限等症状。

【辅助检查】

鼻窦 CT　真菌球的鼻窦 CT 显示单侧窦内不均匀密度增高影，可见高密度钙化斑，可见窦壁骨质增生（图2-14-1）。变应性真菌性鼻窦炎的鼻窦 CT 显示病变中央高密度的变应性黏蛋白影。侵袭性真菌性鼻窦炎鼻窦CT 显示累及鼻腔和多个鼻窦，伴广泛的骨壁破坏，若侵犯面部、眼眶、颅底或翼腭窝，可以出现相应的临床特征，急、慢性需要结合病史做诊断。该病的诊断较少使用鼻窦 MRI。

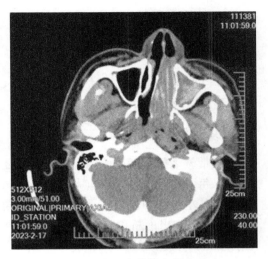

图 2-14-1　左侧真菌性上颌窦炎 CT

【诊断】

根据患者局部及全身症状，结合影像学检查、个人史及既往史等，该病不难诊断，术后病理检查可明确诊断。

【鉴别诊断】

须与变应性鼻炎和鼻窦恶性肿瘤相鉴别。

【治疗】

（1）真菌球经手术后多数可获得治愈。

（2）变应性真菌性鼻窦炎较难治疗，术后应用糖皮质激素控制病情，可以减轻炎症反应、黏膜水肿，降低复发率。

（3）非侵袭型真菌性鼻-鼻窦炎行鼻内镜手术，彻底清除患窦内真菌球和不可逆的病变组织，但须注意保留鼻窦正常的黏膜和骨壁。

（4）侵袭型真菌性鼻-鼻窦炎须广泛彻底清除鼻腔和鼻窦内病变组织，并根据病变范围切除受累的鼻窦黏膜和骨壁，包括失活的鼻、鼻窦、口腔及眶内组织等，以确保通畅引流和改善症状。

【复习思考题】

1. 以诊疗为目的，需要做哪些辅助检查？
2. 患者出现眼球突出、视力下降，应该注意与什么疾病相鉴别？

第十五节　鼻源性眶内并发症

【见习项目】

1. 鼻源性眶内并发症的病因。
2. 不同并发症的临床表现与诊断。

【见习目的与要求】

1. 掌握眶周蜂窝织炎、眶内蜂窝织炎、眶壁骨膜下脓肿、眶内脓肿及球后视神经炎的临床表现、诊断及治疗方法。
2. 熟悉鼻源性眶内并发症的眼部特征和影像学表现。

【见习地点】

见习医院耳鼻咽喉科。

【见习准备】

见习带教老师事先选好鼻源性眶内并发症的病例及影像学片子，分配好每一病例示教所占时间，并根据病例数分小组。

【见习流程】

1. 带教老师对理论课内容进行简要复习，介绍鼻源性眶内并发症相关临床表现（重点）。

2. 每一病例由一个小组中选出一位同学采集病史，并结合疾病特点进行重点的体格检查。

3. 各小组集中，回到示教室。当事同学报告病史及阳性体征，提出下一步的辅助检查和可能的阳性结果，作出诊断和鉴别诊断，提出治疗方法和依据。各小组间对所示教的病例开展讨论，指出各自小组的不足之处。

4. 带教老师分析总结，指出各组的优点和不足，提出思考题。

【病史采集要点】

一、现病史采集要点

1. **病因**　解剖上，鼻腔、鼻窦与眼眶之间存在无静脉瓣的丰富的静脉网；药物治疗不充分，导致病情迁延；鼻窦手术损伤未及时处理；机体免疫力降低。

2. **主要症状**　① 是否出现眶深部剧痛、眼球运动受限、眼球突出移位、视力受损和球结膜水肿等症状；② 是否出现眶尖综合征，即眶周皮肤感觉障碍，上睑下垂、眼球运动受限，复视甚至失明等症状。

二、既往史和个人史等采集要点

有无急性鼻窦炎病史或近期鼻窦手术史。

【查体要点】

主要观察眼部的改变。眶周蜂窝织炎首发症状是眼睑水肿和轻压痛；眶壁骨膜下脓肿在病情进展下，会出现眼球运动受限、视力减退、球结膜水肿、眼睑充血肿胀，甚至出现眶尖综合征；眶内蜂窝织炎出现弥漫性水肿和炎症，但无脓肿形成；眶内脓肿可导致眶内压升高。临床上主要表现为眼球明显突出、眼球运动受限、视力锐减、球结膜水肿、眶深部剧痛，可伴高热，致盲；球后视神经炎临床表现为视力下降，甚至失明。

【辅助检查】

1. **眼科检查**　视力检查判断视神经是否受累。眼球活动度检查判断眼外肌是否受累。角膜、前房、晶状体、玻璃体及眼底视网膜检查，有助于判断炎症是否累及眼球内部。

2. **鼻窦 CT**　鼻窦冠状位及轴位 CT 扫描，可以对眶内并发症进行分类，特别是区分眶骨膜下脓肿与眶内脓肿。

3. **MRI**　MRI 在怀疑存在颅内病变时有重要价值。

【诊断】

根据鼻窦炎的病史、临床表现、鼻窦影像学检查及眼部的症状和体征，可以进行诊断。

【鉴别诊断】

须与急性泪囊炎和鼻窦淋巴瘤相鉴别。

【治疗】

充分清除病变，开放窦口，恢复鼻腔、鼻窦的通气引流。如出现相应的眼部症状，应及时行眶减压或视神经减压。根据并发症的种类及严重程度，制订不同的治疗方案。

【复习思考题】

1. 鼻源性眶内并发症的感染途径有哪些？
2. 患者眼球突出、视力下降的程度对诊疗方案有何提示？

第十六节　鼻源性颅内并发症

【见习项目】

1. 鼻源性颅内并发症的病因。
2. 不同并发症的临床表现与诊断。

【见习目的与要求】

1. 掌握硬膜外脓肿、硬膜下脓肿、化脓性脑膜炎、脑脓肿、海绵窦血栓性静脉炎的临床表现、诊断及治疗方法。
2. 熟悉鼻源性颅内并发症的影像学表现。

【见习地点】

见习医院耳鼻咽喉科。

【见习准备】

见习带教老师事先选好鼻源性颅内并发症的病例和影像学片子，分配好每一病例示教所占时间，并根据病例数分小组。

【见习流程】

1. 带教老师对理论课内容进行简要复习，介绍鼻源性颅内并发症的相关临床表现（重点）。
2. 每一病例由一个小组中选出一位同学采集病史，并结合疾病特点进行重点的体格检查。
3. 各小组集中，回到示教室。当事同学报告病史及阳性体征，提出下一步的辅助检查和可能的阳性结果，作出诊断和鉴别诊断，提出治疗方法和依据。各小组间对所示教的病例开展讨论，指出各自小组的不足之处。
4. 带教老师分析总结，指出各组的优点和不足，提出思考题。

【病史采集要点】

一、现病史采集要点

1. 病因　鼻腔、鼻窦与颅底的解剖学关系是发生该病的基础，引发鼻窦炎的细菌可以通过解剖途径累及颅内。

2. **主要症状** ① 鼻塞、流脓涕及其加重或缓解因素，分泌物的颜色、性状等。② 发热、头痛等颅内高压症状，复视、意识障碍等。③ 伴发症状，如鼻出血、头面部麻木感、视力下降、眼球突出、眼球运动受限、眼睑下垂、溢泪等；耳流脓、听力下降及头晕、面瘫等。注意排除中耳炎所致的并发症等其他疾病的可能。

二、既往史和个人史等采集要点

慢性疾病史，糖尿病、心脑血管疾病、外伤手术史、传染病史等，这对诊治方案的制订有意义。

【查体要点】

（1）应重点检查鼻腔情况，注意有无鼻腔、鼻道分泌物，特别注意分泌物引流位置及分泌物的性状、范围，鼻窦区有无压痛、红肿。

（2）应注意患者的一般情况，有无颅内高压症状、颈部抵抗、烦躁不安、兴奋、谵妄或昏迷等。

（3）注意检查眼部情况，有无眼睑下垂、视力下降、眼球突出、眼球运动受限、瞳孔大小改变等。

【辅助检查】

1. **影像学检查**　鼻窦、头颅 MRI 较 CT 敏感，但对于合并颅底骨质缺损的患者，应同时行高分辨率 CT 扫描，寻找骨质缺损位置。

2. **腰椎穿刺脑脊液检查**　确诊化脓性脑膜炎最有效的诊断方法。但腰椎穿刺造成脑疝的风险较大，穿刺前必须进行影像学检查，评估腰椎穿刺的必要性。脑脊液测压可明确有无颅内高压，脑脊液常规及生化检查有助于排除病毒性脑膜炎及结核性脑膜炎可能。

【诊断】

诊断依据鼻窦炎临床表现，以及上述颅内感染症状和相应的神经体征。尽早、及时地进行辅助检查，如鼻窦、头颅 MRI 或 CT 等影像学检查，有助于明确诊断；脑脊液检查可有生化指标改变，部分可检测到致病菌。鼻窦手术后如出现神经症状，须考虑是否有颅底骨质损伤导致继发性颅内感染可能。

【鉴别诊断】

须与病毒性脑膜炎和结核性脑膜炎相鉴别。

【治疗】

首先足量使用能穿透血脑屏障的广谱抗生素；然后取鼻腔、鼻窦脓性分泌物，进行细菌培养和药物敏感试验，再调整抗生素的使用。若患者病情稳定，在处理并发症的同时，可进行手术治疗彻底清除鼻窦病变。

【复习思考题】

1. 化脓性脑膜炎的感染途径有哪些？
2. 如何预防鼻源性颅内并发症的发生？

第十七节 鼻中隔偏曲

【见习项目】

1. 鼻中隔偏曲的病因。
2. 鼻中隔偏曲的临床表现与诊断。

【见习目的与要求】

1. 掌握鼻中隔偏曲的临床表现、诊断及治疗方法。
2. 熟悉鼻中隔偏曲的前鼻镜、鼻内镜检查和影像学表现。

【见习地点】

见习医院耳鼻咽喉科。

【见习准备】

见习带教老师事先选好鼻中隔偏曲的病例和影像学片子、鼻内镜报告，分配好每一病例示教所占时间，并根据病例数分小组。

【见习流程】

1. 带教老师对理论课内容进行简要复习，介绍鼻中隔偏曲的相关临床表现（重点）。
2. 每一病例由一个小组中选出一位同学采集病史，并结合疾病特点进行重点的体格检查。
3. 各小组集中，回到示教室。当事同学报告病史及阳性体征，提出下一步的辅助检查和可能的阳性结果，作出诊断和鉴别诊断，提出治疗方法和依据。各小组间对所示教的病例开展讨论，指出各自小组的不足之处。
4. 带教老师分析总结，指出各组的优点和不足，提出思考题。

【病史采集要点】

一、现病史采集要点

1. **病因** 发育畸形（腺样体肥大）、继发性偏曲（鼻腔、鼻窦肿瘤压迫）或外伤（鼻中隔骨折和脱位）。
2. **主要症状** 鼻塞（单或双侧、交替性或持续性），反射性头痛（性质、部位、减充血剂能否缓解），鼻出血或鼻内血痂，脓涕或脓血涕等。
3. **其他** 是否伴有耳鸣、耳闷，以及其与鼻塞程度的相关性等。

二、既往史和个人史等采集要点

有无鼻部疾病史，如鼻出血、鼻息肉、鼻腔鼻窦良性或恶性肿瘤等；鼻外伤史；等等。

【查体要点】

观察外鼻是否畸形，前鼻镜下检查鼻内孔是否狭窄，鼻中隔前缘是否脱位，鼻中隔偏曲的侧别、部位和类型。检查鼻甲的大小，鼻道是否有脓性分泌物、息肉或新生物等。

【辅助检查】

1. **前鼻镜检查** 可发现鼻中隔偏曲的侧别和程度，凸起面可见黏膜充血糜烂。鼻中隔偏曲明显

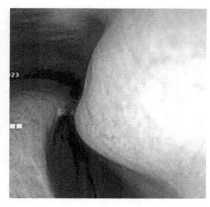

图 2-17-1 鼻中隔左偏

者两侧鼻腔大小不等。外伤导致的偏曲可伴鼻中隔软骨脱位，严重者可能出现黏膜撕裂和软骨外露。

2. 鼻内镜检查　明确鼻中隔与鼻甲、鼻道的解剖结构关系，以及对鼻道的阻塞程度（图 2-17-1）。

3. 鼻窦 CT　评估鼻中隔偏曲程度和部位，以及与相邻解剖结构的关系，有助于确定手术矫正的范围。

【诊断】

出现临床症状，且在前鼻镜或鼻内镜下见鼻中隔偏曲，方可诊断为鼻中隔偏曲。诊断时应注意观察偏曲的部位、类型及毗邻关系，还须排除其他病变引起的鼻中隔偏曲。

【鉴别诊断】

须与鼻息肉、肿瘤压迫和生理性鼻中隔偏曲相鉴别。

【治疗】

鼻中隔轻度偏曲不引起症状者不必治疗。有临床症状或者外伤导致的偏曲须行手术矫正。常见手术方法有鼻中隔黏骨膜下矫正术和鼻中隔黏骨膜下切除术，前者因手术仅切除少量偏曲的软骨和骨质，使用更为广泛。

【复习思考题】

鼻中隔矫正术的适应证及术后并发症有哪些？

第十八节　鼻中隔血肿和脓肿

【见习项目】

1. 鼻中隔血肿和脓肿的病因。
2. 鼻中隔血肿和脓肿的临床表现与诊断。

【见习目的与要求】

掌握鼻中隔血肿和脓肿的临床表现、诊断及治疗方法，熟悉鼻内镜检查。

【见习地点】

见习医院耳鼻咽喉科。

【见习准备】

见习带教老师事先选好鼻中隔血肿和脓肿的病例和鼻内镜图片，分配好每一病例示教所占时间，并根据病例数分小组。

【见习流程】

1. 带教老师对理论课内容进行简要复习，介绍鼻中隔血肿和脓肿的相关临床表现（重点）。
2. 每一病例由一个小组中选出一位同学采集病史，并结合疾病特点进行重点的体格检查。

3. 各小组集中，回到示教室。当事同学报告病史及阳性体征，提出下一步的辅助检查和可能的阳性结果，作出诊断和鉴别诊断，提出治疗方法和依据。各小组间对所示教的病例开展讨论，指出各自小组的不足之处。

4. 带教老师分析总结，指出各组的优点和不足，提出思考题。

【病史采集要点】

一、现病史采集要点

1. **病因** ① 外伤：鼻中隔脱位、骨折和手术都可产生黏膜下出血，形成血肿。② 血液病：出血性疾病或凝血功能障碍等均可引起原发性鼻中隔血肿。如伴发细菌感染，则可能形成鼻中隔脓肿。

2. **主要症状** ① 鼻塞可呈持续性，若症状加重，可伴鼻梁胀痛或前额部疼痛。如鼻中隔黏膜破裂，可有血性分泌物流出。② 局部或全身感染症状，如鼻尖部红肿压痛，畏寒、发热、头痛等。

二、既往史和个人史等采集要点

慢性疾病史、传染病史、月经史（女性）等。

【辅助检查】

1. **鼻中隔血肿** 鼻内镜下见鼻中隔两侧呈半圆形隆起，黏膜暗红，触之柔软，隆起部位穿刺可抽出血液。

2. **鼻中隔脓肿** 鼻内镜下见鼻中隔对称性膨隆，黏膜暗红，触之有波动感，且触痛明显。隆起部位对血管收缩剂无反应，穿刺可抽出脓液。

【诊断】

结合患者外伤史或鼻中隔手术史，综合症状、体征、鼻内镜结果，以及穿刺结果（血肿或脓肿）等，可明确诊断。此外，也须与鼻中隔黏膜肿胀相鉴别，血管收缩剂收缩鼻腔黏膜后，回缩良好则为鼻中隔黏膜肿胀，回缩不良或无反应则为鼻中隔血肿。

【鉴别诊断】

须与鼻部肿物和鼻疖相鉴别。

【治疗】

1. **鼻中隔血肿** 可在血肿隆起处穿刺抽出积血，双侧局部填塞压迫止血。对较大的血肿或已形成血凝块时，须在血肿下部切开黏骨膜，吸除血液及血凝块。

2. **鼻中隔脓肿** 应及时切开排脓，防止鼻中隔软骨坏死导致穿孔。同时全身应用足量广谱抗生素，达到控制感染、防止感染加重的目的。

【复习思考题】

鼻中隔血肿和脓肿如果未能及时处理，会出现何种并发症？

第十九节　鼻中隔穿孔

【见习项目】

1. 鼻中隔穿孔的病因。
2. 鼻中隔穿孔的临床表现与诊断。

【见习目的与要求】

掌握鼻中隔穿孔的临床表现、诊断及治疗方法，熟悉鼻内镜检查。

【见习地点】

见习医院耳鼻咽喉科。

【见习准备】

见习带教老师事先选好鼻中隔穿孔的病例和鼻内镜图片，分配好每一病例示教所占时间，并根据病例数分小组。

【见习流程】

1. 带教老师对理论课内容进行简要复习，介绍鼻中隔穿孔的相关临床表现（重点）。
2. 每一病例由一个小组中选出一位同学采集病史，并结合疾病特点进行重点的体格检查。
3. 各小组集中，回到示教室。当事同学报告病史及阳性体征，提出下一步的辅助检查和可能的阳性结果，作出诊断和鉴别诊断，提出治疗方法和依据。各小组间对所示教的病例开展讨论，指出各自小组的不足之处。
4. 带教老师分析总结，指出各组的优点和不足，提出思考题。

【病史采集要点】

一、现病史采集要点

1. **病因** ① 鼻中隔脓肿、腐蚀性物质长期刺激、长期挖鼻习惯；② 医源性损伤如鼻中隔手术；③ 鼻腔异物或结石长期压迫；④ 肿瘤及恶性肉芽肿压迫鼻中隔；⑤ 急性传染病如白喉、伤寒和猩红热等，或鼻特殊性感染如结核、狼疮、麻风等。

2. **主要症状** 鼻腔干燥感、头痛和鼻出血。鼻中隔前段小穿孔，呼吸时有吹哨声。结核和梅毒引起的鼻中隔脓痂有臭味，且可伴发热等症状。

二、既往史和个人史等采集要点

有无慢性疾病史、外伤史、手术史、传染病史、异物滞留史等。

【辅助检查】

前鼻镜和鼻内镜检查 可明确穿孔的部位、大小（图2-19-1），并检查鼻道内是否有新生物。小穿孔易被痂皮覆盖，检查时注意去除。鼻中隔穿孔边缘易糜烂、出血。

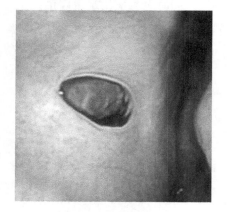

图 2-19-1 鼻中隔穿孔

【诊断】

根据病史、临床表现和前鼻镜或鼻内镜检查，不难诊断。诊断时应明确穿孔的部位和大小，并鉴别病因，这利于后续制订治疗方案。

【治疗】

1. **保守治疗** 病因治疗，如避免接触腐蚀性物质，抗结核、抗梅毒治疗等。
2. **手术治疗** 单纯鼻中隔穿孔者，可根据穿孔的位置和大小选择不同的穿孔修补术。

【复习思考题】

鼻中隔穿孔修补术有哪些，其适应证是什么？

第二十节　鼻出血

【见习项目】

1. 鼻出血的病因。
2. 鼻出血的诊断与治疗。

【见习目的与要求】

掌握鼻出血的临床表现、诊断及治疗方法，熟悉鼻内镜检查及前鼻孔填塞术、电凝止血术等治疗方法。

【见习地点】

见习医院耳鼻咽喉科。

【见习准备】

见习带教老师事先选好鼻出血的病例和鼻内镜图片，分配好每一病例示教所占时间，并根据病例数分小组。

【见习流程】

1. 带教老师对理论课内容进行简要复习，介绍鼻出血的病因及诊治（重点）。
2. 每一病例由一个小组中选出一位同学采集病史，并结合疾病特点进行重点的体格检查。
3. 各小组集中，回到示教室。当事同学报告病史及阳性体征，提出下一步的辅助检查和可能的阳性结果，作出诊断和鉴别诊断，提出治疗方法和依据。各小组间对所示教的病例开展讨论，指出各自小组的不足之处。
4. 带教老师分析总结，指出各组的优点和不足，提出思考题。

【病史采集要点】

一、现病史采集要点

1. **病因**　可分为局部原因和全身原因两大类。

（1）局部原因。①外伤：因外伤、手术等致鼻中隔、鼻窦等部位损伤可引起鼻出血。剧烈咳嗽、挖鼻、高空飞行及潜水等剧烈气压变化、鼻腔插管不当等也可引起鼻出血。②炎症：急性鼻炎、急性鼻-鼻窦炎等非特异性炎症，鼻硬结病、结核、梅毒等特异性感染，均可造成黏膜病变致鼻出血。③肿瘤：鼻-鼻窦的良、恶性肿瘤，如血管瘤、乳头状瘤、鳞癌等；鼻咽纤维血管瘤。④鼻中隔疾病：鼻中隔偏曲、鼻中隔溃疡、鼻腔黏膜糜烂、鼻中隔穿孔等。

（2）全身原因。①心血管疾病：动脉压升高（如高血压、动脉硬化症等）；静脉压增高（如肺水肿、二尖瓣狭窄等）。②血液疾病：血小板异常、长期服用水杨酸类药物或抗凝血药物、凝血机制的异常等。③急性传染病：如流感、猩红热、伤寒及传染性肝炎等。④内分泌失调：主要为女性，代偿性月经、妊娠期及绝经期鼻出血。⑤维生素及微量元素缺乏：维生素 C、维生素 P、维生素 K 及钙等缺乏。⑥ 严重营养障碍、药物中毒、遗传性出血性毛细血管扩张症等。

2. 主要症状　多数鼻出血为单侧，少数为双侧；出血可呈间歇性或持续性。出血量多少不一，轻者涕中带血，严重者可导致失血性休克。少儿和青年人的鼻出血多发生于鼻中隔前下部的易出血区（Little 区），压迫后出血多可自行止住。中老年人的鼻出血常与高血压有关，出血部位多为下鼻甲后端的吴氏鼻–鼻咽静脉丛，或鼻中隔后部的动脉。此部位出血一般较为剧烈，不易止血。

二、既往史和个人史等采集要点

有无高血压、心脑血管疾病、动脉粥样硬化等慢性疾病史，血液病史，外伤手术史，传染病史等。应尽力完善相关病史，这将有利于对病因的诊断。

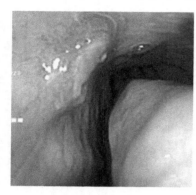

图 2-20-1　鼻出血

【辅助检查】

1. 前鼻镜检查　前鼻镜下寻找出血点，仔细观察如鼻中隔前下方、中鼻道及嗅裂区等部位，以及有无扩张的血管、鼻中隔有无偏曲和穿孔、鼻腔黏膜是否糜烂等。

2. 鼻内镜检查　可以辅助寻找鼻腔后部、嗅裂等部位的出血点（图 2-20-1）。若前鼻镜下未发现出血点，则需要特别注意吴氏鼻–鼻咽静脉丛、鼻中隔后下部、嗅裂等部位。

3. 血常规　可根据血红蛋白水平判断出血量，以及患者是否休克；若为反复慢性出血，则可评估患者的贫血程度；凝血功能和血小板计数检查也有助于鼻出血病因的诊断。

4. 影像学检查　CT 血管造影（CTA）和数字减影血管造影（DSA）有助于寻找鼻腔顽固性出血点，且可以辅助排除外伤性假性动脉瘤的可能。

【诊断】

（1）详细询问病史，确认出血起源以排除咯血和呕血。
（2）根据前鼻镜或者鼻内镜检查结果，确定出血部位。
（3）局部和全身检查（测量血压、血常规、凝血功能等），必要时辅以影像学检查。
（4）排查全身性疾病。

【治疗】

对长期反复的慢性出血应积极寻找病因；急性的大量出血应立即止血，待出血控制后，再查找病因。不同病因、部位和出血量，应选择不同的止血方法（指压法、灼烧法、填塞法、血管结扎法和血管栓塞法等）。对于情绪焦虑患者，可以予以适量的镇静剂。适当应用凝血酶、云南白药等止血剂。

【复习思考题】

1. 对鼻中隔前下方反复出血，若一般止血治疗无效，我们可以采取哪种治疗方法？
2. 相对于鼻腔前部出血，鼻腔后部的出血多来源于动脉，出血量较大，且难以控制，我们应该采取哪种治疗方法？

第二十一节　鼻腔及鼻窦异物

【见习项目】

1. 鼻腔及鼻窦异物的示教。

2. 鼻腔及鼻窦异物的临床表现。

【见习目的与要求】

1. 掌握鼻腔及鼻窦异物的病因、临床表现、诊断。
2. 熟悉鼻腔及鼻窦异物的治疗方法。

【见习地点】

见习医院耳鼻咽喉科。

【见习准备】

见习带教老师事先选好鼻腔及鼻窦异物的病例，分配好每一病例示教所占时间，并根据病例数分小组。

【见习流程】

1. 带教老师对理论课知识、概念进行简要复习，尤其要讲明鼻腔及鼻窦异物的临床表现和治疗方法（重点）。
2. 每一病例由一个小组中选出一位同学采集病史，并结合疾病特点进行重点的体格检查。
3. 各小组集中，回到示教室。当事同学报告病史及阳性体征，提出下一步的辅助检查和可能的阳性结果，作出诊断和鉴别诊断，提出治疗方法和依据。各小组间对所示教的病例开展讨论，指出各自小组的不足之处。
4. 带教老师分析总结，指出各组的优点和不足，提出思考题。

【病史采集要点】

一、现病史采集要点

1. **病因** ①儿童玩耍时将果核、塑料玩物等异物塞入鼻孔内；②水蛭和昆虫误入鼻内；③石块、木块、金属片、弹丸等进入鼻窦、眼眶等处；④医源性异物，如鼻部手术时填塞的纱条、棉片或器械断端遗留鼻内造成。

2. **主要症状** 鼻腔异物多有单侧鼻腔流黏脓涕、涕中带血、鼻塞及呼气有臭味。视异物性质、大小、形状、所在部位、刺激性强弱和滞留时间的长短而表现出不同的症状。若为动物性异物，患者鼻内多有虫爬感，日久可有鼻窦炎。医源性异物在术后仍有较重鼻塞、脓性分泌物和头痛等表现。

二、既往史和个人史等采集要点

有无异物史、鼻部病史和手术史。

【辅助检查】

1. **前鼻镜检查** 前鼻镜下可以发现位置不深的异物。
2. **鼻内镜检查** 如前鼻镜检查不能窥及，可行鼻内镜检查观察鼻腔情况，寻找异物（图 2-21-1）。
3. **影像学检查** 如异物为锐器，损伤经面部至鼻窦、鼻腔，甚至贯通颅底时，须行 X 线摄片或 CT 检查，可明确异物周围组织损伤情况。

【诊断】

临床表现与异物性质、大小、形状、所在部位、刺激性强弱

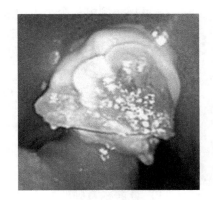

图 2-21-1 鼻腔异物

和滞留时间长短有关，根据病史、临床表现、辅助检查不难诊断。儿童单侧鼻塞，伴脓涕或血涕且有臭味时，应首先考虑鼻腔异物。检查时需要吸干净鼻腔分泌物才易发现异物。

【治疗】

要根据异物大小、形状、部位及性质的不同，采取相应的方法取出异物。对于儿童鼻腔异物，可用环形或钩状器械，绕至异物后方再回钩出来。若为动物性异物，应先用1%丁卡因进行鼻腔黏膜麻醉，然后再用异物钳取出。异物若靠近大血管，则应先行血管结扎，再取出异物。

【复习思考题】

鼻腔及鼻窦异物有哪些类别，如何治疗？

第二十二节　鼻及鼻窦囊肿

【见习项目】

1. 鼻前庭囊肿、鼻窦囊肿、上颌窦牙源性囊肿的病因。
2. 鼻前庭囊肿、鼻窦囊肿、上颌窦牙源性囊肿的临床表现与诊断。

【见习目的与要求】

1. 掌握鼻及鼻窦囊肿的临床表现、诊断及治疗方法。
2. 熟悉鼻及鼻窦囊肿的前鼻镜、鼻内镜检查和影像学表现。

【见习地点】

见习医院耳鼻咽喉科。

【见习准备】

见习带教老师事先选好病例和鼻前庭囊肿、鼻窦囊肿、上颌窦牙源性囊肿的影像学片子、鼻内镜报告，分配好每一病例示教所占时间，并根据病例数分小组。

【见习流程】

1. 带教老师对理论课内容进行简要复习，介绍鼻前庭囊肿、鼻窦囊肿、上颌窦牙源性囊肿的相关临床表现（重点）。
2. 每一病例由一个小组中选出一位同学采集病史，并结合疾病特点进行重点的体格检查。
3. 各小组集中，回到示教室。当事同学报告病史及阳性体征，提出下一步的辅助检查和可能的阳性结果，作出诊断和鉴别诊断，提出治疗方法和依据。各小组间对所示教的病例开展讨论，指出各自小组的不足之处。
4. 带教老师分析总结，指出各组的优点和不足，提出思考题。

【病史采集要点】

一、现病史采集要点

1. 病因

（1）鼻前庭囊肿的病因包括两个学说。① 腺体潴留学说，即鼻腔底黏膜黏液腺的腺管阻塞，致腺体分泌物潴留形成囊肿。② 先天性异常，即在胚胎发育期，残留的上皮组织发展成囊肿，又称面裂囊肿，最具代表性的就是鼻前庭囊肿。

（2）鼻窦囊肿包括鼻窦黏液囊肿和鼻窦黏膜囊肿。① 鼻窦黏液囊肿为多因素综合所致。各种原因导致的鼻窦开口阻塞，使鼻腔内分泌物不能排出。同时鼻窦黏膜炎性病变，黏膜水肿，大量的渗出液逐渐充满窦腔，压迫鼻窦骨壁变薄。② 鼻窦黏膜囊肿的病因有两种：其一，黏膜内黏液腺阻塞，腺体内分泌物潴留在黏膜下形成囊肿，又称黏液潴留囊肿；其二，黏膜炎症或变态反应，毛细血管渗出的浆液潴留于黏膜下层结缔组织内逐渐膨大形成囊肿，又称鼻窦浆液性囊肿。

（3）上颌窦牙源性囊肿包括发育性和炎症性两种。① 含牙囊肿与牙齿发育缺陷有关，常发现有未长出的恒齿或额外齿。② 根尖周囊肿起因于牙根感染、牙髓坏死而形成的根尖肉芽肿或囊肿，慢性炎症的刺激引起牙周腔上皮增生长入其内形成囊肿。

2. 主要症状

（1）鼻前庭囊肿：囊肿发展缓慢，常单侧发病。早期囊肿较小，可无症状。随着病情进展，可出现鼻前庭和鼻翼附着处隆起伴胀痛感。囊肿较大阻塞鼻前庭时，可有同侧鼻塞。若继发感染，囊肿可迅速增大，局部疼痛加重。

（2）鼻窦囊肿：鼻窦黏液囊肿发展缓慢，囊肿小而局限时，可无任何不适。若囊肿增大压迫鼻窦骨壁、侵入眶内和颅内，则出现相应症状。① 鼻部症状如鼻塞、流涕、嗅觉减退，脑脊液鼻漏少见。② 眼部症状，如患者可出现眼球移位，流泪、复视、视力障碍，甚至出现眶尖综合征，表现为眶周感觉障碍、上睑下垂、眼球固定、视力减退或失明等。③ 面部症状。筛窦囊肿者内眦部隆起，额窦囊肿者眶顶部隆起，上颌窦囊肿者面颊部隆起。隆起处皮肤正常。触诊隆起表面光滑、乒乓球或破鸡蛋壳感，一般无触痛。④ 其他表现，如头痛或麻木感；闭经、性欲减退、尿崩等内分泌症状；脑膜炎等。

鼻窦黏膜囊肿多无明显症状，偶有前额部头疼或面颊部压迫感。囊肿破裂流出黄色透明液体后，症状缓解；之后囊液再次蓄积，症状反复发作。

（3）上颌窦牙源性囊肿：① 含牙囊肿增大可使患侧面颊和唇龈部隆起，其表面光滑，触之呈乒乓球感。可出现患侧鼻塞和眼球向上移位。检查上列牙常发现有一牙缺如，多为尖牙、前磨牙或切牙缺如。影像学检查显示患侧上颌窦腔扩大，囊肿阴影内含有牙影。隆起部穿刺抽出黏液即明确诊断。② 根尖周囊肿的囊肿增大可使面颊隆起，鼻窦影像学检查显示患侧上颌窦腔内病牙根尖周部小圆形囊肿影，周围骨质吸收。

二、既往史和个人史等采集要点

既往慢性疾病史，如采取过哪些治疗，疗效如何，是否伴有糖尿病、心脑血管疾病、外伤手术史、传染病史等。

【查体要点】

1. 鼻前庭囊肿　一侧鼻前庭、鼻翼下方圆形隆起，囊肿增大可引起上唇隆起，质软，有波动感，一般无触痛。穿刺抽出液体可明确诊断。穿刺抽吸后囊肿缩小，但不久又隆起。

2. 鼻窦囊肿　① 首先应进行鼻内镜检查，注意鼻中隔是否偏曲，鼻甲的大小，鼻道是否有脓性分泌物，是否存在隆起和移位等。② 如头面部隆起，应仔细触诊，了解隆起的范围、质地。③ 注意对眼部体征的检查，如是否存在复视、视力下降、眼球突出和移位或运动障碍。④ 注意检查硬腭有无隆起，上列牙是否有叩痛、牙齿松动或脱落。

3. 上颌窦牙源性囊肿　面颊隆起，囊肿前骨壁较薄，打诊可有乒乓球感，口腔检查常发现有缺牙或龋齿、残根。穿刺液呈黄色，显微镜下可见胆固醇结晶体。

【辅助检查】

1. 鼻前庭囊肿　X线平片或CT平扫显示梨状孔底部低密度圆形、椭圆形阴影，边缘清楚光滑。

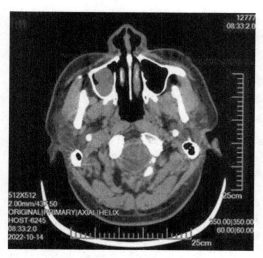

图 2-22-1　右侧鼻窦黏膜囊肿

2. 鼻窦囊肿　CT 检查可用于囊肿的诊断和定位。影像显示肿物呈圆形，密度均匀，边缘光滑，邻近骨质有压迫吸收现象；也可显示囊肿侵入眼内及颅内情况（图 2-22-1），这应与鼻腔鼻窦肿瘤、脑膜脑膨出、脑膜瘤等鉴别。

3. 上颌窦牙源性囊肿　含牙囊肿 CT 表现多为单房卵圆形，囊壁薄，周围骨硬化缘光整。囊内可包含发育至不同阶段的牙。根尖周囊肿示病牙根尖部圆形囊影，周围骨质有吸收现象。残余囊肿为致病牙去除后，该部位发生的囊肿，在拔牙后牙槽窝下方颌骨内出现囊状影，边缘有硬化带。

【诊断】

根据病史、临床表现、影像学检查等较容易诊断，局部穿刺是一种可靠的诊断方法。

【治疗】

1. 鼻前庭囊肿　囊肿较大致鼻面畸形、鼻塞、感染时应手术切除。手术方式包括唇龈沟入路和鼻前庭囊肿揭盖术。

2. 鼻窦囊肿　手术是唯一的治疗方法，无症状的小囊肿可予以观察。目前首选鼻内镜鼻内入路手术，保留部分黏液囊肿的囊壁，以免损伤邻近的重要结构，出现严重的并发症。

3. 上颌窦牙源性囊肿　小的囊肿采用唇龈沟入路切除。突入上颌窦较大的囊肿，传统的手术方法采取柯-陆式入路，将囊肿全部切除。近年来多采用鼻内镜手术，将囊肿及病牙切除的同时，尽可能保留上颌窦正常黏膜。对于根尖周囊肿，清除囊壁后若病牙尚稳固，有保留的可能，在术后行根尖切除或根管治疗可避免囊肿复发。

【复习思考题】

鼻及鼻窦囊肿的分型、临床表现及治疗方法分别是什么？

第二十三节　鼻腔及鼻窦良性肿瘤

【见习项目】

1. 鼻腔及鼻窦良性肿瘤的病因。
2. 鼻腔及鼻窦良性肿瘤的临床表现与诊断。

【见习目的与要求】

1. 掌握鼻腔及鼻窦良性肿瘤的临床表现、诊断及治疗方法。
2. 熟悉鼻腔及鼻窦良性肿瘤的前鼻镜、鼻内镜检查和影像学表现。

【见习地点】

见习医院耳鼻咽喉科。

【见习准备】

见习带教老师事先选好鼻腔及鼻窦良性肿瘤的病例及影像学资料、鼻内镜报告，分配好每一病例示教所占时间，并根据病例数分小组。

【见习流程】

1. 带教老师对理论课内容进行简要复习，介绍常见鼻腔及鼻窦良性肿瘤的相关临床表现（重点）。

2. 每一病例由一个小组中选出一位同学采集病史，并结合疾病特点进行重点的体格检查。

3. 各小组集中，回到示教室。当事同学报告病史及阳性体征，提出下一步的辅助检查和可能的阳性结果，作出诊断和鉴别诊断，提出治疗方法和依据。各小组间对所示教的病例开展讨论，指出各自小组的不足之处。

4. 带教老师分析总结，指出各组的优点和不足，提出思考题。

【病史采集要点】

一、现病史采集要点

1. 病因

（1）血管瘤：病因不明，可能与外伤、感染和内分泌功能紊乱有关。也有学者认为本病为先天性良性肿瘤，与胚胎组织残留或异常发育有关。

（2）内翻性乳头状瘤：病因不明，多认为该病为一种良性的真性肿瘤，且鉴于该病具有局部侵蚀破坏力，切除后容易复发，以及有恶性变可能等特点，有人认为其应属于上皮组织边缘性肿瘤，其病因可能与炎症的慢性刺激和上皮化生有关。也有研究发现其与 HPV 感染有关，但结果仍不确定。

（3）骨瘤及骨纤维增生症：目前大多认为骨瘤是软骨内成骨组织和膜性组织同时排列于胚胎组织中，导致骨质增生所致，故多发生于额骨和筛骨交界处；其次可由外伤、炎症引起鼻窦壁的骨膜增生而致。也有学者推论骨瘤是过度发育的筛窦气房扩展入其他鼻窦内，形成骨黏膜泡（如额筛泡、蝶筛泡、上颌筛泡），经慢性炎症引起分泌物凝滞、结缔组织增生和骨化而成。骨纤维增生症病因不明，常有以下学说。先天发育异常学说认为系原始成骨的间叶组织发育异常，正常骨组织被吸收后，由纤维组织和发育不良的网状骨小梁所取代。局部外伤学说认为患者常有明显的外伤史，发生于颌骨的单骨型病变可能与面部外伤后的异常增殖反应有关。此外还有慢性感染、内分泌紊乱、局部血液循环障碍等学说，但均未获证实。

2. 主要症状

（1）血管瘤：主要表现为进行性鼻塞、反复鼻出血，可压迫并破坏周围骨质，侵及邻近器官，引起面部畸形、眼球移位、复视、头痛等症状，长期反复的小量出血可引起贫血，严重大出血可致失血性休克。

（2）内翻性乳头状瘤：一般为单侧鼻腔发病，双侧鼻腔受累约占10%。症状主要为鼻塞，呈进行性加重；流黏脓涕时带血；偶有头痛和嗅觉异常；随肿瘤扩大和累及部位不同而出现相应症状和体征。常同时伴有鼻窦炎和鼻息肉，可能与肿瘤压迫静脉和淋巴回流障碍有关。

（3）骨瘤及骨纤维增生症：骨瘤生长缓慢、体积小者多无症状，常于鼻窦或头颅 X 线摄片或 CT 扫描时偶然发现，大的额窦骨瘤可引起额部疼痛，感觉异常，亦可伴有额窦黏液囊肿，致额窦前壁隆起。骨瘤如向额窦底部突出，常将眼球向前、向外下推移，引起突眼和复视等症状。骨瘤经额窦后壁或筛板侵入颅内，则可出现颅内组织受压症状，如头痛、恶心、呕吐等。筛窦骨瘤体积大者可占据大多数气房，并可长入额窦或蝶窦。向眼眶发展者，眼球向外下移位。骨纤维增生症以上颌骨和额骨最易受累。该病病程缓慢，初期无明显症状。随病情进展，渐出现患处隆起肿胀，面部不对称，视部位不同，可分别出现眼球移位、复视、视力减退、咬合错位、牙列不整、牙槽和腭部畸形及鼻塞等症状。

二、既往史和个人史等采集要点

既往慢性疾病史，如采取过哪些治疗，疗效如何，是否伴有糖尿病、心脑血管疾病，是否有外伤手术史、放疗史等。

【查体要点】

1. 血管瘤　鼻部检查可见局部颜色鲜红或暗红、质软、有弹性的肿瘤，多见于鼻中隔或下鼻甲前端。原发于上颌窦内的海绵状血管瘤，有时可呈出血性息肉状物突出于中鼻道，若误作息肉摘除，可引起严重出血。

2. 内翻性乳头状瘤　鼻部检查见肿瘤大小、硬度不一，外观呈息肉样，红或灰红色，表面不平，质地较硬，触之易出血。肿瘤多原发于鼻腔侧壁，体积大者可充满鼻腔，并侵入邻近部位，上颌窦和筛窦最易受侵犯。

3. 骨瘤及骨纤维增生症　体积大的额窦骨瘤可伴有额窦黏液囊肿，致额窦前壁隆起。如向额窦底部突出，常将眼球向前、向外下推移，引起突眼和复视等症状。向眼眶发展者，眼球向外下移位。骨纤维增生症可见患处隆起肿胀，面部不对称，视部位不同，可分别出现眼球移位、复视、视力减退、咬合错位、牙列不整、牙槽和腭部畸形及鼻塞等。检查见患处骨质质地坚硬，无明显界限，压痛不明显。

【辅助检查】

1. 鼻咽镜及鼻内镜检查　纤维鼻咽镜及鼻内镜检查可观察肿瘤原发部位、大小、外形、鼻窦开口情况。

2. 活检及细胞涂片等检查　明确诊断需要依据病理学检查结果，必要时须多次活检。肿瘤已侵入鼻腔者可行鼻腔内取材活检。上颌窦肿物可经上颌窦穿刺或鼻内镜取肿瘤组织活检或涂片。对病理学检查结果阴性而临床上确属可疑者可行鼻腔、鼻窦探查术，术中结合冷冻切片检查确诊。注意鼻腔血管瘤不主张行诊断性穿刺。

3. 影像学检查　X 线检查、鼻窦 CT 及鼻窦 MRI 可显示肿瘤界限及向周围结构侵犯的情况（图 2-23-1）。

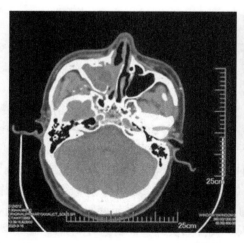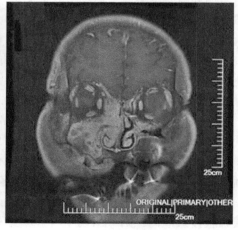

图 2-23-1　右侧上颌窦内翻性乳头状瘤（左为 CT，右为 MRI）

【诊断】

根据临床表现、体征、影像学检查可诊断，病理活检可确诊。活检时应从肿瘤不同部位多切取几块组织送检，以免漏诊、误诊。注意鼻腔血管瘤不主张行诊断性穿刺。

【治疗】

1. *血管瘤*　以手术切除为主，手术的原则为：足够大的视野可充分暴露并有利于彻底切除肿瘤，同时不影响相关组织的功能，术中应彻底切除包括瘤体及连同根部的黏膜。

2. *内翻性乳头状瘤*　由于内翻性乳头状瘤具有侵袭性生长、易复发和恶性变的特点，应做根治性切除术，常用手术方式包括鼻内镜手术、鼻侧切开或上唇下入路。

3. *骨瘤及骨纤维增生症*　骨瘤以手术切除为主。骨瘤小者无须急于手术，可定期复查 CT 连续观察，如果发现其生长，则在出现并发症之前手术。如肿瘤较大，症状明显，颅面有畸形或已向颅内扩展、发生颅内并发症，宜早日手术。骨纤维增生症发展缓慢，有青春期后停止发展的倾向，症状和面部畸形不明显者可不处理。若出现功能障碍或明显面部畸形，可手术刮除病变组织，应注意刮除范围不能过大。但因边界不清，手术不易彻底而导致复发。本病放疗无效。

【复习思考题】

鼻腔及鼻窦内翻性乳头状瘤的临床表现、诊断及治疗方法分别是什么？

第二十四节　鼻腔恶性肿瘤

【见习项目】

1. 鼻腔恶性肿瘤的病因。
2. 鼻腔恶性肿瘤的临床表现与诊断。

【见习目的与要求】

1. 掌握鼻腔恶性肿瘤的临床表现、诊断及治疗方法。
2. 熟悉鼻腔恶性肿瘤的前鼻镜、鼻内镜检查和影像学表现。

【见习地点】

见习医院耳鼻咽喉科、肿瘤放疗科。

【见习准备】

见习带教老师事先选好鼻腔恶性肿瘤的病例及影像学资料、鼻内镜报告，分配好每一病例示教所占时间，并根据病例数分小组。

【见习流程】

1. 带教老师对理论课内容进行简要复习，介绍常见鼻腔恶性肿瘤的相关临床表现（重点）。
2. 每一病例由一个小组中选出一位同学采集病史，并结合疾病特点进行重点的体格检查。
3. 各小组集中，回到示教室。当事同学报告病史及阳性体征，提出下一步的辅助检查和可能的阳性结果，作出诊断和鉴别诊断，提出治疗方法和依据。各小组间对所示教的病例开展讨论，指出各自小组的不足之处。

4. 带教老师分析总结，指出各组的优点和不足，提出思考题。

【病史采集要点】

一、现病史采集要点

1. 病因　尚未明确，可能的相关因素如下：① 长期慢性炎症刺激可使黏膜上皮鳞状化生，是鳞癌的发生基础。② 经常接触致癌物质，如长期吸入某些刺激性或化学性物质（镍、砷、铬及其化合物，硬木屑及软木料粉尘等）有增加诱发鼻腔恶性肿瘤的风险。③ 良性肿瘤恶性变。④ 因鼻良性病变而行放疗的患者，数年后有可能诱发恶性肿瘤。⑤ 外伤，有文献报道鼻腔肉瘤患者常可追忆有外伤病史。

2. 主要症状　早期患者常有单侧进行性鼻塞，伴有血涕、恶臭脓涕或肉色水样涕。可有头痛、头胀、嗅觉减退或丧失。晚期患者，由于肿瘤侵入鼻窦、眼眶，表现为相应鼻窦恶性肿瘤的症状。

3. 病情演变　应询问病情是逐渐好转还是进行性加重或者起伏波动，其间有无新的伴随症状出现，其出现的顺序是什么，经过何种治疗，对治疗的反应如何等。

4. 诊疗情况　应询问患者曾在何处就诊过，做过何种检查，用药情况及疗效如何。

5. 一般情况　应询问患者精神、体力、饮食、大小便及体重变化等情况。

二、既往史和个人史等采集要点

既往慢性疾病史，如采取过哪些治疗，疗效如何，是否伴有糖尿病、心脑血管疾病，是否有外伤手术史、放疗史等。

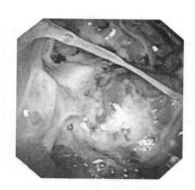

图 2-24-1　鼻腔恶性肿瘤

【查体要点】

前、后鼻镜检查见鼻腔中新生物常呈菜花状，基底广泛，表面常伴有溃疡及坏死组织，易出血，如未见肿瘤则应注意中、下鼻甲有无向内侧推移现象，中鼻道或嗅裂中有无血迹、息肉或新生物（图2-24-1）。对每一病例必须进行后鼻镜检查，尤其要注意后鼻孔区、鼻咽顶及咽鼓管咽口情况。

【辅助检查】

1. 鼻腔及鼻内镜检查　纤维鼻咽镜及鼻内镜检查，可观察肿瘤原发部位、大小、外形、鼻窦开口情况。

2. 活检及细胞涂片等检查　明确诊断需要依据病理学检查结果，必要时须多次活检。肿瘤已侵入鼻腔者可行鼻腔内取材活检。对病理学检查结果阴性而临床上确属可疑者，可行鼻腔、鼻窦探查术，术中结合冷冻切片检查确诊。

3. 影像学检查　影像学检查为鼻部恶性肿瘤必需的检查方法，可显示肿瘤大小和侵犯范围，并有助于选择术式，同时也是随访复查局部有无复发的重要依据，通常以鼻部增强 CT 检查为主，联合 MRI 可更加详细地了解肿瘤情况。鼻部 CT 可见鼻腔软组织肿块影，可见周围骨质的破坏，伴有阻塞性炎症。注射造影剂增强扫描可见癌组织密度增高，可借此与阻塞性炎症相鉴别。MRI 检查的特点在于软组织分辨率高，能够更加清楚地显示肿瘤范围及侵犯深度。

【诊断】

根据临床表现、体征、影像学检查可诊断，病理活检可确诊。活检时应从肿瘤不同部位多切取几块组织送检，以免漏诊、误诊。鼻腔恶性肿瘤症状出现较晚，且易误诊，早期确诊较难。对有上述症状者应提高警惕，尤其是 40 岁以上患者，对症状为一侧性、进行性加重者更应仔细检查。

【分期】

鼻腔、鼻窦肿瘤 TNM 分期（2017 年 AJCC 第 8 版）如下。

（1）原发肿瘤（T）：

T_1：肿瘤局限于任何一个亚区，伴或不伴有骨质破坏。

T_2：肿瘤侵犯一个区域内的两个亚区或扩展到侵犯鼻筛复合体内的一个邻近区域，伴或不伴有骨质破坏。

T_3：肿瘤扩展到侵犯眼眶底壁或内侧壁、上颌窦、腭部或筛板。

T_{4a}：中等晚期局部疾病，肿瘤侵犯任何下述结构，如眼眶前部内容物、鼻部或颊部皮肤、微小侵犯至颅前窝、翼板、蝶窦或额窦。

T_{4b}：非常晚期局部疾病，肿瘤侵犯任何下述结构，如眶尖、硬脑膜、脑组织、颅中窝、脑神经（除三叉神经上颌支外）、鼻咽或斜坡。

（2）区域淋巴结（N）：

A. 临床区域淋巴结（cN）：

N_x：区域淋巴结无法评估。

N_0：无区域淋巴结转移。

N_1：同侧单个淋巴结转移，最大径≤3 cm 且 ENE（−）。

N_2：同侧单个淋巴结转移，3 cm<最大径≤6 cm 且 ENE（−），或同侧多个淋巴结转移，最大径≤6 cm 且 ENE（−），或双侧/对侧淋巴结转移，最大径≤6 cm 且 ENE（−）。

N_{2a}：同侧单个淋巴结转移，3 cm<最大径≤6 cm 且 ENE（−），或同侧多个淋巴结转移，最大径≤6 cm 且 ENE（−）。

N_{2b}：双侧或对侧淋巴结转移，最大径≤6 cm 且 ENE（−）。

N_{2c}：转移淋巴结最大径>6 cm 且 ENE（−），或任何数目和大小的淋巴结转移且明显呈 ENE（+）。

N_{3a}：转移淋巴结最大径>6 cm 且 ENE（−）。

N_{3b}：任何数目和大小的淋巴结转移且明显呈 ENE（+）。

B. 病理区域淋巴结（pN）：

N_x：区域淋巴结无法评估。

N_0：无区域淋巴结转移。

N_1：同侧单个淋巴结转移，最大径≤3 cm 且 ENE（−）。

N_2：同侧单个淋巴结转移，最大径<3 cm 且 ENE（+），或同侧单个淋巴结转移，3 cm<最大径≤6 cm 且 ENE（−），或同侧多个淋巴结转移，最大径≤6 cm 且 ENE（−），或双侧/对侧淋巴结转移，最大径≤6 cm 且 ENE（−）。

N_{2a}：同侧单个淋巴结转移，最大径≤3 cm 且 ENE（+），或同侧单个淋巴结转移，3 cm<最大径≤6 cm 且 ENE（−）。

N_{2b}：同侧多个淋巴结转移，最大径≤6 cm 且 ENE（−）。

N_{2c}：双侧或对侧淋巴结转移，最大径≤6 cm 且 ENE（−）。

N_3：转移淋巴结最大径>6 cm 且 ENE（−），或同侧单个淋巴结转移，最大径>3 cm 且 ENE（+），或同侧多个、双侧或对侧淋巴结转移，其中任何淋巴结呈 ENE（+），或对侧单个淋巴结转移，任意大小，淋巴结呈 ENE（+）。

N_{3a}：转移淋巴结最大径>6 cm 且 ENE（−）。

N_{3b}：同侧单个淋巴结转移，最大径>3 cm 且 ENE（+），或同侧多个、双侧或对侧淋巴结转移，其中任何淋巴结呈 ENE（+），或对侧单个淋巴结转移，任意大小，淋巴结呈 ENE（+）。

（3）远处转移（M）：

M_0：无远处转移。

M_1：有远处转移。

鼻腔肿瘤分期见表 2-24-1。

表 2-24-1　鼻腔肿瘤分期

分期	T	N	M
0 期	Tis	N_0	M_0
I 期	T_1	N_0	M_0
II 期	T_2	N_0	M_0
III 期	T_3	N_0	M_0
	T_1，T_2，T_3	N_1	M_0
IV_A 期	T_{4a}	N_0，N_1	M_0
	T_1，T_2，T_3，T_{4a}	N_2	M_0
IV_B 期	任何 T	N_3	M_0
	T_{4b}	任何 N	M_0
IV_C 期	任何 T	任何 N	M_1

【治疗】

治疗可分为手术、放疗和化疗。治疗方式应根据肿瘤性质、大小、侵犯范围及患者承受能力确定，当前多主张早期采用以手术为主的综合治疗，包括术前放疗，手术彻底切除癌肿原发病灶，必要时可行单侧或双侧颈淋巴结清扫术，以及术后放疗、化疗等。首次治疗是治疗成败的关键。

放化疗不敏感的类型主张病灶广泛切除，以实现局部控制，术后放疗或同步放化疗。对于恶性程度高、对化疗敏感的类型，建议先化疗 3~4 个周期后评估疗效，如果有效，则化疗满 6~8 个周期后，再切除残余病变，然后再放疗。青春期前的患儿，放疗可致颜面发育畸形，应慎重。

T_3、T_4 分期的鼻腔恶性肿瘤颈部淋巴结转移率高达 20%。淋巴结转移风险与病理类型有关，鳞癌转移率最高，特别是累及上唇龈沟者，术前应仔细评估，如有可疑淋巴结转移，应行择区性淋巴结清扫；腺样囊性癌、腺癌、未分化癌、黏液表皮样癌等其他病理类型的鼻腔恶性肿瘤颈部淋巴结转移率较低，不到 10%，如未见可疑，可以随访观察。

晚期鼻腔恶性肿瘤应注意咽后/咽旁淋巴结的评估，如怀疑转移，推荐与鼻窦手术同期处理。

【预后】

鼻腔恶性肿瘤的预后受分期、病理类型、治疗手段和有无颈部淋巴结转移的影响而不同。

（1）分期：一般而言，早期（I、II期）患者 5 年生存率明显高于晚期（III、IV期）患者。

（2）病理类型：一般认为鳞癌、腺癌和腺样囊性癌的疗效较好，而恶性黑色素瘤、横纹肌肉瘤的疗效较差。

（3）治疗手段：晚期病变采用放疗加手术者 5 年生存率明显高于单纯放疗或单纯手术者。

（4）颈部淋巴结转移：无颈部淋巴结转移者较有颈部淋巴结转移者的 5 年生存率高。

【复习思考题】

鼻腔恶性肿瘤的临床表现、诊断及治疗方法分别是什么？

第二十五节　上颌窦恶性肿瘤

【见习项目】

1. 上颌窦恶性肿瘤的病因。
2. 上颌窦恶性肿瘤的临床表现与诊断。

【见习目的与要求】

1. 掌握上颌窦恶性肿瘤的临床表现、诊断及治疗方法。
2. 熟悉上颌窦肿瘤的前鼻镜、鼻内镜检查和影像学表现。

【见习地点】

见习医院耳鼻咽喉科、肿瘤放疗科。

【见习准备】

见习带教老师事先选好上颌窦恶性肿瘤的病例及影像学资料、鼻内镜报告，分配好每一病例示教所占时间，并根据病例数分小组。

【见习流程】

1. 带教老师对理论课内容进行简要复习，介绍上颌窦恶性肿瘤的相关临床表现（重点）。
2. 每一病例由一个小组中选出一位同学采集病史，并结合疾病特点进行重点的体格检查。
3. 各小组集中，回到示教室。当事同学报告病史及阳性体征，提出下一步的辅助检查和可能的阳性结果，作出诊断和鉴别诊断，提出治疗方法和依据。各小组间对所示教的病例开展讨论，指出各自小组的不足之处。
4. 带教老师分析总结，指出各组的优点和不足，提出思考题。

【病史采集要点】

一、现病史采集要点

1. **病因**　尚未明确，可能的相关因素如下：① 长期慢性炎症刺激可使黏膜上皮鳞状化生，是鳞癌的发生基础。② 经常接触致癌物质，如长期吸入某些刺激性或化学性物质（镍、砷、铬及其化合物，硬木屑及软木料粉尘等）有增加诱发鼻窦恶性肿瘤的风险。③ 良性肿瘤恶性变。④ 因鼻及鼻窦良性病变而行放疗的患者，数年后有可能诱发恶性肿瘤。⑤ 外伤，有文献报道鼻窦肉瘤患者常可追忆有外伤病史。

2. **主要症状**　随着肿瘤的发展常有以下症状：① 脓血性鼻涕。成年患者，一侧鼻腔流脓血性鼻涕，且持续时间较长，应考虑本病。晚期可有恶臭味。② 面颊部疼痛和麻木为上颌窦顶部的肿瘤侵犯眶下神经导致，对本病的早期诊断甚为重要。③ 鼻塞多呈一侧进行性，系肿瘤侵入鼻腔或因鼻腔外壁被窦内肿瘤推压内移或被破坏所致。④ 磨牙疼痛和松动。上颌窦底部的肿瘤向下侵及牙槽，影响磨牙，可发生疼痛和松动。

晚期肿瘤破坏窦壁，可向邻近器官扩展引起下列症状：① 面颊部隆起，由肿瘤压迫破坏上颌窦前壁引起。② 眼部症状。肿瘤压迫鼻泪管，则有流泪；如向上压迫眶底，使眶缘变钝，眼球向上移位，眼肌麻痹、眼球运动受限，可发生复视。但视力很少受影响。③ 肿瘤向下发展导致硬腭下塌、牙槽变形。④ 肿瘤向后侵犯翼腭窝或翼内肌时，可出现顽固性神经痛和张口困难，多为晚期表现，提示预后不佳。⑤颅底扩展。出现内眦处包块，或有张口困难、颞部隆起、头痛、耳痛等症状者，提示肿瘤已侵犯颞下窝而达颅前窝或颅中窝底。⑥颈淋巴结转移多见于同侧下颌下淋巴结，多在晚期发生。

3. 病情演变　应询问病情是逐渐好转还是进行性加重或者起伏波动，其间有无新的伴随症状出现，其出现的顺序是什么，经过何种治疗，对治疗的反应如何等。

4. 诊疗情况　应询问患者曾在何处就诊过，做过何种检查，用药情况及疗效如何。

5. 一般情况　应询问患者精神、体力、饮食、大小便及体重变化等情况。

二、既往史和个人史等采集要点

既往慢性疾病史，如采取过哪些治疗，疗效如何，是否伴有糖尿病、心脑血管疾病，是否有外伤手术史、放疗史等。

【查体要点】

对每一病例必须进行后鼻镜检查，尤其要注意后鼻孔区、鼻咽顶及咽鼓管咽口情况。

【辅助检查】

1. 鼻腔及鼻内镜检查　纤维鼻咽镜及鼻内镜检查，可观察肿瘤原发部位、大小、外形、鼻窦开口情况，对怀疑有上颌窦恶性肿瘤者，可利用鼻内镜插入窦内直接观察病变或行下鼻道开窗、取活检等操作。

2. 活检及细胞涂片等检查　明确诊断需要依据病理学检查结果，必要时须多次活检。上颌窦肿物可经上颌窦穿刺或鼻内镜取肿瘤组织活检或涂片。对病理学检查结果阴性而临床上确属可疑者可行鼻腔、鼻窦探查术，术中结合冷冻切片检查确诊。

3. 影像学检查　影像学检查为上颌窦恶性肿瘤必需的检查方法，可显示肿瘤大小和侵犯范围，并有助于选择术式，同时也是随访复查局部有无复发的重要依据，通常以鼻部增强 CT 检查为主，联合 MRI 可更加详细地了解肿瘤情况。鼻部 CT 可见上颌窦软组织肿块影，可见周围骨质的破坏，伴有阻塞性炎症。注射造影剂增强扫描可见癌组织密度增高，可借此与阻塞性炎症相鉴别。MRI 检查的特点在于软组织分辨率高，能够更加清楚地显示肿瘤范围及侵犯深度（图 2-25-1）。上颌窦恶性肿瘤会出现颈部淋巴结转移，当肿瘤位于或侵犯鼻腔后 1/3 或鼻咽时，可出现咽后淋巴结转移，申请检查时扫描范围需要包括咽后淋巴结区域。

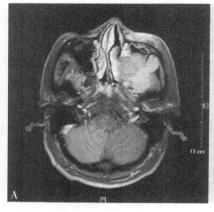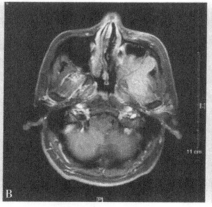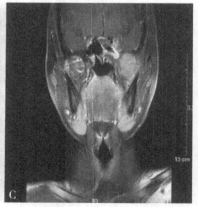

图 2-25-1　上颌窦恶性肿瘤 MRI 表现

4. 全身检查　胸片或胸部 CT、腹部超声评估肿瘤是否存在转移，晚期病变需要检查骨扫描排除其他脏器转移。

5. 实验室检查　血常规、血生化、乳酸脱氢酶、甲状腺功能等。

【诊断】

根据临床表现、体征、影像学检查可诊断，病理活检可确诊。活检时应从肿瘤不同部位多切取几块组织送检，以免漏诊、误诊。鼻窦恶性肿瘤症状出现较晚，且易误诊，早期确诊较难。对有上述症状者应提高警惕，尤其是 40 岁以上患者，对症状为一侧性、进行性加重者更应仔细检查。

【分期】

鼻腔、鼻窦肿瘤 TNM 分期（2017 年 AJCC 第 8 版）（上颌窦）如下。

（1）原发肿瘤（T）：

T_1：肿瘤局限在上颌窦的黏膜，无骨质破坏或侵蚀。

T_2：肿瘤导致骨质破坏或侵蚀，包括侵入硬腭和（或）中鼻道，侵犯至上颌窦后壁和翼板除外。

T_3：肿瘤侵犯任何下述结构，包括上颌窦后壁骨质、皮下组织、眼眶底壁或内侧壁、翼腭窝、筛窦。

T_{4a}：中等晚期局部疾病，肿瘤侵犯眼眶前部内容物、颊部皮肤、翼板、颞下窝、筛板、蝶窦或额窦。

T_{4b}：非常晚期局部疾病，肿瘤侵犯任何下述结构，包括眶尖、硬脑膜、脑组织、颅中窝、脑神经（三叉神经上颌支除外）、鼻咽或斜坡。

（2）区域淋巴结（N）：

A. 临床区域淋巴结（cN）：

N_x：区域淋巴结无法评估。

N_0：无区域淋巴结转移。

N_1：同侧单个淋巴结转移，最大径≤3 cm 且 ENE（－）。

N_2：同侧单个淋巴结转移，3 cm<最大径≤6 cm 且 ENE（－），或同侧多个淋巴结转移，最大径≤6 cm 且 ENE（－），或双侧/对侧淋巴结转移，最大径≤6 cm 且 ENE（－）。

N_{2a}：同侧单个淋巴结转移，3 cm<最大径≤6 cm 且 ENE（－），或同侧多个淋巴结转移，最大径≤6 cm 且 ENE（－）。

N_{2b}：双侧或对侧淋巴结转移，最大径≤6 cm 且 ENE（－）。

N_{2c}：转移淋巴结最大径>6 cm 且 ENE（－），或任何数目和大小的淋巴结转移且明显呈 ENE（＋）。

N_{3a}：转移淋巴结最大径>6 cm 且 ENE（－）。

N_{3b}：任何数目和大小的淋巴结转移且明显呈 ENE（＋）。

B. 病理区域淋巴结（pN）：

N_x：区域淋巴结无法评估。

N_0：无区域淋巴结转移。

N_1：同侧单个淋巴结转移，最大径≤3 cm 且 ENE（－）。

N_2：同侧单个淋巴结转移，最大径<3 cm 且 ENE（＋），或同侧单个淋巴结转移，3 cm<最大径≤6 cm，ENE（－），或同侧多个淋巴结转移，最大径≤6 cm 且 ENE（－），或双侧/对侧淋巴结转移，最大径≤6 cm 且 ENE（－）。

N_{2a}：同侧单个淋巴结转移，最大径≤3 cm 且 ENE（＋），或同侧单个淋巴结转移，3 cm<最大径≤6 cm 且 ENE（－）。

N_{2b}：同侧多个淋巴结转移，最大径≤6 cm 且 ENE（－）。

N_{2c}：双侧或对侧淋巴结转移，最大径≤6 cm 且 ENE（−）。

N_3：转移淋巴结最大径>6 cm 且 ENE（−），或同侧单个淋巴结转移，最大径>3 cm 且 ENE（+），或同侧多个、双侧或对侧淋巴结转移，其中任何淋巴结呈 ENE（+），或对侧单个淋巴结转移，任意大小，淋巴结呈 ENE（+）。

N_{3a}：转移淋巴结最大径>6 cm 且 ENE（−）。

N_{3b}：同侧单个淋巴结转移，最大径>3 cm 且 ENE（+），或同侧多个、双侧或对侧淋巴结转移，其中任何淋巴结呈 ENE（+），或对侧单个淋巴结转移，任意大小，淋巴结呈 ENE（+）。

（3）远处转移（M）：

M_0：无远处转移。

M_1：有远处转移。

上颌窦肿瘤分期见表 2-25-1。

表 2-25-1　上颌窦肿瘤分期

分期	T	N	M
0 期	Tis	N_0	M_0
I 期	T_1	N_0	M_0
II 期	T_2	N_0	M_0
III 期	T_3	N_0	M_0
	T_1，T_2，T_3	N_1	M_0
IV_A 期	T_{4a}	N_0，N_1	M_0
	T_1，T_2，T_3，T_{4a}	N_2	M_0
IV_B 期	任何 T	N_3	M_0
	T_{4b}	任何 N	M_0
IV_C 期	任何 T	任何 N	M_1

【鉴别诊断】

根据上颌窦的解剖结构和功能，以及上颌窦恶性肿瘤的临床表现，需要鉴别的疾病如下。

1. **上颌窦炎**　表现为病史长、脓性鼻涕，多为双侧，少有血性。X 线检查常见液平面，少有骨质破坏征。进行上颌窦穿刺冲洗，将冲洗液做细胞学检查有助于鉴别诊断。

2. **上颌窦囊肿**　肿块呈圆形或类圆形，表面光滑，略有弹性。X 线检查显示膨胀性生长，有一边缘整齐、圆形或半圆形的透明囊肿阴影。如进行上颌窦穿刺，可得黄液或黏液，为囊肿所特有。

3. **上颌窦骨化纤维增生症**　发病年龄低，患者常以面部无痛性隆起逐渐增大为主诉。X 线检查有其特征，易与恶性肿瘤鉴别。

4. **上牙龈癌**　初发症状是牙龈黏膜病变，然后才侵犯牙槽骨及龈颊沟。而上颌窦恶性肿瘤多先有鼻腔症状，然后才侵犯上颌窦内下壁和牙槽突，导致牙松动和牙龈黏膜溃疡。

5. **鼻息肉**　鼻息肉系鼻黏膜受慢性刺激而发生的水肿肥厚，水肿组织向下垂而形成息肉。息肉的附着处多在鼻腔侧壁，其形圆滑而有光泽，呈灰白色，质软，不易出血。将息肉切除送病理学检查可鉴别。

【治疗】

治疗可分为手术、放疗和化疗。治疗方式应根据肿瘤性质、大小、侵犯范围及患者承受能力确定，当前多主张早期采用以手术为主的综合治疗，包括术前放疗，手术彻底切除癌肿原发病灶，必要时可行单侧或双侧颈淋巴结清扫术，以及术后放疗、化疗等。首次治疗是治疗成败的关键。

总的治疗原则：早期病变，包括 T_1N_0 和 T_2N_0，治疗可选择上颌骨切除（T_1 部分切除，T_2 全部切除）。无不良预后因素者，可随访观察。有切缘阳性、外周神经受侵、脉管瘤栓等不良预后因素者，根据情况接受以下选择。切缘阳性者，如再次手术能够获得阴性切缘则再次手术，再次手术后切缘阴性，行术后放疗；再次手术后切缘阳性，行术后同期放化疗。存在其他预后不良因素者，术后放疗或同期放化疗。

对上颌窦恶性肿瘤而言，T_4 肿瘤侵犯眶尖、硬脑膜、脑组织、颅中窝、脑神经（三叉神经上颌支除外）、鼻咽或斜坡结构，属不可手术切除的情形。

手术完整切除后治疗方案的选择取决于有无不良预后因素：① 存在高危不良预后因素时，术后原发灶和颈部放疗+同期化疗；② 不存在高危不良预后因素时，术后原发灶和颈部放疗；③ 高危不良预后因素包括切缘阳性或淋巴结包膜外受侵，指南推荐行术后同步放化疗；④ 术后放疗指征包括腺样囊性癌、术后安全边界不够、由于其他原因先行手术治疗的分化差的肿瘤、神经周围受侵、血管内瘤栓等。

【复习思考题】

上颌窦恶性肿瘤的临床表现、诊断及治疗方法分别有哪些？

第二十六节　蝶窦恶性肿瘤

【见习项目】

1. 蝶窦恶性肿瘤的病因。
2. 蝶窦恶性肿瘤的临床表现与诊断。

【见习目的与要求】

1. 掌握蝶窦恶性肿瘤的临床表现、诊断及治疗方法。
2. 熟悉蝶窦恶性肿瘤的前鼻镜、鼻内镜检查和影像学表现。

【见习地点】

见习医院耳鼻咽喉科、肿瘤放疗科。

【见习准备】

见习带教老师事先选好蝶窦恶性肿瘤的病例及影像学资料、鼻内镜报告，分配好每一病例示教所占时间，并根据病例数分小组。

【见习流程】

1. 带教老师对理论课内容进行简要复习，介绍蝶窦恶性肿瘤的相关临床表现（重点）。
2. 每一病例由一个小组中选出一位同学采集病史，并结合疾病特点进行重点的体格检查。
3. 各小组集中，回到示教室。当事同学报告病史及阳性体征，提出下一步的辅助检查和可能的阳性结果，作出诊断和鉴别诊断，提出治疗方法和依据。各小组间对所示教的病例开展讨论，指出各自小组的不足之处。
4. 带教老师分析总结，指出各组的优点和不足，提出思考题。

【病史采集要点】

一、现病史采集要点

1. 病因　尚未明确，可能的相关因素如下：① 长期慢性炎症刺激可使黏膜上皮鳞状化生，是鳞癌的发生基础。② 经常接触致癌物质，如长期吸入某些刺激性或化学性物质（镍、砷、铬及其化合物，硬木屑及软木料粉尘等）有增加诱发鼻窦恶性肿瘤的风险。③ 良性肿瘤恶性变。④ 因鼻及鼻窦良性病变而行放疗的患者，数年后有可能诱发恶性肿瘤。⑤ 外伤，有文献报道鼻窦肉瘤患者常可追忆有外伤病史。

2. 主要症状　蝶窦恶性肿瘤有原发性和转移性两种，但皆少见。早期无症状，肿瘤进展后可出现颅顶、眼眶深部或枕部的顽固性头痛，常向颈后部放射。

3. 病情演变　应询问病情是逐渐好转还是进行性加重或者起伏波动，其间有无新的伴随症状出现，其出现的顺序是什么，经过何种治疗，对治疗的反应如何等。

4. 诊疗情况　应询问患者曾在何处就诊过，做过何种检查，用药情况及疗效如何。

5. 一般情况　应询问患者精神、体力、饮食、大小便及体重变化等情况。

二、既往史和个人史等采集要点

既往慢性疾病史，如采取过哪些治疗，疗效如何，是否伴有糖尿病、心脑血管疾病，是否有外伤手术史、放疗史等。

【辅助检查】

1. 鼻腔及鼻内镜检查　纤维鼻咽镜及鼻内镜检查，可观察肿瘤原发部位、大小、外形、鼻窦开口情况。

2. 活检及细胞涂片等检查　明确诊断需要依据病理学检查结果，必要时须多次活检。肿瘤已侵入鼻腔者可行鼻腔内取材活检。对病理学检查结果阴性而临床上确属可疑者，可行鼻腔、鼻窦探查术，术中结合冷冻切片检查确诊。

3. 影像学检查　影像学检查为鼻部恶性肿瘤必需的检查方法，可显示肿瘤大小和侵犯范围，并有助于选择术式，同时也是随访复查局部有无复发的重要依据，通常以鼻部增强 CT 检查为主，联合 MRI 可更加详细地了解肿瘤情况。鼻部 CT 可见鼻腔软组织肿块影，可见周围骨质的破坏，伴有阻塞性炎症。注射造影剂增强扫描可见癌组织密度增高，可借此与阻塞性炎症相鉴别。MRI 检查的特点在于软组织分辨率高，能够更加清楚地显示肿瘤范围及侵犯深度。

【诊断】

根据临床表现、体征、影像学检查可诊断，病理活检可确诊。活检时应从肿瘤不同部位多切取几块组织送检，以免漏诊、误诊。鼻窦恶性肿瘤症状出现较晚，且易误诊，早期确诊较难。对有上述症状者应提高警惕，尤其是 40 岁以上患者，对症状为一侧性、进行性加重者更应仔细检查。

【分期】

详见本章第二十四节分期部分。

【治疗】

治疗可分为手术、放疗和化疗。治疗方式应根据肿瘤性质、大小、侵犯范围及患者承受能力确定，当前多主张早期采用以手术为主的综合治疗，包括术前放疗，手术彻底切除癌肿原发病灶，必要时可行单侧或双侧颈淋巴结清扫术，以及术后放疗、化疗等。首次治疗是治疗成败的关键。

【复习思考题】

蝶窦恶性肿瘤的临床表现、诊断及治疗方法分别有哪些？

第二十七节 额窦恶性肿瘤

【见习项目】

1. 额窦恶性肿瘤的病因。
2. 额窦恶性肿瘤的临床表现与诊断。

【见习目的与要求】

1. 掌握额窦恶性肿瘤的临床表现、诊断及治疗方法。
2. 熟悉额窦恶性肿瘤的前鼻镜、鼻内镜检查和影像学表现。

【见习地点】

见习医院耳鼻咽喉科、肿瘤放疗科。

【见习准备】

见习带教老师事先选好额窦恶性肿瘤的病例及影像学资料、鼻内镜报告，分配好每一病例示教所占时间，并根据病例数分小组。

【见习流程】

1. 带教老师对理论课内容进行简要复习，介绍额窦恶性肿瘤的相关临床表现（重点）。
2. 每一病例由一个小组中选出一位同学采集病史，并结合疾病特点进行重点的体格检查。
3. 各小组集中，回到示教室。当事同学报告病史及阳性体征，提出下一步的辅助检查和可能的阳性结果，作出诊断和鉴别诊断，提出治疗方法和依据。各小组间对所示教的病例开展讨论，指出各自小组的不足之处。
4. 带教老师分析总结，指出各组的优点和不足，提出思考题。

【病史采集要点】

一、现病史采集要点

1. 病因　尚未明确，可能的相关因素如下：① 长期慢性炎症刺激可使黏膜上皮鳞状化生，是鳞癌的发生基础。② 经常接触致癌物质，如长期吸入某些刺激性或化学性物质（镍、砷、铬及其化合物，硬木屑及软木料粉尘等）有增加诱发鼻窦恶性肿瘤的风险。③ 良性肿瘤恶性变。④ 因鼻及鼻窦良性病变而行放疗的患者，数年后有可能诱发恶性肿瘤。⑤ 外伤，有文献报道鼻窦肉瘤患者常可追忆有外伤病史。

2. 主要症状　原发性额窦恶性肿瘤极少见，早期多无症状。随着肿瘤的发展，可有局部肿痛、麻木感和鼻出血。当临床发现肿瘤向外下发展时，可致前额部及眶上内缘隆起，眼球向下、外、前移位，可出现突眼、复视。出现上述体征应怀疑肿瘤已向颅内扩展。

3. 病情演变　应询问病情是逐渐好转还是进行性加重或者起伏波动，其间有无新的伴随症状出现，其出现的顺序是什么，经过何种治疗，对治疗的反应如何等。

4. 诊疗情况　应询问患者曾在何处就诊过，做过何种检查，用药情况及疗效如何。

5. 一般情况　应询问患者精神、体力、饮食、大小便及体重变化等情况。

二、既往史和个人史等采集要点

既往慢性疾病史，如采取过哪些治疗，疗效如何，是否伴有糖尿病、心脑血管疾病，是否有外伤手术史、放疗史等。

【辅助检查】

1. 鼻腔及鼻内镜检查　纤维鼻咽镜及鼻内镜检查，可观察肿瘤原发部位、大小、外形、鼻窦开口情况。

2. 活检及细胞涂片等检查　明确诊断需要依据病理学检查结果，必要时须多次活检。肿瘤已侵入鼻腔者可行鼻腔内取材活检。对病理学检查结果阴性而临床上确属可疑者，可行鼻腔、鼻窦探查术，术中结合冷冻切片检查确诊。

3. 影像学检查　影像学检查为鼻部恶性肿瘤必需的检查方法，可显示肿瘤大小和侵犯范围，并有助于选择术式，同时也是随访复查局部有无复发的重要依据，通常以鼻部增强 CT 检查为主，联合 MRI 可更加详细地了解肿瘤情况。鼻部 CT 可见鼻腔软组织肿块影，可见周围骨质的破坏，伴有阻塞性炎症。注射造影剂增强扫描可见癌组织密度增高，可借此与阻塞性炎症相鉴别。MRI 检查的特点在于软组织分辨率高，能够更加清楚地显示肿瘤范围及侵犯深度。

【诊断】

根据临床表现、体征、影像学检查可诊断，病理活检可确诊。活检时应从肿瘤不同部位多切取几块组织送检，以免漏诊、误诊。鼻窦恶性肿瘤症状出现较晚，且易误诊，早期确诊较难。对有上述症状者应提高警惕，尤其是 40 岁以上患者，对症状为一侧性、进行性加重者更应仔细检查。

【分期】

详见本章第二十四节分期部分。

【治疗】

治疗可分为手术、放疗和化疗。治疗方式应根据肿瘤性质、大小、侵犯范围及患者承受能力确定，当前多主张早期采用以手术为主的综合治疗，包括术前放疗，手术彻底切除癌肿原发病灶，必要时可行单侧或双侧颈淋巴结清扫术，以及术后放疗、化疗等。首次治疗是治疗成败的关键。

【复习思考题】

额窦恶性肿瘤的临床表现、诊断及治疗方法分别有哪些？

第二十八节　筛窦恶性肿瘤

【见习项目】

1. 筛窦恶性肿瘤的病因。
2. 筛窦恶性肿瘤的临床表现与诊断。

【见习目的与要求】

1. 掌握筛窦恶性肿瘤的临床表现、诊断及治疗方法。
2. 熟悉筛窦恶性肿瘤的前鼻镜、鼻内镜检查和影像学表现。

【见习地点】

见习医院耳鼻咽喉科、肿瘤放疗科。

【见习准备】

见习带教老师事先选好筛窦恶性肿瘤的病例及影像学资料、鼻内镜报告，分配好每一病例示教所占时间，并根据病例数分小组。

【见习流程】

1. 带教老师对理论课内容进行简要复习，介绍筛窦恶性肿瘤的相关临床表现（重点）。

2. 每一病例由一个小组中选出一位同学采集病史，并结合疾病特点进行重点的体格检查。

3. 各小组集中，回到示教室。当事同学报告病史及阳性体征，提出下一步的辅助检查和可能的阳性结果，作出诊断和鉴别诊断，提出治疗方法和依据。各小组间对所示教的病例开展讨论，指出各自小组的不足之处。

4. 带教老师分析总结，指出各组的优点和不足，提出思考题。

【病史采集要点】

一、现病史采集要点

1. *病因*　尚未明确，可能的相关因素如下：① 长期慢性炎症刺激可使黏膜上皮鳞状化生，是鳞癌的发生基础。② 经常接触致癌物质，如长期吸入某些刺激性或化学性物质（镍、砷、铬及其化合物，硬木屑及软木料粉尘等）有增加诱发鼻窦恶性肿瘤的风险。③ 良性肿瘤恶性变。④ 因鼻及鼻窦良性病变而行放疗的患者，数年后有可能诱发恶性肿瘤。⑤ 外伤，有文献报道鼻窦肉瘤患者常可追忆有外伤病史。

2. *主要症状*　早期肿瘤局限于筛房可无症状，也不易被发现。肿瘤侵入鼻腔则出现单侧鼻塞、血涕、头痛和嗅觉障碍。当肿瘤增长向各方向扩大时，最易侵犯纸样板进入眼眶，使眼球向外、前、下或上方移位，并有复视。后组筛窦肿瘤可侵入球后、眶尖，出现眶尖综合征，常致突眼、动眼神经麻痹、上睑下垂、视力下降甚至失明。肿瘤侵犯筛板累及硬脑膜或有颅内转移者，则有剧烈头痛。淋巴结转移常发生在颌下或同侧颈上部的淋巴结。

3. *病情演变*　应询问病情是逐渐好转还是进行性加重或者起伏波动，其间有无新的伴随症状出现，其出现的顺序是什么，经过何种治疗，对治疗的反应如何等。

4. *诊疗情况*　应询问患者曾在何处就诊过，做过何种检查，用药情况及疗效如何。

5. *一般情况*　应询问患者精神、体力、饮食、大小便及体重变化等情况。

二、既往史和个人史等采集要点

既往慢性疾病史，如采取过哪些治疗，疗效如何，是否伴有糖尿病、心脑血管疾病，是否有外伤手术史、放疗史等。

【辅助检查】

1. *鼻腔及鼻内镜检查*　纤维鼻咽镜及鼻内镜检查，可观察肿瘤原发部位、大小、外形、鼻窦开口情况，对筛窦仅能窥见其鼻内中鼻甲、中鼻道及嗅裂等部位的异常情况。

2. *活检及细胞涂片等检查*　明确诊断需要依据病理学检查结果，必要时须多次活检。对病理学检查结果阴性而临床上确属可疑者，可行鼻腔、鼻窦探查术，术中结合冷冻切片检查确诊。

3. *影像学检查*　影像学检查为必需的检查方法，可显示肿瘤大小和侵犯范围，并有助于选择术式，同时也是随访复查局部有无复发的重要依据，通常以鼻部增强 CT 检查为主，联合 MRI 可更加详细地了解肿瘤情况。注射造影剂增强扫描可见癌组织密度增高，可借此与阻塞性炎症相鉴别。MRI 检查的特点在于软组织分辨率高，能够更加清楚地显示肿瘤范围及侵犯深度。

【诊断】

根据临床表现、体征、影像学检查可诊断，病理活检可确诊。活检时应从肿瘤不同部位多切取几块组织送检，以免漏诊、误诊。位置较深的筛窦恶性肿瘤症状出现较晚，且易误诊，早期确诊较难。对有上述症状者应提高警惕，尤其是 40 岁以上患者，对症状为一侧性、进行性加重者更应仔细检查。

【分期】

详见本章第二十四节分期部分。

【治疗】

治疗可分为手术、放疗和化疗。治疗方式应根据肿瘤性质、大小、侵犯范围及患者承受能力确定，当前多主张早期采用以手术为主的综合治疗，包括术前放疗，手术彻底切除癌肿原发病灶，必要时可行单侧或双侧颈淋巴结清扫术，以及术后放疗、化疗等。首次治疗是治疗成败的关键。

【复习思考题】

筛窦恶性肿瘤的临床表现、诊断及治疗方法分别有哪些？

第二十九节　鼻腔 NK-T 细胞淋巴瘤

【见习项目】

1. 鼻腔 NK-T 细胞淋巴瘤的诱因。
2. 鼻腔 NK-T 细胞淋巴瘤的临床表现与诊断。

【见习目的与要求】

1. 掌握鼻腔 NK-T 细胞淋巴瘤的临床表现、诊断及治疗方法。
2. 熟悉鼻腔 NK-T 细胞淋巴瘤的鼻内镜检查和影像学表现。

【见习地点】

见习医院耳鼻咽喉科、肿瘤放疗科。

【见习准备】

见习带教老师事先选好鼻腔 NK-T 细胞淋巴瘤的病例及影像学资料、鼻内镜报告，分配好每一病例示教所占时间，并根据病例数分小组。

【见习流程】

1. 带教老师对理论课内容进行简要复习，介绍鼻腔 NK-T 细胞淋巴瘤的相关临床表现（重点）。
2. 每一病例由一个小组中选出一位同学采集病史，并结合疾病特点进行重点的体格检查。
3. 各小组集中，回到示教室。当事同学报告病史及阳性体征，提出下一步的辅助检查和可能的阳性结果，作出诊断和鉴别诊断，提出治疗方法和依据。各小组间对所示教的病例开展讨论，指出各自小组的不足之处。

4. 带教老师分析总结，指出各组的优点和不足，提出思考题。

【病史采集要点】

一、现病史采集要点

1. 发病诱因　①EB病毒；②环境因素。

2. 主要症状　鼻腔NK-T细胞淋巴瘤最常见的症状为鼻塞，局部广泛受侵时，出现眼球突出、面部肿胀、硬腭穿孔、脑神经麻痹、恶臭和发热等症状。肿瘤常局限于鼻腔及邻近结构，邻近器官或结构受侵以同侧上颌窦和筛窦最常见，其他依次为鼻咽、局部皮肤、硬腭、软腭、眼球和口咽等。42%的患者有多部位直接侵犯。患者就诊时，颈部淋巴结受侵和远处结外器官转移少见，颈部淋巴结受侵以颌下淋巴结最常见，其次为中上颈部淋巴结，这和鼻腔淋巴引流途径相符合。远处转移以皮肤最常见，和T淋巴细胞归巢现象有关。患者发热、消瘦等全身症状常见。晚期患者常出现皮肤、胃肠道、睾丸受累和肝脾肿大。

二、既往史和个人史等采集要点

既往慢性疾病史，如采取过哪些治疗，疗效如何，是否伴有糖尿病、心脑血管疾病，是否有外伤手术史、放疗史等。

【查体要点】

1. 一般情况　检查患者的体温、脉搏、血压、体重变化情况。

2. 鼻腔部观察　鼻腔病灶局限或直接侵犯邻近结构或组织。

【辅助检查】

1. 鼻腔及鼻内镜检查　纤维鼻咽镜及鼻内镜检查，可观察肿瘤原发部位、大小、外形、鼻窦开口情况。

2. 活检及细胞涂片等检查　明确诊断需要依据病理学检查结果，必要时须多次活检。病理学特征为弥漫性淋巴瘤细胞浸润，呈血管中心性、血管破坏性生长，导致组织缺血坏死及黏膜溃疡。组织坏死很常见，是导致漏诊的主要原因。

3. 影像学检查　影像学检查为鼻腔NK-T细胞淋巴瘤必需的检查方法，可显示肿瘤大小和侵犯范围，并有助于选择治疗方式，同时也是随访复查局部有无复发的重要依据，通常以鼻部增强CT检查为主，联合MRI可更加详细地了解肿瘤情况。鼻部CT可见鼻腔或鼻窦软组织肿块影，可见周围骨质的破坏，伴有阻塞性炎症。注射造影剂增强扫描可见癌组织密度增高，可借此与阻塞性炎症相鉴别。MRI检查的特点在于软组织分辨率高，能够更加清楚地显示肿瘤范围及侵犯深度。

【诊断】

根据临床表现、体征、影像学检查可诊断，病理活检可确诊。活检时应从肿瘤不同部位多切取几块组织送检，以免漏诊、误诊。

【鉴别诊断】

鼻腔NK-T细胞淋巴瘤要与来源于鼻腔的其他恶性肿瘤、鼻咽癌等进行鉴别诊断。

【治疗】

鼻腔 NK-T 细胞淋巴瘤属于全身疾病范畴，治疗方式应根据肿瘤性质、大小、侵犯范围及患者承受能力确定。当前多主张无危险因素的早期患者采用单纯放疗；有危险因素的早期患者，可采用序贯化放疗、同步化放疗或夹心化放疗。晚期患者需要采用以化疗为主联合放疗的治疗方案。

【复习思考题】

鼻腔 NK-T 细胞淋巴瘤的临床特点和治疗方法分别有哪些？

第三章 咽科学

第一节 急性咽炎

【见习项目】

1. 急性咽炎的示教。
2. 急性咽炎的病因及临床表现。

【见习目的与要求】

1. 掌握急性咽炎的概念、病因、临床表现、诊断及治疗方法。
2. 熟悉急性咽炎的检查及治疗注意事项。

【见习地点】

见习医院耳鼻咽喉科。

【见习准备】

见习带教老师事先选好急性咽炎的病例及内窥镜影片，分配好每一病例示教所占时间，并根据病例数分小组。

【见习流程】

1. 带教老师对理论课知识、概念进行简要复习，尤其要讲明如何查看和判断急性、慢性疾病，以及诊断是否是急性脓毒性咽炎（重点）。
2. 每一病例由一个小组中选出一位同学采集病史，并结合疾病特点进行重点的体格检查。
3. 各小组集中，回到示教室。当事同学报告病史，提出下一步的辅助检查，作出诊断和鉴别诊断，提出治疗方法和依据。各小组间对所示教的病例开展讨论，指出各自小组的不足之处。
4. 带教老师分析总结，指出各组的优点和不足，提出思考题。

【病史采集要点】

一、现病史采集要点

1. **发病情况** 发病情况对病因分析有重要意义，应详细了解患者是缓慢起病还是急性起病。
2. **发病诱因** 可询问患者有无接触以下因素：① 病毒，如柯萨奇病毒、腺病毒、副流感病毒等；② 细菌，如链球菌、葡萄球菌及肺炎链球菌等；③ 环境因素，如干燥、粉尘、烟雾、有害气体或过敏原刺激等。
3. **主要症状** 需要询问以下内容：有无咽痛；有无吞咽痛；咽部是否有干燥、灼热、粗糙感。
4. **伴随症状** 需要询问以下内容：是否存在发热、头痛、食欲减退和四肢酸痛等；是否存在中耳炎、鼻窦炎及呼吸道的急性炎症；另外，急性脓毒性咽炎可能并发急性肾炎、风湿热及败血症等。

二、既往史和个人史等采集要点

（1）工作及职业情况。

（2）有无接触高温气体、粉尘、烟雾等刺激性物质。

【查体要点】

1. 一般情况　检查患者的体温、脉搏、血压。

2. 咽部视诊　借助压舌板观察患者有无咽黏膜急性弥漫性充血、肿胀及浆液渗出，是否有黏膜肿胀增厚。病变严重的患者可出现咽后壁淋巴滤泡增生、隆起并有黄白色点状渗出物。

3. 颈部触诊　检查颈部淋巴结、下颌淋巴结有无增大或压痛。

【辅助检查】

间接喉镜检查可查看咽部情况。

【诊断】

根据病史、症状及体征，本病诊断不难。若患者出现咽黏膜急性弥漫性充血、肿胀及浆液渗出等情况，或有黏膜肿胀增厚或咽后壁淋巴滤泡增生、隆起并有黄白色点状渗出物等症状，即可确诊。

【鉴别诊断】

应注意与某些急性传染病，如麻疹、猩红热、流感等相鉴别，这点在儿童中尤为重要，可进行咽拭子培养和抗体测定，以明确病因。值得注意的是，如发现咽部出现假膜坏死，应行血液学及全身检查，来排除血液病等严重的全身性疾病。

【治疗】

无全身症状或症状较轻者，可局部应用含漱液，或各种含片及中成药，必要时可适当口服抗病毒药。全身症状较重伴有高热者，除上述治疗外，应卧床休息，多饮水及进食流质，必要时可经静脉途径应用抗病毒药或抗生素。

【复习思考题】

1. 急性咽炎的主要症状有哪些？

2. 急性咽炎可引发哪些并发症？

第二节　慢性咽炎

【见习项目】

1. 慢性咽炎的示教。

2. 慢性咽炎的病因、病理分类及临床表现。

【见习目的与要求】

1. 掌握慢性咽炎的概念、病因、病理分类、临床表现、诊断及治疗方法。

2. 熟悉慢性咽炎的检查，以及急性咽炎转变为慢性咽炎的治疗注意事项。

【见习地点】

见习医院耳鼻咽喉科。

【见习准备】

见习带教老师事先选好慢性咽炎的病例及病理图片，分配好每一病例示教所占时间，并根据病例数分小组。

【见习流程】

1. 带教老师对理论课知识、概念进行简要复习，尤其要讲明如何查看和判断是急性还是慢性疾病，以及诊断是哪种病理性咽炎（重点）。

2. 每一病例由一个小组中选出一位同学采集病史，并结合疾病特点进行重点的体格检查。

3. 各小组集中，回到示教室。当事同学报告病史，提出下一步的辅助检查，作出诊断和鉴别诊断，提出治疗方法和依据。各小组间对所示教的病例开展讨论，指出各自小组的不足之处。

4. 带教老师分析总结，指出各组的优点和不足，提出思考题。

【病史采集要点】

一、现病史采集要点

1. **发病情况**　发病情况对病因分析有重要意义，应详细了解患者是缓慢起病还是急性起病。

2. **发病诱因**　可询问患者是否出现以下情况：急性咽炎反复发作；各种鼻病及呼吸道慢性炎症；烟酒过度、粉尘、有害气体、辛辣食物或过敏原的刺激等；全身因素，如咽喉反流、下呼吸道慢性炎症、免疫功能低下等。

3. **主要症状**　一般无明显全身症状。询问患者以下内容：① 是否有咽部异物感、咽痒、灼热感、干燥感；② 有无感觉黏稠分泌物附着于咽后壁或晨起时出现频繁的刺激性咳嗽，伴恶心。

二、既往史和个人史等采集要点

（1）工作及职业情况。

（2）有无急性咽炎史及过敏史。

（3）近期饮食情况。

（4）有无恶性肿瘤的家族史。

（5）有无其他局部或全身性慢性疾病。

【查体要点】

1. **一般情况**　检查患者的体温、脉搏、血压。

2. **咽部视诊**　有无咽黏膜充血，咽后壁是否有淋巴滤泡增生，淋巴滤泡的形态，黏膜是否干燥、萎缩。

【辅助检查】

间接喉镜检查可查看咽部情况。

【诊断】

根据病史、症状及体征，患者出现咽黏膜充血、咽后壁淋巴滤泡增生，结合淋巴滤泡的形态及黏膜干燥、萎缩的表现，即可确诊。

【鉴别诊断】

应注意许多全身性疾病早期症状酷似慢性咽炎，因此必须详细询问病史，全面仔细检查鼻、咽、喉、气管、食管、颈部乃至全身的隐匿性病变。特别要警惕早期恶性肿瘤。

【治疗】

1. 去除病因　戒除烟酒、改善生活环境，避免接触粉尘及有害气体，积极治疗鼻咽部慢性炎症，治疗全身性疾病以增强抵抗力对本病防治极为重要。

2. 中医中药　宜滋阴降火，口服中成药含片。

3. 局部疗法　① 慢性单纯性咽炎：常用复方硼砂溶液或含服六神丸等。② 慢性肥厚性咽炎：除了用上述方法处理外，还须对咽后壁淋巴滤泡进行处理，可用化学药物如10%硝酸银溶液烧灼肥大的淋巴滤泡，也可冷冻、激光处理等，但应注意处理范围不宜过大，避免日后出现咽部干燥、咽黏膜萎缩等不良反应。

【复习思考题】

1. 慢性咽炎需要进行哪些必要的专科检查？
2. 慢性咽炎有哪些治疗手段？

第三节　放射性咽喉炎

【见习项目】

1. 放射性咽喉炎的临床表现。
2. 放射性咽喉炎的临床处理原则。

【见习目的与要求】

1. 掌握放射性咽喉炎的临床表现。
2. 熟悉放射性咽喉炎的治疗方法。

【见习地点】

见习医院耳鼻咽喉科、肿瘤放疗科。

【见习准备】

见习带教老师事先选好放射性咽喉炎的病例及临床资料，分配好每一病例示教所占时间，并根据病例数分小组。

【见习流程】

1. 带教老师对理论课知识、概念进行简要复习。
2. 每一病例由一个小组中选出一位同学采集病史，并结合疾病特点进行重点的体格检查。
3. 各小组集中，回到示教室。当事同学报告病史，提出下一步的辅助检查，作出诊断和鉴别诊断，提出治疗方法和依据。各小组间对所示教的病例开展讨论，指出各自小组的不足之处。
4. 带教老师分析总结，指出各组的优点和不足，提出思考题。

【病史采集要点】

一、现病史采集要点

1. 发病情况　发病情况对病因分析有重要意义，应详细了解患者是缓慢起病还是急性起病。放射性咽喉炎是喉癌等头颈部肿瘤放疗甚至颈段食管癌放疗常见且严重的并发症之一，经一定剂量放疗后机体出现咽部黏膜溃疡、萎缩、腺体破坏、黏膜水肿、干燥、充血等表现。

2. 发病时间　本病多为急性发病。急性放射性咽喉炎由咽喉部黏膜组织放射性损伤引起。黏膜属于早反应组织，其损伤程度与放疗剂量成正比。放射性咽喉炎通常在放疗 13~15 次后发生，持续 1~2 周，免疫力低下的患者可持续整个放疗过程，甚至在放疗完成后数周仍有临床症状。

3. 主要症状　80% 以上的头颈部放疗患者在放疗过程中都会发生放射性咽喉炎，少数患者甚至会发生 3~4 级咽喉炎。放射性咽喉炎主要表现为咽喉部黏膜充血、红斑、糜烂、溃疡及纤维化等，患者出现吞咽不适、异物感、咽干、发痒、局部疼痛、进食困难等。较严重者会出现声音嘶哑、干咳、咯血，甚至还可能出现憋喘、发热、乏力和全身炎症反应。

4. 发病危险因素　① 患者自身因素：不良的口腔卫生习惯、牙周疾病史、持续吸烟及营养不良是目前比较公认的危险因素。另一些自身因素包括年龄、体重、性别、心理、肿瘤的性质，是否合并糖尿病等也可能是影响咽喉炎严重程度的重要因素。此外，既往全身抗肿瘤治疗、酗酒、抽烟和 HIV 感染等也是较为重要的危险因素（表 3-3-1）。② 治疗相关因素：脑神经未受侵犯、未行手术治疗、较小的原发灶手术范围、同步化疗等；有研究表明，患者的咽喉疼痛、吞咽困难等并发症发生率与放疗剂量相关，且随放疗剂量增大而升高，而与手术方式等无关。

表 3-3-1　导致头颈部放疗相关黏膜炎风险增加的患者相关因素

患者因素	风险
年龄	由于细胞分裂周期短，青年患者风险增加；由于组织修复能力和肾功能下降，老年患者风险增加
性别	迄今为止的研究结果不一，女性有风险增加的趋势
口腔卫生	良好的口腔管理能降低黏膜炎的发生率
唾液腺功能	唾液减少导致黏膜炎的问题增加
遗传因素	某些人群对黏膜炎的抵抗力有可能增加，具体原因尚待确定
营养状况	营养不良患者（BMI<18.5）的溃疡风险增加，愈合延迟
肾脏功能	肌酐清除率升高可能会导致黏膜不良反应的增加
吸烟	影响微循环，可能会延迟愈合
肿瘤治疗史	黏膜炎风险升高

5. 病情演变　应询问病情是逐渐好转还是进行性加重或者起伏波动，其间有无新的伴随症状出现，其出现的顺序是什么，经过何种治疗，对治疗的反应如何等。

6. 诊疗情况　应询问患者曾在何处就诊过，做过何种检查，用药情况及疗效如何。放射性咽喉炎的严重程度通常与患者自身因素、同期使用的化疗药物、放疗剂量及分割方案等密切相关。

7. 一般情况　应询问患者精神、体力、饮食、大小便及体重变化等情况。

二、既往史和个人史等采集要点

有无药物过敏史，是否伴有糖尿病、心脑血管疾病，是否有外伤手术史、传染病史等。

【查体要点】

1. 一般查体　检查患者的体温、脉搏、血压、体重变化情况。

2. 专科查体　咽喉部解剖位置较深，普通查体无法明确，多数患者需要进行间接喉镜甚至食管镜、胃镜等辅助检查确诊。镜下可以观察到放射性咽喉炎的发生部位、范围，有无溃疡，是否合并白斑或有无霉菌感染，有无渗液、渗血等表现。

【辅助检查】

必要时完善 CT 或 MRI 检查，可以确定肿瘤退缩情况，判断周围软组织侵犯情况。

【诊断】

1. 诊断标准　放射性咽喉炎的诊断主要基于临床表现。喉癌等头颈部肿瘤或颈段食管癌患者接受放疗时，大约进行 12 次放疗后，患者出现咽干、咽痒、进食疼痛等表现，在累积剂量 ≥30 Gy 时症状最为明显，此时如进行间接喉镜、食管镜等检查可见到咽喉部黏膜损伤表现。

2. 分级标准　美国肿瘤放射治疗协助组织（RTOG）放射性咽喉炎分级标准：① 0 级，无变化；② I 级，轻度吞咽困难或吞咽疼痛，需要麻醉性镇痛药，需要进流食；③ II 级，持续声音嘶哑但能发声，牵涉性耳痛、咽喉痛，片状纤维性渗出或轻度喉水肿，无须麻醉剂，咳嗽时需要镇咳药物；④ III 级，讲话声音低微、咽喉痛或牵涉性耳痛，需要麻醉剂，融合的纤维性渗出，明显的喉水肿；⑤ IV 级，明显的呼吸困难、喘鸣或咯血，需要气管切开或插管。

【鉴别诊断】

黏膜炎可合并细菌、病毒和真菌感染。病毒感染在临床上可能与黏膜炎不同，因为其可能影响硬腭、牙龈和舌根的角质化黏膜。在有争议的病例中，需要进行脱落细胞学和微生物培养，以鉴别诊断。此外，真菌感染可能经常发生，一般由白色念珠菌或其他念珠菌属引起。咽喉部等其他解剖部位发生的黏膜炎不是很直观，诊断标准较为主观，缺乏实用的评估工具，存在预防和治疗需求，需要引起患者和医护人员的重视。

【治疗】

1. 非药物治疗　放射性咽喉炎的非药物治疗十分重要，需要从心理、营养、卫生习惯等多方面进行。医护人员应积极进行健康宣教，帮助患者以积极的态度面对疾病。同时帮助患者养成良好的口腔卫生习惯，根据口腔 pH 选择合适的漱口液。积极有效的营养支持治疗将增加患者的免疫力，减少感染的机会，促进咽喉部黏膜损伤的修复。

2. 药物治疗　大多数放射性咽喉炎在放疗约 20 次以后能明显缓解，部分患者也在放疗结束后能痊愈，因此症状控制是关键，措施以局部对症治疗为主，全身系统治疗为辅。除细胞因子、黏膜保护剂和中药外，镇痛和控制局部及全身的继发感染亦非常重要。常用的治疗药物主要包括：① 细胞因子，如重组人粒细胞巨噬细胞刺激因子（GM-CSF）和表皮生长因子受体（EGF）等；② 镇痛剂，伴轻度疼痛时，可以使用利多卡因或吗啡等漱口液；③ 合并感染时需要使用抗生素治疗；④ 局部使用糖皮质激素能减轻水肿，抑制炎症反应，缓解患者的症状，但长期使用有增加真菌感染的风险；⑤ 多项成品中药复方制剂，包括双花百合片、口炎清颗粒、康复新液等均能在一定程度上降低咽喉炎的严重程度和缓解疼痛；⑥ 谷氨酰胺减少了阿片类镇痛剂使用、胃造瘘、住院和治疗中断的发生率。

目前临床多采用地塞米松联合维生素 C 治疗中重度放射性咽喉炎。地塞米松属于肾上腺糖皮质激素，具有抗过敏、消炎、抗休克的作用，但长期使用易引起消化道溃疡、糖尿病、类库欣综合征等不良反应。维生素 C 是一种水溶性化合物，亦是一种高效强力抗氧化剂，能有效清除细胞内自由基，强烈抑制氧自由基攻击脂质中多种不饱和脂肪酸，从而减少炎症细胞内超氧化物自由基的释放，保护细胞正常代谢，减轻咽喉继发性感染，提高杀菌能力。

中医认为放射性咽喉炎主要由热毒所致，临床表现为伤阴损津，阴津亏耗，故以滋阴养津、清热为治疗原则。诸多文献报道均指出，康复新液治疗放射性咽喉炎效果显著。康复新液可用于抗炎、促进新生细胞增殖、消除组织水肿以及提高免疫力，亦有抗氧化、抗辐射、抗菌、抗病毒以及抗肿瘤等作用。康复新液协同维生素 C 治疗放射性咽喉炎，有利于提高康复新液的生物利用度，亦能充分利用蜚蠊中富含的多种活性物质，使其充分发挥抗继发感染、抗菌能力，提高其抗氧化、抗辐射以及抗肿瘤的作用，再生咽喉表层细胞，起到防护辐射作用。

3. 黏膜炎并发症的处理　处理要点主要有以下几个方面。

（1）疼痛的管理：使用非甾体类解热镇痛抗炎药，但有出血和肾损害的患者不推荐使用。

（2）出血：如果有相关的咳嗽、咯血，须立刻行止血治疗，并排除其他相关疾病导致的咯血。密切监视抗凝治疗或血小板减少的患者。

（3）感染的预防和治疗：头颈部肿瘤患者在已知有明确感染风险因素时需要预防感染。对接受大剂量类固醇（相当于 15 mg/d 或更高剂量强的松龙，至少 1 周）的患者应进行抗真菌预防。

【预防】

1. 非药物预防　放疗期间建议患者戒烟、戒酒。多喝水，避免热、酸性及辛辣的食物。良好的口腔卫生有助于预防和减轻放射性咽喉炎的发生。建议患者放疗前进行口腔检查、改善口腔卫生。在保证充分肿瘤治疗的放射剂量和范围基础上，尽可能缩小非必要照射区范围和剂量，尽早地戒烟以减轻头颈部放疗患者放射性咽喉炎等放射性黏膜损伤，这有助于减轻患者的不适症状，改善其生活质量，提高治疗的依从性和完成度，使患者获得更好的预后。在全喉切除、有戒烟行为的患者中，出现重度急性放射性咽喉炎的比例较低。

2. 药物预防　① 细胞因子：包括 GM-CSF、EGF 等。② 黏膜保护剂：临床使用的黏膜保护剂包括自由基清除剂、必需氨基酸及过饱和钙磷酸盐等。③ 非甾体抗炎药：盐酸苄达明漱口水能抑制炎症细胞因子如肿瘤坏死因子（TNF）-α、白细胞介素（IL）-1β 的产生。④ 中药：常用药物包括双花百合片、康复新液等。⑤ 其他：如免疫球蛋白、芦荟、蜂蜜等用于预防。

【复习思考题】

1. 放射性咽喉炎的临床表现有哪些？

2. 放射性咽喉炎的临床治疗方案有哪些，请结合临床实际情况，举例说明。

第四节　放射性口腔黏膜炎

【见习项目】

1. 放射性口腔黏膜炎的临床表现。

2. 放射性口腔黏膜炎的临床处理原则及各级临床用药。

【见习目的与要求】

1. 掌握放射性口腔黏膜炎的分级及各级的治疗方法。

2. 熟悉放射性口腔黏膜炎的临床表现。

【见习地点】

见习医院耳鼻咽喉科、肿瘤放疗科。

【见习准备】

见习带教老师事先选好放射性口腔黏膜炎的病例及临床资料，分配好每一病例示教所占时间，并根据病例数分小组。

【见习流程】

1. 带教老师对理论课知识、概念进行简要复习。

2. 每一病例由一个小组中选出一位同学采集病史，并结合疾病特点进行重点的体格检查。

3. 各小组集中，回到示教室。当事同学报告病史，提出下一步的辅助检查，作出诊断和鉴别诊断，提出治疗方法和依据。各小组间对所示教的病例开展讨论，指出各自小组的不足之处。

4. 带教老师分析总结，指出各组的优点和不足，提出思考题。

【病史采集要点】

一、现病史采集要点

1. **发病情况** 发病情况对病因分析有重要意义，应详细了解患者是缓慢起病还是急性起病。放射性口腔黏膜炎是头颈部肿瘤放疗常见且严重的并发症之一，可分为急性和慢性，在病情严重程度、病程及预后方面有较大差异。

2. **发病时间** 放射性口腔黏膜炎通常在放疗大约进行 10 次后发生，通常持续整个放疗过程，甚至在放疗完成后数周仍有临床症状。

3. **主要症状** 80% 以上的头颈部放疗患者在放疗过程中都会发生放射性口腔黏膜炎，半数以上患者甚至会发生 3~4 级口腔黏膜炎。放射性口腔黏膜炎主要表现为口腔黏膜充血、红斑、糜烂、溃疡及纤维化等，患者出现疼痛、进食困难、口干、味觉障碍等，还可能出现发热、乏力和全身炎症反应。头颈部肿瘤放疗引起的黏膜损伤使得机体免疫防御能力下降，口腔菌群失调，感染风险上升，其中免疫功能严重低下患者败血症风险上升。

4. **发病危险因素** ① 患者自身因素：不良的口腔卫生习惯、牙周疾病史、吸烟及营养不良是目前比较公认的危险因素。另一些自身因素包括年龄、体重、性别、心理、肿瘤的性质，是否合并糖尿病等也可能是影响口腔黏膜炎严重程度的重要因素。此外，既往全身抗肿瘤治疗、支持性治疗如地诺单抗、酗酒、抽烟、嚼食槟榔、牙科治疗史和 HIV 感染等也是较为重要的危险因素。② 治疗相关因素：治疗会影响放射性口腔黏膜炎的发生率和严重程度。治疗相关的危险因素包括放疗技术、放疗分割模式、放疗剂量及部位、化疗药物（靶向药物）的使用等。

5. **病情演变** 应询问病情是逐渐好转还是进行性加重或者起伏波动，其间有无新的伴随症状出现，其出现的顺序是什么，经过何种治疗，对治疗的反应如何等。

6. **诊疗情况** 应询问患者曾在何处就诊过，做过何种检查，用药情况及疗效如何。放射性口腔黏膜炎的严重程度通常与患者自身因素、同期使用的化疗药物、放疗剂量及分割方案等密切相关。

7. **一般情况** 应询问患者精神、体力、饮食、大小便及体重变化等情况。

二、既往史和个人史等采集要点

有无药物过敏史，是否伴有糖尿病、心脑血管疾病，是否有外伤手术史、传染病史等。

【查体要点】

1. **一般查体** 检查患者的体温、脉搏、血压、体重变化情况。

2. **专科查体** 详细视诊口腔黏膜炎的发生部位、范围，有无溃疡，是否合并白斑或有无霉菌感染，有无渗液、渗血等表现；周围皮肤有无红肿、皮温升高等表现。

【辅助检查】

必要时完善 CT 或 MRI 检查，可以确定肿瘤退缩情况，判断口腔黏膜周围软组织侵犯情况。

【诊断】

1. 诊断标准　放射性口腔黏膜炎的诊断主要基于临床表现。头颈部接受放疗时，黏膜出现红斑，伴有轻至中度疼痛，但累积剂量>10 Gy 时没有明显的溃疡性改变。上皮细胞的萎缩性改变通常发生在总剂量为 16~22 Gy 时，在这个阶段，不适感会增加，可能需要镇痛治疗。在累积剂量≥30 Gy 时，溃疡性病变经常发生在脸颊、口唇、舌腹和舌侧。角质化程度较高的部位如舌根、齿龈和硬腭的受累在口腔黏膜炎中并不常见。溃疡性口腔黏膜炎的病变常不规则，经常伴有红斑，常常被假膜所覆盖。患者往往不能正常进食。溃疡性病变可能在放疗完成后持续 2~4 周。在接受同步放化疗的头颈部肿瘤患者中，严重溃疡持续到治疗结束后 5~7 周也很常见。放疗后的慢性黏膜炎也有报道，然而随着 IMRT 等技术的发展，这种情况可能会改变。

2. 分级标准　黏膜炎的严重程度分级有多种评估量表可选。理想的口腔黏膜炎评估工具应该是客观、灵敏、经过验证且可靠的，易于在所有临床情况下使用。最常用的量表是美国国家癌症研究所（National Cancer Institute，NCI）的通用毒性标准（CTC 5.0 版，2017 年）、1995 年放射治疗肿瘤学组（Radiation Therapy Oncology Group，RTOG）的毒性标准、1995 年欧洲癌症研究和治疗组织（European Organization for Research on Treatment of Cancer，EORTC）的毒性标准、世界卫生组织（World Health Organization，WHO）1979 年制定的标准，以及口腔黏膜炎评估量表（Oral Mucositis Assessment Scale，OMAS）。

大多数在日常临床实践中使用的量表都是基于对症状、体征和功能障碍的测量。一些量表主要侧重于操作者对黏膜组织损伤（如红斑、溃疡）的观察（ORO 量表），在基于临床试验的黏膜炎评估中具有特殊价值。例如，WHO 的口腔毒性量表将黏膜损伤的迹象（红斑和溃疡）与功能损害相结合，而 RTOG 标准是仅基于对黏膜损伤强度的一般描述。量表之间并无明显优劣，评估量表可根据实际情况自行选择。常用评估量表对比见表 3-4-1。

表 3-4-1　头颈部肿瘤放疗相关口腔黏膜炎常用评估量表对比

标准来源	0级	1级	2级	3级	4级	5级
WHO-1979	无症状	疼痛、红斑	溃疡，能进食固体食物	溃疡，只能进食流质食物	无法进食	—
RTOG-1995	无症状	充血/可有轻度疼痛，无须使用止痛药	片状黏膜炎，或有炎性血液分泌物，或有中度疼痛，需止痛药	融合的纤维性黏膜炎/可伴重度疼痛，需麻醉性镇痛药	溃疡，出血，坏死	—
CTCAE 5.0-口腔黏膜炎	无症状	无症状或症状轻微，无须干预	中度疼痛或溃疡，需要进食流质	严重疼痛，影响进食	危及生命，需要紧急干预	死亡
CTCAE 5.0-咽/喉黏膜炎	无症状	内窥镜检查异常；轻度不适，摄入量正常	中度疼痛，有镇痛剂用药指征；摄入减少；影响日常活动	严重疼痛；饮食/吞咽严重改变；需要医疗干预	危及生命的气道损伤，需要紧急干预（如气管切开术或插管术）	死亡

注：WHO，世界卫生组织；RTOG，放射治疗肿瘤学组；CTCAE，常见不良反应事件评价标准。

【鉴别诊断】

黏膜炎可合并细菌、病毒和真菌感染。病毒感染在临床上可能与黏膜炎不同，因为可能影响硬腭、牙龈和舌根的角质化黏膜。在有争议的病例中，需要进行脱落细胞学和微生物培养，以鉴别诊断。此外，真菌感染可能经常发生，一般由白色念珠菌或其他念珠菌属引起。口腔黏膜炎在临床易于直观观察，咽喉部等其他解剖部位发生的黏膜炎不是很直观，诊断标准较为主观，缺乏实用的评估工具，存在预防和治疗需求，需要引起患者和医护人员的重视。

【治疗】

1. 非药物治疗　放射性口腔黏膜炎的非药物治疗十分重要，需要从心理、营养、卫生习惯等多方面进行。医护人员应积极进行健康宣教，帮助患者以积极的态度面对疾病。同时帮助患者养成良好的口腔卫生习惯，根据口腔 pH 选择合适的漱口液。鼓励患者每日做张口、鼓腮、叩齿等锻炼，增加口腔黏膜皱襞与外界的气体交换，破坏厌氧菌的生存环境，防止发生继发感染。治疗期间避免辛辣食物，以防止对口腔黏膜的刺激。积极的营养支持将增强口腔黏膜抵抗能力，减少感染的机会，促进放射性口腔黏膜炎的修复。

2. 药物治疗　大多数放射性口腔黏膜炎在治疗结束后能痊愈，因此症状控制是关键，措施以局部对症治疗为主，全身系统治疗为辅。除细胞因子、黏膜保护剂和中药外，镇痛和控制局部及全身的继发感染亦非常重要。常用的治疗药物主要包括：① 除预防外，细胞因子如 GM-CSF 和 EGF 等也可用于治疗放射性口腔黏膜炎；② 放射性口腔黏膜炎伴轻度疼痛时，可以使用利多卡因或吗啡等漱口液；③ 放射性口腔黏膜炎合并感染时需要使用抗生素治疗，治疗前需要送口腔黏膜拭子进行细菌和真菌培养并做药物敏感试验，指导抗菌药物使用；④ 局部使用糖皮质激素能减轻水肿，抑制炎症反应，缓解患者的症状，但长期使用有增加口腔真菌感染的风险，而全身使用糖皮质激素有减少放疗中断的趋势，但并不能减少放射性口腔黏膜炎的发病率和严重程度；⑤ 多项成品中药复方制剂，包括双花百合片、口炎清颗粒、康复新液等均能在一定程度上降低放射性口腔黏膜炎的严重程度和缓解疼痛；⑥ 口服谷氨酰胺不能减少放射性口腔黏膜炎的发病率，但减少了其严重程度和严重放射性口腔黏膜炎的发病率，此外，谷氨酰胺减少了由放射性口腔黏膜炎引起的阿片类镇痛剂使用、胃造瘘、住院和治疗中断的发生率；⑦ 头颈部肿瘤患者放疗过程中易发生机会性口咽念珠菌感染，咪康唑口腔贴片的使用可用于治疗放疗相关口咽念珠菌病，达到治疗放射性口腔黏膜炎的效果。

（1）轻至中度黏膜炎：一旦发生黏膜炎，应建议患者口腔护理；增加口腔冲洗次数，保持口腔表面清洁湿润；检查口腔是否存在感染，做口咽拭子并适当治疗；如有需要，应进行局部或全身抗真菌治疗；在超级念珠菌等感染的情况下可使用抗真菌漱口水；应评估饮食需求，避免进食引起不适的食物；应监测吞咽、营养不良和体质量减轻问题，调整饮食，提供支持教育，必要时可考虑鼻饲或经皮内窥镜引导下胃造口术等；应评估液体摄入量，并持续监测止痛药的效果和剂量；应评估一般健康问题（吞咽药物困难、血糖水平下降和血压下降、肾功能不全）；患者需要足量的镇痛药，包括局部和全身用药；镇痛药包括扑热息痛、可待因、吗啡漱口水、苄达明漱口水、外用镇痛剂；应对患者进行药物使用和可能的毒副作用教育，包括黏膜炎的治疗方案和黏膜炎评估分级量表的使用等。

（2）严重黏膜炎：除了保留轻至中度黏膜炎的治疗建议外，建议加强对口腔的监测，推荐每天 1 次；增加全身止痛药物的使用；考虑皮下/静脉镇痛、透皮贴剂等；继续监测和评估疼痛治疗有效性和任何潜在的毒副作用，以及患者心理变化。

3. 黏膜炎并发症的处理　主要有以下要点。

（1）疼痛的管理：使用非甾体类解热镇痛抗炎药，如扑热息痛（片剂应溶于水，在吞咽前用作漱口水)。扑热息痛可能会掩盖患者体温。有出血和肾损害的患者不推荐使用非甾体类解热镇痛抗炎药。考虑苄达明冲洗口腔，勿吞服。因药物的刺激，接受头颈部放射治疗的患者和任何患有分泌性中耳炎的患者可能耐受性较差，可能需要使用更强的镇痛剂，如果患者黏膜炎疼痛持续，考虑进一步使用阿片类镇痛剂，如透皮贴剂等，但应严格限制处方。

(2) 出血：如果有相关的口腔出血，考虑使用氨甲环酸注射或片剂。每 4~6 小时用漱口水治疗局部出血。密切监视抗凝治疗或血小板减少的患者。

(3) 口干：鼓励患者多喝水，保持机体充分水化。可使用润唇膏保持嘴唇湿润，慢性放疗相关口干症可考虑使用毛果芸香碱。

(4) 张口困难：手术或头颈部大剂量放疗期间和放疗后常见的不良反应。患者应进行有益的锻炼，也可考虑使用口腔定位支架，在头颈部放疗中对口腔正常组织有一定的保护作用。

(5) 感染的预防和治疗：头颈部肿瘤患者在已知有明确感染风险因素时需要预防感染。对接受大剂量类固醇（相当于 15 mg/d 或更高剂量强的松龙，至少 1 周）的患者应进行抗真菌预防。

【预防】

1. 非药物预防　放疗期间建议患者戒烟、戒酒。多喝水，避免热、酸性及辛辣的食物。良好的口腔卫生有助于预防和减轻放射性口腔黏膜炎。建议患者放疗前进行口腔检查、改善口腔卫生。推荐每天 4~6 次，采用柔软的牙刷，使用不含氟的牙膏、牙线和不含酒精的生理盐水或碱性（碳酸氢钠）漱口水清洁口腔。氯己定漱口液长期以来一直用于预防化疗引起的口腔黏膜炎，但不推荐用于放射性口腔黏膜炎。同时可采用口腔保湿剂或人工唾液、水溶性果冻、干口含片或干口胶润滑口腔。对装有金属牙的患者，可在金属牙和口腔黏膜之间填充保护材料，减小摩擦。

2. 药物预防　① 细胞因子：包括 GM-CSF、EGF 等。② 黏膜保护剂：临床使用的黏膜保护剂包括自由基清除剂、必需氨基酸及过饱和钙磷酸盐等。③ 非甾体抗炎药：盐酸苄达明漱口水能抑制炎症细胞因子如 TNF-α、IL-1β 的产生。④ 中药：常用药物包括双花百合片、康复新液等。⑤ 其他：如免疫球蛋白、芦荟、蜂蜜等用于预防放射性口腔黏膜炎。

3. 患者教育　应向所有患者提供口腔护理专业教育，并鼓励患者保持良好的口腔卫生。教育内容应包括潜在的口腔并发症，以使患者能够早期识别并向主治医生报告。作为预防和治疗口腔疾病的一部分，所有患者都应该接受关于口腔护理的教育。患者教育应在治疗前、中、后定期进行。教育还应包括饮食要求和建议。

【复习思考题】

1. 放射性口腔黏膜炎的临床表现有哪些？
2. 放射性口腔黏膜炎的临床治疗方案有哪些，请结合临床实际情况，举例说明。

第五节　急性扁桃体炎

【见习项目】

1. 急性扁桃体炎的示教。
2. 急性扁桃体炎的病因、病理分类及临床表现。

【见习目的与要求】

1. 掌握急性扁桃体炎的概念、病因、临床表现、鉴别诊断及治疗方法。
2. 熟悉急性扁桃体炎的病理和并发症。

【见习地点】

见习医院耳鼻咽喉科。

【见习准备】

见习带教老师事先选好急性扁桃体炎的病例及病理图片，分配好每一病例示教所占时间，并根据病例数分小组。

【见习流程】

1. 带教老师对理论课知识、概念进行简要复习，尤其要讲明病理上的区别，以及急性扁桃体炎、咽白喉、樊尚咽峡炎等的鉴别诊断（重点）。

2. 每一病例由一个小组中选出一位同学采集病史，并结合疾病特点进行重点的体格检查。

3. 各小组集中，回到示教室。当事同学报告病史，提出下一步的辅助检查，作出诊断和鉴别诊断，提出治疗方法和依据。各小组间对所示教的病例开展讨论，指出各自小组的不足之处。

4. 带教老师分析总结，指出各组的优点和不足，提出思考题。

【病史采集要点】

一、现病史采集要点

1. 发病情况　发病情况对病因分析有重要意义，应详细了解患者是缓慢起病还是急性起病。

2. 发病诱因　可询问患者以下内容：是否感染乙型溶血性链球菌；有无受凉、过度劳累、烟酒过度，上呼吸道有无慢性病灶等情况。

3. 主要症状　① 全身症状：多见于急性化脓性扁桃体炎。起病急，可询问患者是否有畏寒、高热、头痛、食欲下降、乏力、全身不适、便秘等症状。小儿可因高热引起抽搐、呕吐及昏睡。② 局部症状：可询问患者有无剧烈咽痛，有无吞咽困难。严重者会出现下颌下淋巴结肿大，有时感到转头不便。葡萄球菌感染者，扁桃体肿大较显著，在幼儿可引起呼吸困难。

二、既往史和个人史等采集要点

（1）近期生活习惯、精神、饮食等情况。

（2）既往慢性疾病史。

【查体要点】

1. 一般情况　检查患者的体温、脉搏、血压，是否呈急性病容。

2. 咽部视诊　观察咽部黏膜有无弥漫性充血，有无腭扁桃体肿大。急性化脓性扁桃体炎时可见表面黄白色脓点或在隐窝口有黄白色、灰白色点状豆渣样渗出物，形似假膜，不超出扁桃体范围，易拭去。

3. 下颌按压　下颌角淋巴结有无肿大、压痛。

【辅助检查】

1. 间接喉镜检查　观察咽部情况，观察扁桃体和咽部黏膜状态。

2. 实验室检查　查血常规了解白细胞和红细胞沉降率情况。

【诊断】

急性扁桃体炎一般有典型的临床表现，如剧烈咽痛，吞咽困难，两侧扁桃体表面覆盖白色或黄色点状渗出物，有时连成膜状，容易拭去，下颌角淋巴结肿大、压痛，急性病容、寒战、高热。出现上述症状即可确诊。

【鉴别诊断】

1. 咽白喉 咽痛轻，咽部灰白色假膜常超出扁桃体范围，不易擦去，强剥易出血。
2. 樊尚咽峡炎 单侧咽痛，一侧扁桃体覆盖灰色或黄色假膜，擦去后可见下面有溃疡。
3. 单核细胞增多症性咽峡炎 咽痛轻，扁桃体红肿，有时盖有白色假膜，易擦去。

【治疗】

1. 一般治疗 卧床休息，进流质饮食及多饮水，加强营养及疏通大便，咽痛剧烈或高热时，可口服解热镇痛药。
2. 抗生素应用 抗生素为主要治疗手段。首选青霉素类抗生素，根据病情轻重确定给药途径。若治疗 2~3 天无好转，改用其他种类抗生素，必要时可使用糖皮质激素。
3. 局部治疗 常用复方硼砂溶液、复方氯己定含漱液（口泰）。
4. 中医中药 常用银翘柑橘汤或清咽防腐汤。
5. 手术治疗 急性扁桃体炎多次反复发作的病例，每年复发 3 次以上，特别是已有并发症者，应在急性炎症消退 2~3 周后及时施行扁桃体切除术。

【复习思考题】

1. 急性扁桃体炎的致病菌有哪些？
2. 急性扁桃体炎的并发症有哪些？

第六节 慢性扁桃体炎

【见习项目】

1. 慢性扁桃体炎的示教。
2. 慢性扁桃体炎的病理分类、临床表现及并发症。

【见习目的与要求】

1. 掌握慢性扁桃体炎的概念、病因、病理、临床表现、鉴别诊断及治疗方法。
2. 熟悉慢性扁桃体炎的并发症。

【见习地点】

见习医院耳鼻咽喉科。

【见习准备】

见习带教老师事先选好慢性扁桃体炎的病例、内窥镜结果及病理图片，分配好每一病例示教所占时间，并根据病例数分小组。

【见习流程】

1. 带教老师对理论课知识、概念进行简要复习，尤其要讲明病理上的区别，以及慢性扁桃体炎、扁桃体生理性肥大、扁桃体角化症、扁桃体肿瘤等的鉴别诊断（重点）。
2. 每一病例由一个小组中选出一位同学采集病史，并结合疾病特点进行重点的体格检查。

3. 各小组集中，回到示教室。当事同学报告病史，提出下一步的辅助检查，作出诊断和鉴别诊断，提出治疗方法和依据。各小组间对所示教的病例开展讨论，指出各自小组的不足之处。

4. 带教老师分析总结，指出各组的优点和不足，提出思考题。

【病史采集要点】

一、现病史采集要点

1. **发病情况** 发病情况对病因分析有重要意义，应详细了解患者是缓慢起病还是急性起病。

2. **发病诱因** 链球菌和葡萄球菌感染；反复发作的急性扁桃体炎；继发于猩红热、白喉、流感及鼻窦感染等。

3. **主要症状** 可询问患者以下内容：是否出现咽痛、咽异物感等症状，或是否易感冒，有无急性扁桃体炎发作史，有无出现口臭。小儿扁桃体过度肥大可能出现呼吸不畅、睡时打鼾、言语共鸣障碍。

二、既往史和个人史等采集要点

（1）近期生活习惯、精神、饮食等情况。

（2）是否患有自身免疫性疾病。

（3）月经史（女性）。

（4）家族成员有无类似疾病史。

【查体要点】

1. **一般情况** 检查患者的体温、脉搏、血压。

2. **咽部视诊** 重点检查腭扁桃体、舌、牙龈、会厌及喉部，注意在腭扁桃体表面是否有瘢痕收缩，隐窝处有无黄白色点状豆渣样物。

3. **下颌按压** 双侧下颌角淋巴结是否肿大。

【辅助检查】

1. **间接喉镜检查** 观察腭扁桃体、咽部、喉部情况。

2. **实验室检查** 查血常规了解白细胞和红细胞沉降率情况。

【诊断】

根据病史和局部检查征象进行诊断。反复急性扁桃体炎发作病史为主要诊断依据。局部检查时如发现扁桃体及腭舌弓呈暗红色慢性充血，扁桃体表面凹凸不平，有瘢痕或黄白色点状物，挤压腭舌弓有分泌物从隐窝口溢出，则可确诊。

【鉴别诊断】

1. **扁桃体生理性肥大** 多见于小儿和青少年，无自觉症状，扁桃体光滑、色淡，隐窝口清洁，无分泌物潴留。

2. **扁桃体角化症** 常易误诊为慢性扁桃体炎。角化症为扁桃体隐窝口上皮过度角化所致，出现白色尖形砂砾样物，触之坚硬，附着牢固，不易擦拭掉，如用力擦之，则留有出血创面。

3. **扁桃体肿瘤** 一侧扁桃体迅速增大或扁桃体肿大并有溃疡，常伴有同侧颈淋巴结肿大，应考虑肿瘤可能。

【治疗】

1. **非手术治疗** 抗菌药物结合免疫疗法或抗变应性措施，如注射胎盘球蛋白、转移因子等。

2. 手术治疗　施行扁桃体切除术，临床上多采用等离子刀行扁桃体切除术。

【复习思考题】

1. 慢性扁桃体炎的病理分型有哪些？
2. 慢性扁桃体炎的病因有哪些？

第七节　扁桃体切除术

【见习项目】

扁桃体切除术的示教。

【见习目的与要求】

1. 掌握扁桃体切除术的适应证、禁忌证、术后处理等知识。
2. 熟悉手术流程和方法。

【见习地点】

见习医院耳鼻咽喉科。

【见习准备】

见习带教老师事先选好扁桃体切除术的影片供同学观看。

【见习流程】

1. 带教老师对理论课知识、概念进行简要复习，尤其要讲明扁桃体切除术的注意事项和流程，以及适应证、禁忌证、术后处理（重点）。
2. 让同学画出扁桃体剥离术的流程。
3. 带教老师对同学画出的手术流程进行点评，提出思考题。

【适应证】

扁桃体作为一个免疫器官，有其生理功能。特别是儿童，扁桃体对机体具有重要的保护作用。随意切除扁桃体将失去局部免疫反应，甚至出现免疫监视障碍。因此，必须严格掌握适应证。

（1）慢性扁桃体炎反复急性发作或多次并发扁桃体周脓肿。

（2）扁桃体过度肥大，妨碍吞咽、呼吸及发声功能。

（3）慢性扁桃体炎已成为引起其他脏器病变的"病灶"，或与邻近器官的病变有关联。

（4）白喉带菌者，经保守治疗无效时。

（5）各种扁桃体良性肿瘤，可连同扁桃体一并切除；对恶性肿瘤则应慎重选择适应证及手术的范围。

【禁忌证】

（1）急性炎症时，一般不施行手术，宜在炎症消退2~3周后切除扁桃体。

（2）有造血系统疾病及凝血机制障碍，如再生障碍性贫血、血小板减少性紫癜、过敏性紫癜等，一般不手术。若扁桃体炎症会导致血液病恶化，必须手术切除时，应充分准备，精心操作，并在整个围术期采取综合治疗。

（3）严重全身性疾病，如活动性肺结核、风湿性心脏病、先天性心脏病、关节炎、肾炎、高血压病、精神病等。

（4）在脊髓灰质炎及流感等呼吸道传染病流行季节或流行地区，以及其他急性传染病流行时，或患上呼吸道感染期间，不宜手术。

（5）妇女月经期前和月经期、妊娠期，不宜手术。

（6）患者亲属中免疫球蛋白缺乏或自身免疫病的发病率高，白细胞计数特别低者，不宜手术。

【手术方法】

1. 扁桃体剥离术　麻醉—扁桃体钳牵拉扁桃体—用弯刀切开舌腭弓游离缘及咽腭弓部分黏膜—用剥离器分离扁桃体包膜—自上而下游离扁桃体—用圈套器绞断其下极的根蒂—扁桃体被完整切除—创面止血。

2. 扁桃体挤切术　多用于儿童扁桃体肥大者，由于存在风险，现已少用。

【术后处理】

1. 术后体位　全身麻醉者未清醒前应采用去枕半俯卧位。局部麻醉者，儿童平卧，成人平卧或半坐位均可。

2. 饮食　术后4~6小时进冷流质饮食，次日改用半流质饮食。

3. 注意出血　患者应随时将口内唾液吐出，不要咽下。唾液中混有少量血丝时，不必介意，如持续口吐鲜血或全身麻醉儿童不断出现吞咽动作者，应立即检查，及时止血。

4. 创口白膜形成　术后第2天扁桃体窝出现一层白膜，是正常反应，对创面有保护作用。

5. 创口疼痛　术后24小时较为明显，可适当应用镇静、止痛药。

【复习思考题】

1. 扁桃体切除术后何时可以出院？出院后应注意什么？

2. 怎样预防慢性扁桃体炎？

第八节　急性腺样体炎

【见习项目】

1. 急性腺样体炎的示教。

2. 急性腺样体炎的病因、临床表现。

【见习目的与要求】

1. 掌握急性腺样体炎的概念和临床表现。

2. 熟悉急性腺样体炎的病因及治疗方法。

【见习地点】

见习医院耳鼻咽喉科。

【见习准备】

见习带教老师事先选好急性腺样体炎的病例及纤维（电子）鼻咽镜检查结果用于示教。

【见习流程】

1. 带教老师对理论课知识、概念进行简要复习，尤其要讲明此病为 3~10 岁儿童常见疾病。

2. 对同学分组，各组由同学分别模拟家长、儿童、医生的角色，进行疾病诊治的演练，能够让同学明确急性腺样体炎的临床表现和检查报告如何查看，以及该疾病如何治疗。

3. 各小组集中，回到示教室，进行模拟表演。

4. 带教老师分析总结，指出各组的优点和不足，提出思考题。

【病史采集要点】

一、现病史采集要点

1. 发病情况　发病情况对病因分析有重要意义，应详细了解患者是缓慢起病还是急性起病。

2. 发病原因　乙型溶血性链球菌、腺病毒、流感病毒、副流感病毒和肠病毒感染。

3. 主要症状　患儿高热、全身不适，张口呼吸、耳闷、耳涨。严重者可引起中耳炎。

二、既往史和个人史等采集要点

（1）慢性病史、感染病史、过敏史等。

（2）家族成员有无类似疾病史。

【查体要点】

1. 一般情况　检查患者的体温，患者是否呈急性病容。

2. 咽部视诊　患者有无扁桃体肥大。

【辅助检查】

纤维（电子）鼻咽镜检查，查看腺样体情况。

【治疗】

患儿应卧床休息，多饮水，高热时可使用退热剂，症状较重时可用抗生素。

【复习思考题】

急性腺样体炎常见的症状有哪些？其病因有哪些？

第九节　腺样体肥大

【见习项目】

1. 腺样体肥大的示教。
2. 腺样体肥大的病因及临床表现。

【见习目的与要求】

1. 掌握腺样体肥大的病因及临床表现。
2. 熟悉腺样体肥大的治疗方法。
3. 掌握如何查看腺样体内窥镜报告。

【见习地点】

见习医院耳鼻咽喉科。

【见习准备】

见习带教老师事先选好不同程度的腺样体肥大的病例及内窥镜报告，分配好每一病例示教所占时间，并根据病例数分小组。

【见习流程】

1. 带教老师对理论课知识、概念进行简要复习，尤其要讲明如何查看腺样体肥大的程度和腺样体肥大的临床表现（重点）。

2. 每一病例由一个小组中选出一位同学采集病史，并结合疾病特点进行重点的体格检查。

3. 各小组集中，回到示教室。当事同学报告病史，提出下一步的辅助检查，提出治疗方法和依据。各小组间对所示教的病例开展讨论，指出各自小组的不足之处。

4. 带教老师分析总结，指出各组的优点和不足，提出思考题。

【病史采集要点】

一、现病史采集要点

1. 发病诱因　腺样体炎症反复发作或邻近部位的炎症波及鼻咽部，刺激腺样体发生病理性增生。

2. 全身症状　慢性中毒及反射性神经症状；可观察患儿或询问家长是否有营养不良、反应迟钝、注意力不集中等症状。

3. 局部症状　① 耳部：咽鼓管咽口受阻，并发中耳炎，患儿耳部不适。② 鼻部：可观察患儿说话时有无闭塞性鼻音，询问家长其睡眠时有无鼾声、张口呼吸。③ 咽、喉及下呼吸道：阵咳，并发气管炎。④ 观察患儿有无"腺样体面容"：长期张口呼吸，出现上颌骨变长、腭骨高拱、牙列不齐、唇厚、缺乏表情等。

二、既往史和个人史等采集要点

（1）有无鼻炎、鼻窦炎史。

（2）有无家族慢性鼻炎史。

【查体要点】

1. 一般情况　检查患儿的体温，查看有无"腺样体面容"。

2. 鼻咽部视诊　患儿有无鼻甲肥大、扁桃体肥大等。

【辅助检查】

1. 纤维（电子）鼻咽镜检查　可见肥大的腺样体阻塞鼻后孔（图 3-9-1）。

2. 鼻咽侧位 X 线检查　可观察腺样体大小及鼻咽部气道宽窄。

【诊断】

腺样体肥大分为四度：Ⅰ度，腺样体阻塞后鼻孔≤25%；Ⅱ度，腺样体阻塞后鼻孔 26%~50%；Ⅲ度，腺样体阻塞后鼻孔 51%~75%；Ⅳ度，腺样体阻塞后鼻孔>75%。

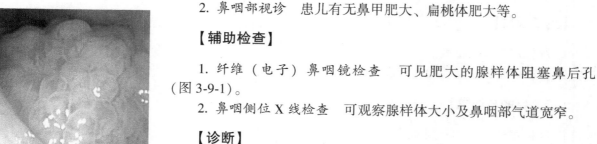

图 3-9-1　腺样体肥大

【治疗】

1. 一般治疗　提高机体免疫力，积极治疗原发病。随年龄增长，腺样体逐渐萎缩，病情可能缓解。

2. 手术治疗　经口或鼻内镜行腺样体切除术，须注意适应证和禁忌证。

【复习思考题】

1. 腺样体肥大的临床表现有哪些？

2. 腺样体肥大如何分度？

3. "腺样体面容"的表现有哪些？

第十节　扁桃体周脓肿

【见习项目】

1. 扁桃体周脓肿的示教。

2. 扁桃体周脓肿的病因、临床表现及鉴别诊断。

【见习目的与要求】

1. 掌握扁桃体周脓肿的概念、病因、临床表现及处理方法。

2. 熟悉扁桃体周脓肿的并发症及鉴别诊断。

【见习地点】

见习医院耳鼻咽喉科。

【见习准备】

见习带教老师事先选好扁桃体周脓肿的病例及脓肿形成后的处理示教图，分配好每一病例示教所占时间，并根据病例数分小组。

【见习流程】

1. 带教老师对理论课知识、概念进行简要复习，尤其要讲明扁桃体周脓肿的鉴别诊断、治疗方法和如何确认扁桃体周脓肿的穿刺点（重点）。

2. 每一病例由一个小组中选出一位同学采集病史，并结合疾病特点进行重点的体格检查，完整叙述具体的治疗方法。

3. 各小组集中，回到示教室。当事同学报告病史，提出下一步的辅助检查，作出诊断和鉴别诊断，提出治疗方法和依据。各小组间对所示教的病例开展讨论，指出各自小组的不足之处。

4. 带教老师分析总结，指出各组的优点和不足，提出思考题。

【病史采集要点】

一、现病史采集要点

1. 发病诱因　本病继发于急性扁桃体炎，尤其多见于慢性扁桃体炎屡次急性发作者。由金黄色葡萄球菌、乙型溶血性链球菌、甲型草绿色链球菌等感染致病。

2. 主要症状　本病多单侧发病，应询问患者是否有吞咽痛、颈部疼痛。观察患者有无急性病容、张口困难，同侧下颌角淋巴结有无肿大。

二、既往史和个人史等采集要点

（1）慢性病史、感染病史、过敏史等。

（2）家族成员有无类似疾病史。

【查体要点】

1. 一般情况　检查患者的体温、脉搏、血压。

2. 咽部视诊　患者腭舌弓有无充血，有无局部隆起，观察扁桃体是否被推向内下方或前下方。

3. 下颌按压　下颌角淋巴结有无肿大。

【辅助检查】

隆起处穿刺抽液观察是否有脓。

【诊断】

咽痛超过 4 天，局部隆起明显且有剧烈咽痛，隆起处穿刺有脓，可作出诊断。

【鉴别诊断】

1. 咽旁脓肿　咽旁隙的化脓性炎症，脓肿发生在咽侧至同侧颈外下颌角处，伴有压痛，病侧扁桃体和咽侧壁被推向对侧，但扁桃体本身无病变。

2. 第三磨牙冠周炎　常发生于阻生的下颌第三磨牙周围，检查可见牙冠上覆盖肿胀的组织，可有溃疡和化脓，炎症可波及舌腭弓，但扁桃体及悬雍垂不受累。

【治疗】

1. 脓肿形成前处理　给予足量的抗生素控制炎症；若局部水肿严重，可加用糖皮质激素。

2. 脓肿形成后处理　穿刺抽脓；切开排脓；扁桃体切除术。

【复习思考题】

1. 扁桃体周脓肿怎么诊断和鉴别诊断？

2. 如何确认扁桃体周脓肿的穿刺点？

第十一节　咽后脓肿

【见习项目】

1. 咽后脓肿的示教。

2. 咽后脓肿的病因、病理分类及临床表现。

【见习目的与要求】

1. 掌握咽后脓肿的概念、病因、临床表现及治疗方法。

2. 熟悉咽后脓肿的病理、并发症及鉴别诊断。

【见习地点】

见习医院耳鼻咽喉科。

【见习准备】

见习带教老师事先选好咽后脓肿的病例及不同病理图片，分配好每一病例示教所占时间，并根据病例数分小组。

【见习流程】

1. 带教老师对理论课知识、概念进行简要复习，尤其要讲明病理上的区别，以及不同病理的临床表现（重点）。

2. 每一病例由一个小组中选出一位同学采集病史，并结合疾病特点进行重点的体格检查。

3. 各小组集中，回到示教室。当事同学报告病史，提出下一步的辅助检查，作出诊断和鉴别诊断，提出治疗方法和依据。各小组间对所示教的病例开展讨论，指出各自小组的不足之处。

4. 带教老师分析总结，指出各组的优点和不足，提出思考题。

【病史采集要点】

一、现病史采集要点

1. **发病情况** 发病情况对病因分析有重要意义，应详细了解患者是缓慢起病还是急性起病。

2. **发病诱因** ① 急性型：多见于 3 岁以下婴幼儿的咽后隙化脓性淋巴结炎。② 慢性型：多由咽后隙淋巴结结核或颈椎结核形成的寒性脓肿所致。

3. **主要症状** ① 急性型：起病急，可询问患儿家属有无畏寒、高热、咳嗽、吞咽困难、吸奶啼哭等，有无呼吸困难。② 慢性型：多数伴有结核病的全身表现，起病缓慢，病程较长，无咽痛。随着脓肿增大，患者逐渐出现咽部阻塞感。

二、既往史和个人史等采集要点

（1）慢性病史、感染病史、过敏史等。

（2）家族成员有无类似疾病史。

【查体要点】

1. **一般情况** 检查患者的体温，急性型患者可呈急性病容。

2. **咽部视诊** 咽后壁一侧隆起，黏膜充血，较大的脓肿可将病侧的咽腭弓向前推移。

3. **颈淋巴结按压** 双侧颈淋巴结肿大、压痛。

【辅助检查】

1. **颈侧 X 线检查** 查看颈椎前软组织有无隆起。

2. **颈部 B 超、CT 检查** 可发现脓肿的形成。

【诊断】

幼儿出现畏寒、高热、咳嗽、吞咽困难、说话含糊不清等症状，伴有呼吸困难时，结合颈侧 X 线检查可见颈椎前软组织隆起，即可诊断。

【治疗】

1. **急性型** 穿刺抽脓、切开排脓，必要时行气管切开术。

2. **慢性型** 结合抗结核治疗，用长而粗的穿刺针经口腔从咽后脓肿处穿刺抽脓，但不可在咽部切开。并发颈椎结核者，取颈外切口排脓。

【复习思考题】

1. 对咽后脓肿患儿进行专科检查时应注意哪些问题？
2. 咽后脓肿有哪些可能的并发症？

第十二节　咽旁脓肿

【见习项目】

1. 咽旁脓肿的示教。
2. 咽旁脓肿的病因、病理分类及临床表现。

【见习目的与要求】

1. 掌握咽旁脓肿的概念、病因、病理、临床表现、鉴别诊断及治疗方法。
2. 熟悉咽旁脓肿的并发症。

【见习地点】

见习医院耳鼻咽喉科。

【见习准备】

见习带教老师事先选好咽旁脓肿的病例及病理图片，分配好每一病例示教所占时间，并根据病例数分小组。

【见习流程】

1. 带教老师对理论课知识、概念进行简要复习。
2. 每一病例由一个小组中选出一位同学采集病史，并结合疾病特点进行重点的体格检查。
3. 各小组集中，回到示教室。当事同学报告病史及阳性体征，提出下一步的辅助检查和可能的阳性结果，作出诊断和鉴别诊断，提出治疗方法和依据。各小组间对所示教的病例开展讨论，指出各自小组的不足之处。
4. 带教老师分析总结，指出各组的优点和不足，提出思考题。

【病史采集要点】

一、现病史采集要点

1. **发病情况**　发病情况对病因分析有重要意义，应详细了解患者是缓慢起病还是急性起病。
2. **发病诱因**　邻近器官或组织化脓性炎症的扩散，如急性扁桃体炎、扁桃体周脓肿、咽后脓肿等，或由于咽部外伤、异物所引起的感染，以及血液或淋巴途径感染。
3. **主要症状**　① 全身症状：有无发热、寒战、出汗、头痛及食欲缺乏。体温可呈持续性高热或脓毒血症的弛张热，严重时可呈衰竭状态。② 局部症状：可询问患者有无咽旁及颈侧剧烈疼痛、吞咽困难、言语不清，有无出现张口困难。

二、既往史和个人史等采集要点

（1）慢性病史、感染病史、过敏史等。
（2）家族成员有无类似疾病史。

【查体要点】

1. 一般情况　检查患者的体温、脉搏、血压。患者是否呈急性重病容，有无颈部僵直、活动受限。

2. 咽部视诊　患侧咽侧壁隆起、充血，扁桃体及腭弓被推向中线，但扁桃体本身无红肿。

【辅助检查】

压痛处做诊断性穿刺抽脓。咽部 CT 可发现脓肿形成。

【诊断】

患者出现急性病容，咽部有隆起，咽部 CT 发现咽旁间隙的脓肿即可确诊。

【治疗】

1. 脓肿形成前　全身使用足量抗生素及适量的糖皮质激素等药物。
2. 脓肿形成后　立即行脓肿切开排脓，一般经颈外入路切开。

【复习思考题】

1. 咽旁脓肿的主要诊断方法有哪些？
2. 咽旁脓肿的并发症有哪些？

第十三节　咽神经性疾病

【见习项目】

1. 咽运动性障碍和感觉性障碍疾病的示教。
2. 咽运动性障碍和感觉性障碍的具体疾病及临床表现。

【见习目的与要求】

掌握咽运动性障碍和感觉性障碍疾病的概念、症状。

【见习地点】

见习医院耳鼻咽喉科。

【见习准备】

见习带教老师事先选好咽运动性障碍和感觉性障碍的病例，以咽异感症为主，分配好每一病例示教所占时间，并根据病例数分小组。

【见习流程】

1. 带教老师对理论课知识、概念进行简要复习，主要讲述咽神经性疾病中的几类常见疾病。
2. 每一病例由一个小组中选出一位同学采集病史，并结合疾病特点进行重点的体格检查。
3. 各小组集中，回到示教室。当事同学报告病史，提出下一步的辅助检查，作出诊断和鉴别诊断，提出治疗方法和依据。各小组间对所示教的病例开展讨论，指出各自小组的不足之处。
4. 带教老师分析总结，指出各组的优点和不足，提出思考题。

运动性障碍

【病史采集要点】

一、现病史采集要点

主要症状　①软腭瘫痪：多为单侧，单侧发病者多无症状，双侧发病者说话时会出现开放性鼻音，吞咽时食物易反流到鼻腔，不能做吸吮、吹口哨等动作。②咽缩肌瘫痪：单侧咽缩肌瘫痪表现为吞咽不畅，梗阻感；双侧咽缩肌瘫痪出现明显吞咽困难。③咽肌痉挛：强直性咽肌痉挛常发生于狂犬病、破伤风、癫痫、脑膜炎和癔症等，节律性咽肌痉挛常继发于脑干下橄榄区病变，软腭和咽肌发生规律性或不规律性的收缩运动。

二、既往史和个人史等采集要点

（1）慢性病史、感染病史、过敏史等。
（2）家族成员有无类似疾病史。

【查体要点】

1. 一般情况　检查患者的体温、脉搏、血压。
2. 咽部视诊　观察软腭、咽后壁的运动、形态等。

【辅助检查】

1. X线检查　观察有无异物。
2. 纤维喉镜或纤维食管镜　查看咽部肌肉运动状态。

【诊断】

结合检查和详细询问病史，及时请相关科室会诊，可诊断。

【治疗】

1. 病因治疗　针对病因治疗，周围性瘫痪者可用抗胆碱酯酶剂，针刺疗法有一定作用；末梢性麻痹患者须应用改善微循环和营养神经的药物。
2. 暗示疗法　解除患者思想顾虑，进食无刺激性的食物。

感觉性障碍

【病史采集要点】

一、现病史采集要点

主要症状　①咽感觉减退或缺失：感觉完全丧失时，咬破舌头无痛觉，可观察患者有无口腔糜烂。②舌咽神经痛：一侧咽部、舌根部及扁桃体区发作性疼痛。③咽异感症：咽部或颈部中线有异物阻塞感、烧灼感、痒感等，可观察患者精神状态是否焦虑、急躁。

二、既往史和个人史等采集要点

（1）生活中有无发生重大变故，有无焦虑情况。
（2）有无烟酒史。

【查体要点】

1. 一般情况　检查患者的体温、脉搏、血压。

2. 咽部视诊　压舌板触碰患者腭弓、咽后壁，观察有无咽反射，有无黏膜充血、肿胀等。

3. 其他　邻近器官或全身检查。

【辅助检查】

1. 纤维喉镜　排除咽喉部器质性病变。
2. X 线检查　排除颅底器质性病变。
3. 颈部及甲状腺 B 超检查　查看咽部肌肉情况。

【诊断】

检查咽部时，用压舌板试触腭弓或咽后壁，咽反射明显减退或消失即为咽感觉缺失；其他疾病须根据症状和检查进行综合分析后作出诊断。

【治疗】

1. 病因治疗　针对各种病因进行治疗。
2. 心理治疗　排除器质性病变后，消除患者精神负担等。
3. 一般治疗　避免接触烟、酒、粉尘等，中医中药治疗。

【复习思考题】

咽异感症如何诊断？应该做哪些检查来确诊？

第十四节　咽良性肿瘤

【见习项目】

1. 鼻咽血管纤维瘤、口咽良性肿瘤、喉咽良性肿瘤的示教。
2. 咽良性肿瘤的病因、检查方法及临床表现。

【见习目的与要求】

1. 掌握鼻咽血管纤维瘤的概念、病理、临床表现、鉴别诊断及治疗方法。
2. 熟悉口咽良性肿瘤、喉咽良性肿瘤的病理及鉴别诊断。

【见习地点】

见习医院耳鼻咽喉科。

【见习准备】

见习带教老师事先选好鼻咽血管纤维瘤、口咽良性肿瘤、喉咽良性肿瘤的病例及病理图片，分配好每一病例示教所占时间，并根据病例数分小组。

【见习流程】

1. 带教老师对理论课知识、概念进行简要复习，尤其要讲明鼻咽血管纤维瘤的检查手法和症状（重点）。
2. 每一病例由一个小组中选出一位同学采集病史，并结合疾病特点进行重点的体格检查。
3. 各小组集中，回到示教室。当事同学报告病史，提出下一步的辅助检查，作出诊断和鉴别诊断，提出治疗方法和依据。各小组间对所示教的病例开展讨论，指出各自小组的不足之处。

4. 带教老师分析总结，指出各组的优点和不足，提出思考题。

鼻咽血管纤维瘤

【病史采集要点】

一、现病史采集要点

主要症状 可询问患者以下内容。① 有无出血：阵发性鼻腔或口腔出血。② 有无鼻塞：一侧或双侧鼻塞，常伴有流鼻涕、闭塞性鼻音、嗅觉减退、外鼻畸形等。③ 其他症状：有无耳鸣、听力下降、视力下降等。

二、既往史和个人史等采集要点

（1）慢性病史、感染病史、过敏史等。

（2）家族成员有无类似疾病史。

【查体要点】

1. **一般情况** 检查患者的体温、脉搏、血压。

2. **触诊** 手指可触及肿块基底部，活动度小，中等硬度。若瘤体侵入颊部，通过触诊可了解瘤体蒂部与邻近部位粘连情况。

3. **鼻腔检查** 有无一侧或双侧鼻腔有炎性改变，收缩下鼻甲后，鼻腔后部有无粉红色肿瘤。

【辅助检查】

1. **CT 和 MRI 检查** 可辅助检查瘤体位置、大小、形态。

2. **间接鼻咽镜或纤维（电子）鼻咽镜检查** 可查看鼻咽部有无圆形或分叶状红色肿瘤。

【诊断】

根据病史及相应检查，结合年龄及性别作出诊断。因肿瘤极易出血，活检应谨慎。针对病史不典型或肿瘤扩展至邻近结构而出现相应症状的患者，应注意与后鼻孔出血性息肉、鼻咽部恶性肿瘤相鉴别，避免误诊。

【治疗】

手术为主要治疗方法。根据肿瘤的范围和部位采取不同的手术入路。术前行 DSA 及血管栓塞，术中保持控制性低血压，可减少术中出血。

【复习思考题】

1. 鼻咽血管纤维瘤应与哪些疾病进行鉴别？

2. 鼻咽血管纤维瘤应做哪些检查确诊？阳性结果分别是什么？

口咽良性肿瘤

【病史采集要点】

一、现病史采集要点

1. **主要分类** 常见有乳头状瘤、纤维瘤、潴留囊肿及血管瘤等。

2. **主要症状** 肿瘤小时无自觉症状；肿瘤较大时，可出现咽异感症，甚至有吞咽、呼吸、发声功能障碍。

二、既往史和个人史等采集要点

（1）慢性病史、感染病史、过敏史等。

（2）家族成员有无类似疾病史。

【查体要点】

1. 一般情况　检查患者的体温、脉搏、血压。

2. 咽部视诊　观察患者的悬雍垂、扁桃体、腭弓处有无突起、肿块、出血处。

【诊断】

根据症状及局部检查所见，一般不难诊断。

【治疗】

肿瘤较小者，采用激光、电凝、冷冻等治疗；肿瘤较大时，采用手术治疗。

【复习思考题】

有哪些疾病易诱发口咽良性肿瘤？

喉咽良性肿瘤

【病史采集要点】

一、现病史采集要点

1. 主要分类　血管瘤、纤维瘤、脂肪瘤等。

2. 主要症状　早期症状不典型，可询问患者是否有吞咽异物感或哽噎感。血管瘤患者可出现咯血，尤其是进食较硬、粗糙食物后即可出血。肿瘤较大者可引起吞咽或呼吸困难。

二、既往史和个人史等采集要点

（1）慢性病史、感染病史、过敏史等。

（2）家族成员有无类似疾病史。

【辅助检查】

1. 纤维喉镜检查　可早期发现肿瘤。

2. 喉咽部 CT 或 MRI　有助于了解病变范围。

【诊断】

间接喉镜检查可发现肿瘤，但早期病变难以发现，须行纤维喉镜检查来诊断。

【治疗】

血管瘤可采用激光、冷冻及硬化剂注射等治疗。纤维瘤、脂肪瘤需要手术切除。

【复习思考题】

1. 喉咽良性肿瘤确诊的关键点是什么？

2. 该疾病一般用什么治疗手段？

第十五节　咽恶性肿瘤

【见习项目】

1. 鼻咽癌、扁桃体恶性肿瘤等咽恶性肿瘤的示教。
2. 鼻咽癌、扁桃体恶性肿瘤等咽恶性肿瘤的病因、病理分类及临床表现。

【见习目的与要求】

1. 掌握鼻咽癌的概念、病因、临床表现、鉴别诊断及治疗方法。
2. 熟悉鼻咽癌、扁桃体恶性肿瘤等咽恶性肿瘤的病理和诊断。

【见习地点】

见习医院耳鼻咽喉科、肿瘤放疗科。

【见习准备】

见习带教老师事先选好鼻咽癌、扁桃体恶性肿瘤等咽恶性肿瘤的病例及病理图片，分配好每一病例示教所占时间，并根据病例数分小组。

【见习流程】

1. 带教老师对理论课知识、概念进行简要复习，尤其要讲明鼻咽癌的病因、临床表现和鉴别诊断。
2. 每一病例由一个小组中选出一位同学采集病史，并结合疾病特点进行重点的体格检查。
3. 各小组集中，回到示教室。当事同学报告病史及阳性体征，提出下一步的辅助检查和可能的阳性结果，作出诊断和鉴别诊断，提出治疗方法和依据。各小组间对所示教的病例开展讨论，指出各自小组的不足之处。
4. 带教老师分析总结，指出各组的优点和不足，提出思考题。

鼻咽癌

【病史采集要点】

一、现病史采集要点

1. **发病诱因**　① 遗传因素。② EB 病毒。③ 环境因素。
2. **主要症状**　可询问患者以下内容。

（1）血涕：回吸性血涕为较早期外生型鼻咽癌的典型表现之一，以晨起时多见，少数可出现鼻咽大出血。

（2）耳鸣及听力下降：单纯一侧耳部症状作为鼻咽癌较早期的临床表现之一，通常表现为患侧耳沉闷感、堵塞感、耳鸣及听力下降等。

（3）鼻塞：进行性加重的单侧或双侧鼻塞，严重时出现张口呼吸。

（4）头痛：鼻咽癌最常见的症状，多表现为持续性偏头痛，少数为颅顶、枕后或颈项部痛。头痛的部位和严重程度常与病变侵犯的部位和程度相关。

（5）面部麻木：肿瘤侵犯或压迫三叉神经引起的浅表感觉异常，表现为三叉神经分布区皮肤蚁爬感、触觉过敏或麻木，严重者可有感觉减退、消失。

（6）眼部症状：肿瘤压迫、侵犯第 Ⅱ、Ⅲ、Ⅳ、Ⅵ脑神经或者侵入眼眶形成球后、球内占位，导致复视、视力下降及其他眼部症状。

（7）皮肌炎：少部分鼻咽癌可合并皮肌炎，以颜面部、前胸、后背、四肢皮肤更常见。通常无须特殊处理，随肿瘤受控，皮肌炎会随之好转。皮肌炎是严重的结缔组织疾病，其与恶性肿瘤的关系尚未明确，皮肌炎患者恶性肿瘤发生率至少比正常人高5倍。故对有皮肌炎的患者须仔细行全身检查，以发现隐匿肿瘤。

（8）淋巴结转移引发的临床症状：鼻咽癌淋巴结转移发生率高，初诊时以颈部肿块为主诉者达40%~50%。颈部淋巴结转移一般无明显症状，若转移肿块巨大、侵透包膜或与周围软组织粘连固定，则可能引发血管、神经受压的表现。① 若颈内动静脉受压或受侵，可出现与脉率一致的搏动性头痛或回流障碍的面颈胀痛。② 颈深上组淋巴结转移，压迫或侵犯颈动脉窦而致颈动脉窦过敏综合征，表现为发作性突然晕厥，这常在头颈部扭动、低头等动作时发生，反复多次发作提示患者预后不良。③ 颈深上组的后上组淋巴结转移，即在颈动脉出入颅处或乳突深面淋巴结转移，可压迫或侵犯后四对脑神经和颈交感神经节，临床表现为头痛，第Ⅸ、Ⅹ、Ⅺ、Ⅶ脑神经麻痹及霍纳（Horner）征。

（9）远处转移：血行转移在鼻咽癌中发生率较高，以骨转移最多见，其中又以扁骨系统最高发，如椎体、肋骨、骶髂骨、胸骨等，其次为股骨、肩胛骨、肱骨、颅面骨。椎静脉系统播散是骨转移的重要途径。骨转移者多数先出现骨疼痛。肺转移者多无明显症状，有些出现轻度咳嗽，晚期可出现痰血、胸痛或呼吸困难等。肝转移初期可无症状，随着转移灶的增大、肝小管的堵塞可出现全身黄疸，晚期可出现腹水。脑实质转移罕见，症状表现为头痛、头胀，严重者会有恶心、呕吐。多脏器转移时除系统症状外常伴有发热、贫血、消瘦和恶病质。

二、既往史和个人史等采集要点
（1）长期生活环境、地区等情况。
（2）有无遗传病史。

【查体要点】

1. 一般情况　检查患者的体温、脉搏、血压。
2. 鼻咽部视诊　咽隐窝及鼻咽顶后壁有无小结节状或肉芽肿样隆起。
3. 颈部触诊　颈深上部可触及质硬、活动度差或不活动的无痛肿大淋巴结，并注意其大小、是否侵犯皮肤等。应采用WHO的肿瘤测量方法（肿瘤最大径×最大径的垂直径×厚度）来描述淋巴结的大小。最好采用颈部影像分区描述淋巴结的部位。若下颈、锁骨上发现有肿大淋巴结，还应常规检查腋窝有无肿大淋巴结。
4. 口腔检查　检查有无牙及牙周疾病、观察口咽侧壁和后壁有无隆起或肿瘤情况并进行记录。
5. 脑神经检查　鼻咽癌容易侵犯颅底，因此在鼻咽癌的查体中，需要特别注意对12对脑神经的检查，明确受侵的脑神经，了解病变范围。通过不同脑神经症状出现的先后顺序，也可间接判断出病变的侵犯途径及范围。另外，其也可作为治疗中的疗效观察指标。

【辅助检查】

1. 间接鼻咽镜检查　鼻咽癌好发于咽隐窝及鼻咽顶后壁，常呈小结节状或肉芽肿样隆起，早期病变不典型，仅表现为黏膜充血、血管怒张，应注意观察，以免漏诊。
2. 电子/纤维鼻咽镜检查　电子/纤维鼻咽镜检查是鼻咽癌诊断中最重要的辅助检查之一，可发现鼻咽部肿物、溃疡、坏死和出血等异常病变。鼻咽镜下可直接观察鼻咽肿瘤的生长部位，有无对周围结构如鼻腔、口咽的侵犯，并可通过活检确诊。
3. 实验室检查　① 一般检查：包括血常规、肝肾功能、电解质、血糖、凝血功能、甲状腺功能、尿常规和大便常规等。② 血清学检查：鼻咽癌与EB病毒感染有一定的相关性，可用血清免疫学测定血清抗EB病毒、抗病毒壳抗原（VCA）、抗早期抗原（EA）。鼻咽癌患者的滴度明显增高，可作为辅助诊断手段。有研究认为，EB 病毒 DNA 检测可以比临床检查提早 6 个月发现鼻咽癌复发，并认为外周血 EB 病毒 DNA 检测可以作为诊断鼻咽癌复发的有价值的指标之一。鼻咽癌患者血浆中 EB 病毒 DNA 水平与肿瘤负荷相关，可作为鼻咽癌肿瘤负荷和短期疗效的参考指标。血清 EB 病毒抗体 VCA-IgA 和 EA-IgA 滴度水平通常随病情进展而增高，随病情好转而下降。

4. 影像学检查　①CT 检查：对不能做 MRI 者可行鼻咽颈部 CT 检查。CT 显示颅底骨破坏较直观清晰，对了解鼻咽癌的病灶范围及对周围结构的侵犯比临床检查更具优势，尤其对咽旁、颅底和颅内侵犯。增强扫描对颈动脉鞘区、海绵窦的肿瘤侵犯和颈淋巴结转移的诊断更有帮助。检查部位应包括颅底、鼻咽和颈部。年龄>50 岁或长期抽烟者常规行胸部 CT 平扫，以明确有无肺内转移或纵隔淋巴结转移。② MRI 检查：MRI 对软组织分辨率比 CT 高，可更清晰确定肿瘤部位、范围及其邻近结构的侵犯，尤其对脑组织、咽旁组织、肌肉组织的显像效果好。有条件的患者均应行 MRI 增强检查，以更好地确定分期、治疗方案及放疗靶区的范围。后者应包括鼻咽及颈部。应用 T1WI、T2WI 和二乙烯五胺乙酸钆（Gd-DTPA）增强后 T1WI 序列进行横断位、矢状位和冠状位扫描重建，可对鼻咽癌黏膜下浸润，以及对咽颅底筋膜、腭帆张提肌、咽旁间隙、颅底骨质和颅内的侵犯了解得更清楚。鼻咽肿瘤 T1WI 信号较肌肉低，T2WI 信号偏高，Gd-DTPA 增强后有明显强化。肿瘤侵犯骨髓腔时 T1WI 信号明显减低。③ 全身骨显像：骨转移的初步筛查方法，其灵敏度较高，在骨转移症状出现前 3 个月或 X 线检查发现骨质破坏前 3~6 个月即有异常放射性浓聚。但骨外伤或炎症时可出现假阳性。阳性者可行 X 线检查、CT 或 MRI 进一步确诊。④ PET-CT：通过监测肿瘤代谢状态辅助诊断早期鼻咽癌病变。可检测原发灶、颈部的潜在转移灶、远处转移灶及肿瘤的局部复发或转移，特别是在鼻咽癌放疗后肿瘤复发的早期定性诊断上具有优势，若结合 CT 和 MRI 综合分析，能提供局部病变结构与代谢改变的综合信息，尤其对局部复发病灶行精确的适形放疗非常重要。PET-CT 在判断颈部淋巴结转移及发现全身隐匿性远处转移病灶等方面具有重要应用价值，尤其是对于具有较高转移风险的患者，推荐使用 PET-CT 检查。

5. 病理学检查　鼻咽癌的确诊有赖于病理学检查。对于初诊患者，病理学检查是确诊的唯一手段。对于局部复发患者，应该尽量取得病理依据，但少数颅底海绵窦或者咽旁间隙疑诊复发的患者，有典型临床症状和影像学诊断依据，又缺乏手术活检病理学检查的基础，应按照高度疑诊病例实施治疗。鼻咽、颈部都有肿物时，活检取材部位应首选鼻咽，因鼻咽活检方便快捷、损伤小、对预后影响小，若一次活检阴性，还可重复再取；鼻咽重复活检病理阴性或鼻咽镜检未发现原发灶时，才行颈部淋巴结的活检。颈部淋巴结活检应单个完整切除，尽量不要在一个大的转移淋巴结上切取一小块的活体标本或反复穿刺活检，因为有报告认为颈部淋巴结切取或穿刺活检会增加远处转移率，最高可达 20%，对预后有明显的影响。

6. 其他　根据临床需要行心电图、肺功能、超声心动图等相应检查。

【诊断】

1. 临床诊断　患者出现前文所述症状及体征，并符合下列之一者：① 未发现肿瘤，但 EB 病毒阳性且有颈部淋巴结转移者；② 间接鼻咽镜或电子/纤维鼻咽镜观察到鼻咽、口咽、鼻腔有黏膜下隆起或菜花状结节肿物、出血、坏死物等；③ CT、MRI 和 PET-CT 检查发现鼻咽腔肿块，鼻咽双侧壁及后壁局限性或弥漫性增厚，咽隐窝变浅或消失，或 PET-CT 表现为氟脱氧葡萄糖（FDG）高摄取。

2. 病理诊断　鼻咽癌起源于鼻咽黏膜上皮，光镜和超微结构中被证实有鳞状上皮分化。根据肉眼形态可分为结节型、菜花型、溃疡型和黏膜下浸润型，通常结节型最为常见。组织学分型采用鼻咽癌世界卫生组织（WHO）分类标准，分为角化型鳞癌、非角化型鳞癌（分化型和未分化型）和基底细胞样鳞癌。其他类型鼻咽癌包括腺癌、腺样囊性癌、黏液表皮样癌及恶性多形性腺瘤。颈部肿块穿刺病理诊断为转移性非角化性癌或者转移性未分化癌。

3. 分子辅助诊断　① 免疫组化/原位杂交检测对于病变形态不能明确诊断为鼻咽癌的病例，需要加做免疫组化（如细胞角蛋白）或原位杂交（如 EBER）检测，协助病理诊断；② 外周血 EB 病毒抗体与 EB 病毒 DNA、血清 EB 病毒抗体、血浆 EB 病毒 DNA 拷贝数可协助鼻咽癌的诊断。血浆 EB 病毒 DNA 拷贝数可协助鼻咽癌初治后远处转移/复发的诊断，其诊断远处转移的准确性高于诊断复发的准确性。

【鉴别诊断】

鼻咽癌早期可出现颈部淋巴结转移，因此要与淋巴结结核、霍奇金淋巴瘤等进行鉴别诊断。

【分期】

鼻咽癌 TNM 分期（2017 AJCC 第 8 版）如下。

（1）原发肿瘤（T）：

T_X：原发肿瘤不能评价。

T_0：无原发肿瘤存在证据，包含颈部淋巴结 EB 病毒阳性。

T_1：肿瘤局限于鼻咽部，或者侵犯口咽和（或）鼻腔。

T_2：肿瘤侵犯咽旁间隙和（或）邻近软组织（包括翼内肌、翼外肌、椎前肌）。

T_3：肿瘤侵犯颅底、颈椎、翼状结构和（或）鼻旁窦。

T_4：肿瘤颅内侵犯，侵犯脑神经、下咽部、眼眶、腮腺和（或）翼外肌侧缘软组织浸润。

（2）区域淋巴结（N）：

N_X：区域淋巴结不能评价。

N_0：无区域淋巴结转移。

N_1：单侧颈部淋巴结转移和（或）单侧/双侧咽后淋巴结转移，转移灶最大径≤6 cm，在环状软骨下缘以上。

N_2：双侧颈部淋巴结转移，转移灶最大径≤6 cm，在环状软骨下缘以上。

N_3：单侧或双侧颈部淋巴结转移，转移灶最大径>6 cm，和（或）侵犯超过环状软骨下缘。

（3）远处转移（M）：

M_0：无远处转移。

M_1：有远处转移。

鼻咽癌的分期见表 3-15-1。

表 3-15-1 鼻咽癌的分期

分期	T	N	M
0 期	Tis	N_0	M_0
I 期	T_1	N_0	M_0
	T_1、T_0	N_1	M_0
II 期	T_2	N_0	M_0
	T_2	N_1	M_0
	T_1、T_0	N_2	M_0
	T_2	N_2	M_0
III 期	T_3	N_0	M_0
	T_3	N_1	M_0
	T_3	N_2	M_0

续表

分期	T	N	M
	T_4	N_0	M_0
IV$_A$期	T_4	N_1	M_0
	T_4	N_2	M_0
	任何 T	N_3	M_0
IV$_B$期	任何 T	任何 N	M_1

【治疗】

一、鼻咽癌的治疗

鼻咽部位置深，周围重要器官多，且肿瘤多向邻近组织器官浸润，易发生颈部淋巴结转移。其手术难度大，很难取得根治性疗效。且鼻咽癌病理多属低分化鳞癌，对放射线敏感，因此鼻咽癌最适合、最有效的治疗手段为放疗，初治患者可能会取得根治性效果，复发后的再程放疗也可以取得一定疗效。

对于 I 期鼻咽癌，采取单纯根治性放疗的方式即可获得满意的治疗效果。

对于 II 期鼻咽癌，推荐联合以顺铂为主的同期化疗；不适宜用顺铂的患者，可以用其他铂类药物替代。不适宜化疗的患者，可以采用单纯放疗。

对于局部晚期鼻咽癌，推荐在放疗的基础上联合系统性治疗。其中，联合铂类同步化疗是主要的治疗模式，在同步放化疗的基础上进一步增加化疗强度（如联合诱导化疗或辅助化疗）。此外，对于无法耐受或不愿意接受化疗的患者，放疗联合靶向治疗（如西妥昔单抗、尼妥珠单抗、重组人血管内皮抑制素等）及免疫治疗则是可供选择的方案。

对于复发鼻咽癌，应该遵循多学科综合治疗的模式。针对不同的复发模式，合理运用放疗、手术、化疗、靶向治疗、免疫治疗等方法，制订个体化综合治疗策略，尽可能在提高疗效的同时保证患者的生存质量。

对于转移性鼻咽癌，可以进一步细分为初诊转移和治疗后转移两类，其治疗策略和预后不尽相同。对于初诊转移的患者，应遵循全身治疗与局部治疗并重的原则；对于治疗后转移的患者，合理的分层治疗、系统治疗结合局部治疗是主要方式。

二、常见转移癌的处理

1. 骨转移 鼻咽癌骨转移除了药物治疗外，可给予放疗，目的主要是缓解疼痛、解除压迫。药物治疗除止痛治疗外，化疗也是一种选择。特别是未化疗过的患者，其化疗有效率更高。同时，使用骨溶解抑制性药物，可降低破骨细胞活性、延迟溶骨性转移的进展、减少溶骨性转移骨折的发生，并减轻疼痛、降低血钙。

2. 肺转移 对于肺转移，应首先考虑全身化疗。对于局限转移病灶，可予局部立体定向放疗。

3. 肝转移 鼻咽癌肝转移，主要考虑化疗。可用全身化疗辅以插管化疗。

三、特殊类型鼻咽癌的治疗

1. 鼻咽涎腺型腺癌 鼻咽涎腺型腺癌对放疗不敏感，故手术完整切除是首选。但因鼻咽部周围结构复杂，即使是早期，也不能保证其切除的彻底性。鼻咽涎腺型腺癌放疗可取得与鼻咽其他类型癌近似的生存率。目前鼻咽涎腺型腺癌没有推荐的化疗药物、靶向治疗药物及免疫治疗药物。含铂类药物的同步放化疗可作为不能耐受手术的涎腺型腺癌患者的一种可行的治疗方法。

2. 鼻咽部腺癌 鼻咽部腺癌的治疗是以局部手术为主的综合治疗，手术切除是目前最好的治疗方法。经评估无法完全切除的病灶，可以辅助放疗，以减少肿瘤复发率。关于化疗在鼻咽部腺癌治疗中作用的文献报道较少，常用的药物有顺铂、多柔比星、5-氟尿嘧啶、环磷酰胺、博来霉素、多西紫杉醇等，疗效均不理想，故化疗多与放疗联合应用。目前鼻咽部普通型腺癌没有推荐的靶向治疗药物及免疫治疗药物。

3. **青少年儿童鼻咽癌**　青少年儿童鼻咽癌的治疗是以放疗为主的综合治疗，早期患儿建议采用单纯放疗。推荐行 IMRT 治疗，靶区勾画范围同成年患者鼻咽癌。放疗剂量：>10 岁儿童以 50~72 Gy 为宜，但<10 岁者，应在总剂量基础上减少 5%~10%。青少年儿童鼻咽癌对化疗也敏感，局部晚期患儿建议采用放化疗的综合治疗模式，包括诱导化疗及同期化疗模式，药物选择参考成人鼻咽癌。

4. **妊娠期鼻咽癌**　对妊娠期合并鼻咽癌的患者推荐：中期妊娠妇女人工流产后行放疗，晚期妊娠妇女行引产或剖宫术后再行放疗。推荐行 IMRT 治疗，常用的分割放疗方案为每次 2 Gy，每天 1 次，每周照射 5 次，总剂量 65~75 Gy。育龄期妇女建议在放疗结束后的 2 年以后再生育，以减少放疗对胎儿产生的影响。妊娠期鼻咽癌必须慎重考虑化疗，妊娠初期避免使用顺铂和 5-氟尿嘧啶。目前妊娠期鼻咽癌没有推荐的靶向治疗药物及免疫治疗药物。

四、常见的治疗方案

1. **放疗**　鼻咽癌的放疗技术包括固定野 IMRT、VMRT 及螺旋断层放疗等。鼻咽部解剖结构复杂，周围重要正常组织结构众多，应用传统放疗技术很难在保证鼻咽部受到足量照射的同时避免严重并发症发生。三维适形放疗虽然取得了较二维照射更佳的剂量分布，仍然不能解决这个难题，而 IMRT 的优势正是在给予靶区足量照射的同时大大降低了周围正常组织受量。多个剂量学研究已经证实，较二维、三维照射，IMRT 具有更佳的剂量优势。对于早期鼻咽癌，IMRT 能够提供更好的腮腺保护；对于局部进展期鼻咽癌，IMRT 除保护腮腺外还可以提供更好的靶区剂量分布。鼻咽癌的肿瘤控制是与照射剂量呈正相关的，应用传统照射技术时由于正常组织受量的限制，肿瘤区难以给予高剂量照射，而 IMRT 的剂量学优势使得靶区可以接受更高剂量照射，同时让正常组织受量在其耐受范围内，因此局部晚期鼻咽癌的疗效可能得到提高。IMRT 的另一个优势在于它的放射生物学效应。在同一次治疗中 IMRT 可以给予不同区域不同剂量照射，在给予预防区传统剂量照射时给肿瘤区更高剂量照射，即同步加速放疗（SMART），获得更佳的放射生物学效应。质子或碳离子 IMRT 目前仍需要更多的循证依据证实其在鼻咽癌临床实践中的价值。

2. **化疗**　化疗是鼻咽癌的重要治疗方式，需要综合考虑患者的分期、年龄、行为状态评分、合并症及药物的可及性等因素，为患者制订个体化的化疗方案（化疗药物的选择、化疗的时机、化疗的周期等）。在具体药物的选择上，顺铂仍然是首选，其他的药物还包括奈达铂、洛铂和奥沙利铂等。放化疗联合的不同模式会明显影响鼻咽癌患者的化疗获益程度。对于局部晚期鼻咽癌，同步放化疗是主要模式，在此基础上联合诱导化疗、辅助化疗或维持化疗将有利于进一步降低远处失败风险，改善预后。

（1）新辅助化疗：放疗前使用的化疗。它的作用是杀灭体循环中的肿瘤细胞，减少亚临床转移灶；在未接受治疗的患者中使用化疗的依从性较好，可以很好地按计划完成治疗；对于原发肿瘤来说，新辅助化疗可以降低局部和区域的肿瘤负荷，从而提高局部控制率。但是，由于先做化疗，局部放疗延迟或中断，放疗增敏的作用较弱，对放疗抗性肿瘤细胞的抑制作用较小。此外，化疗还可以加速肿瘤细胞的再增殖速度。因此，在理论上，新辅助化疗会削弱其后的放疗疗效。

（2）同步化疗：在放疗的同时使用化疗。此时化疗药物的作用是直接杀伤肿瘤细胞；或使肿瘤细胞周期同步，停滞在 G_2/M 期；或通过抑制肿瘤细胞的亚致死损伤修复来增加放疗对肿瘤的杀伤作用。同步化疗较其他方式的放化综合治疗的优势在于其和放疗有协同作用，肿瘤血供未破坏，没有新辅助化疗后的肿瘤再增殖速度加快的现象，也不会有放疗延迟的出现。它的主要目标不仅是提高局部控制，而且还要降低远处转移的发生。

（3）辅助化疗：主要目的是减少远处转移的发生。

3. 靶向治疗　靶向治疗主要适用于局部晚期鼻咽癌或复发/转移鼻咽癌，包括表皮生长因子受体（EGFR）单克隆抗体和抗血管生成类药物等。

4. 免疫治疗　鼻咽癌组织中高表达程序性死亡配体 1 (PD-L1) 最高可达 90%，且富含淋巴细胞，这预示着鼻咽癌可从免疫治疗中获益。免疫检查点主要包括程序性死亡受体 1 (PD-1)、PD-L1 和细胞毒性 T 淋巴细胞相关抗原 4 (CTLA-4)。目前主要是抗 PD-1 单抗，包括帕博利珠单抗、纳武利尤单抗、卡瑞利珠单抗、特瑞普利单抗、信迪利单抗、替雷利珠单抗和派安普利单抗。针对 CTLA-4，代表性药物为伊匹单抗。

5. 营养支持治疗　根据患者情况适时采取合适的营养治疗，对保证患者放化疗的顺利完成起着重要的作用，并影响患者的康复和预后。无论采用何种营养治疗方式（肠内或肠外营养），均应该先评估患者的营养状况及能量需要，制订适合患者的营养方案，并根据体质量及相关指标变化及时调整，予以个体化的饮食指导以提高患者对放化疗的耐受能力，减轻不良反应，提高生活质量。

【复习思考题】

鼻咽癌的临床特点和治疗方法分别有哪些?

扁桃体恶性肿瘤

【病史采集要点】

一、现病史采集要点

1. 发病诱因　尚不明确。

2. 主要症状　咽喉疼痛是扁桃体癌最常见的症状，并可放射至耳部，吞咽时疼痛会加重。肿物侵及硬腭、牙龈时可引起咬合不全。随着瘤体的增大，患者可出现呼吸困难、言语不清、进食困难，肿瘤累及翼肌可引起张口困难。

二、既往史和个人史等采集要点

（1）患者的职业、嗜好等。

（2）家族成员中有无类似疾病。

【查体要点】

1. 一般情况　检查患者的体温、脉搏、血压。
2. 咽部视诊　患者一侧扁桃体明显肿大，表面溃烂，不光滑或呈结节状隆起。
3. 下颌按压　下颌下淋巴结肿大，不活动，无压痛。

【辅助检查】

1. 影像学检查　重要的有 CT、MRI、X 线检查、B 超等。MRI 在局部分期诊断方面具有较大的优势，可对早期骨受侵作出诊断，又可从三维方向明确原发肿瘤的大小、范围，了解肿瘤与周围组织结构的关系及有无淋巴结转移，对放疗靶区的确定有重要的参考价值。有一部分患者会同时出现第二原发癌，如上消化道和上呼吸道器官同时患有原发肿瘤。一般建议患者行食管造影或食管镜检查，以排除第二原发癌。

2. 病理学检查　病理诊断是放疗的前提条件，获得病理诊断至关重要，有时需要多次活检。必要时根据患者的临床表型行高危原发区域的盲检，往往有意外收获。

【诊断】

成人出现单侧扁桃体明显肿大，表面溃烂，质地较硬，不活动，伴有同侧下颌下淋巴结肿大，一般可诊断，必要时活检送病理确诊。

【分期】

口咽癌 TNM 分期（2017 AJCC 第 8 版）如下。

（1）原发肿瘤（T）：

T_X：原发肿瘤无法评估。

Tis：原位癌。

T_1：肿瘤最大径≤2 cm。

T_2：2 cm<肿瘤最大径≤4 cm。

T_3：肿瘤最大径>4 cm，或者侵犯至会厌舌面。

T_{4a}：中度进展期，肿瘤侵犯喉、舌肌、翼内肌、硬腭、下颌骨。

T_{4b}：高度进展期，肿瘤侵犯翼内肌、翼状板、侧鼻咽、颅底或包绕颈动脉。

（2）区域淋巴结（N）：

N_X：不能评估有无区域淋巴结转移。

N_0：无区域淋巴结转移。

N_1：同侧单个淋巴结转移，转移灶最大径≤3 cm，ENE（-）。

N_{2a}：同侧或对侧单个淋巴结转移，最大径≤3 cm，ENE（+），或同侧单个淋巴结转移，3 cm<最大径≤6 cm，ENE（-）。

N_{2b}：同侧多个淋巴结转移，最大径≤6 cm，ENE（-）。

N_{2c}：双侧或对侧淋巴结转移，最大径≤6 cm，ENE（-）。

N_{3a}：转移淋巴结中，最大径>6 cm，ENE（-）。

N_{3b}：同侧单个淋巴结转移，最大径>3 cm，ENE（+），或同侧多个淋巴结，对侧/双侧淋巴结转移，ENE（+）。

（3）远处转移（M）：

M_0：无远处转移。

M_1：有远处转移。

口咽癌的分期见表 3-15-2。

表 3-15-2　口咽癌的分期

分期	T	N	M
0 期	Tis	N_0	M_0
Ⅰ 期	T_1	N_0	M_0
Ⅱ 期	T_2	N_0	M_0
Ⅲ 期	T_3	N_0	M_0
	T_1，T_2，T_3	N_1	M_0
Ⅳ_A 期	T_{4a}	N_0，N_1	M_0
	T_1，T_2，T_3，T_{4a}	N_2	M_0
Ⅳ_B 期	任何 T	N_3	M_0
	T_{4b}	任何 N	M_0
Ⅳ_C 期	任何 T	任何 N	M_1

【治疗】

扁桃体癌因组织分化差，恶性程度高，容易浸润周围组织，较早转移至咽淋巴环及颈淋巴区，但对放疗较为敏感。T_1、T_2病变首选放疗，放疗后如有肿瘤残留，可实施挽救性手术，此时手术损伤较小。T_3、T_4病变可考虑综合治疗，目前化疗与放疗的综合治疗应用较多，也可采用手术结合放疗的综合治疗。

IMRT可在不降低肿瘤控制的前提下，避免和减轻正常组织的损伤，提高患者的生存质量。IMRT靶区的确定与常规治疗时不应有区别，常规治疗获得的关于扁桃体癌局部控制的经验或预后因素是指导调强靶区确定的依据，在有条件的情况下建议应用IMRT。

【预后】

扁桃体癌对放疗敏感，单纯放疗是本病的有效治疗方法，病期的早晚是影响预后的重要因素。放疗后总的5年生存率在32%~83%，其中Ⅰ期为100%，Ⅱ期为80%，Ⅲ期为70%，Ⅳ期为20%~40%。

预后与下列因素相关：① 原发灶的期别。T分期增加，放疗的局部控制率下降。病变侵及舌根者预后不佳，舌根部受侵则放疗的局部控制率降低1倍。② 颈部淋巴结转移。N_1对预后的影响并不大，但对N_2、N_3病变则单纯放疗的效果明显下降。③ 肿瘤的生长方式。肿瘤外突型生长者的预后较溃疡型和坏死型好。④ 病理类型。一般来说，分化差的癌对放疗比较敏感，原发灶及颈部转移淋巴结容易控制，而分化好的癌放疗的效果较差。⑤ 治疗结束时原发灶与颈部淋巴结消退情况。治疗结束时病变全部消失者，预后明显好于残存者。

【复习思考题】

扁桃体恶性肿瘤的病理类型及治疗方法分别有哪些?

舌根恶性肿瘤

【病史采集要点】

一、现病史采集要点

主要症状　舌根癌生长部位隐蔽，症状不明显，早期难以发现，症状明显时多已属晚期。舌根癌常累及邻近组织及器官，如舌体、咽壁、扁桃体、会厌舌面等。常见症状为舌咽部疼痛，局部晚期病变可出现言语不清及吞咽困难。有时舌根部病灶较隐匿，患者以颈部无痛性淋巴结肿大起病就诊。

二、既往史和个人史等采集要点

（1）患者的职业、嗜好等。

（2）家族成员中有无类似疾病。

【查体要点】

1. **一般情况**　检查患者的体温、脉搏、血压。

2. **咽部视诊**　应观察舌根、会厌、声门上、声门及下咽黏膜的光滑度、色泽及占位情况，声带的运动及声门的闭合等。

3. **颈部的视诊及触诊**　舌根部的淋巴组织丰富且属于中线结构，因此舌根癌不仅容易发生颈部淋巴结转移，而且出现双侧颈转移的概率也较高，约4/5的患者初诊时即有颈部淋巴结转移，其中30%为双侧转移。最常见的转移部位为二腹肌下组及上颈深部组淋巴结，其次为颈后淋巴结、颌下淋巴结和咽后淋巴结。应观察颈侧区的饱满程度，是否可触及包块，其大小、位置、质地、活动度、是否压痛等。

【辅助检查】

1. 影像学检查　重要的有 CT、MRI、X 线检查、B 超等。MRI 在局部分期诊断方面具有较大的优势，可对早期骨受侵作出诊断，又可从三维方向明确原发肿瘤的大小、范围，了解肿瘤与周围组织结构的关系及有无淋巴结转移，对放疗靶区的确定有重要的参考价值。有一部分患者会同时出现第二原发癌，如上消化道和上呼吸道器官同时患有原发肿瘤。患者一般要求行食管造影或食管镜检查，以排除第二原发癌。

2. 病理学检查　病理诊断是放疗的前提条件，获得病理诊断至关重要，有时需要多次活检。必要时根据患者的临床表型行高危原发区域的盲检，往往有意外收获。

【诊断】

依据患者疼痛、颈部包块等病史，结合查体及影像学和病理学检查，一般不难作出诊断。需要注意的是，应明确肿瘤的原发部位、肿瘤的侵及程度和淋巴结转移情况。

【分期】

分期方法详见本节扁桃体恶性肿瘤部分。

【治疗】

对于早期小的病灶，手术与放疗都可以取得较好的局部控制效果，但由于舌根具有重要的生理功能，外科手术会造成组织缺损而导致功能障碍，出于功能保护的考虑，一般还是首选放疗。晚期病变原则上采取非手术治疗，手术作为非手术治疗失败后的挽救治疗。目前的趋势是同步放化疗结合手术的综合治疗。同步放化疗作为一线治疗，放疗 DT 50 Gy 时进行疗效评价，如估计肿瘤在接受根治性放疗剂量后能够消退，则继续放疗，否则可考虑手术治疗。

颈部淋巴结的处理原则：对 $N_{0~1}$ 病变，可以用单纯放疗控制，但对 $N_{2~3}$ 病变，尤其是放疗后残存者，应行颈部淋巴结清扫术，以最大限度地提高颈部的局部控制率。如果患者首先接受了手术治疗，病理提示病期较晚或有不良因素，则应行术后放疗或同步放化疗。

照射野包括原发肿瘤、邻近受侵部位及上颈淋巴引流区。常规放疗通常采用两侧相对平行野照射，照射野的上界要求超过舌和舌根表面 1.5~2 cm，如果肿瘤侵及口咽前后柱或鼻咽，上界相应提高，可达颅底，包括整个受侵的解剖结构。下界位于舌骨下缘水平，可根据颈部转移淋巴结位置适当调整位置。前界包括咽峡及部分舌体，后界包括颈后三角淋巴引流区。先用大野照射 DT 36~40 Gy 时缩野，两侧野的后界前移以避开脊髓，继续照射至 DT 60 Gy 时再次缩野，针对原发灶区加量至 DT 66~70 Gy。颈后野用 8~12 MeV 的电子线补量。下颈锁骨上淋巴引流区另设一个单前野垂直照射，注意保护脊髓，预防剂量为 DT 50 Gy。可采用 IMRT，有利于正常组织的保护。

近距离放疗由于其杀伤距离短、对正常组织损伤小的优点，与外照射结合治疗舌根癌，既能提高局部肿瘤剂量，又能有效避免单纯外照射导致的正常组织照射剂量过高而产生的严重放疗毒性，如放射性下颌骨坏死、放射性脊髓炎等。即使现代外照射技术已多采用调强精确放疗，对于非浸润性生长的舌根癌，采用高剂量率的组织间插植照射也是一种非常有效的推量手段。可在外照射至肿瘤剂量达 DT 50~60 Gy，间隔 2 周后行插植，对 $T_{1~2}$ 病灶推量 20~25 Gy，$T_{3~4}$ 病灶推量 30~40 Gy/ 2 F。

【预后】

舌根癌治疗后总的 5 年生存率可达 40%~60%。早期 T_1、T_2 病变放疗的局部控制率可高达 80%~100%，晚期 T_3、T_4 病变放疗的局部控制率也能达到 30%~60%。预后与期别、病理类型、疗终有无肿瘤残存等因素有显著的相关性。

【复习思考题】

舌根恶性肿瘤的病理类型及治疗方法分别有哪些？

软腭恶性肿瘤

【病史采集要点】

一、现病史采集要点

主要症状 症状有吞咽不适、异物感、出血、疼痛等。

二、既往史和个人史等采集要点

（1）患者的职业、嗜好等。

（2）家族成员中有无类似疾病。

【查体要点】

1. **一般情况** 检查患者的体温、脉搏、血压。

2. **咽部视诊** 应观察舌根、会厌、声门上、声门及下咽黏膜的光滑度、色泽及占位情况，声带的运动及声门的闭合等。

【辅助检查】

1. **影像学检查** 重要的有 CT、MRI、X 线检查、B 超等。MRI 在局部分期诊断方面具有较大的优势，可对早期骨受侵作出诊断，又可从三维方向明确原发肿瘤的大小、范围，了解肿瘤与周围组织结构的关系及有无淋巴结转移，对放疗靶区的确定有重要的参考价值。有一部分患者会同时出现第二原发癌，如上消化道和上呼吸道器官同时患有原发肿瘤。患者一般要求行食管造影或食管镜检查，以排除第二原发癌。

2. **病理学检查** 病理诊断是放疗的前提条件，获得病理诊断至关重要，有时需要多次活检。必要时根据患者的临床表型行高危原发区域的盲检，往往有意外收获。

【诊断】

依据患者疼痛、颈部包块等病史，结合查体及影像学和病理学检查，一般不难作出诊断。需要注意的是，应明确肿瘤的原发部位、肿瘤的侵及程度和淋巴结转移情况。

【分期】

分期方法详见本节扁桃体恶性肿瘤部分。

【治疗】

除极小的浅表病变可采用局部手术切除外，一般均以放疗为主。T_1 和 T_2 病变采用根治性放疗可治愈。T_3 和 T_4 病变可采用手术结合放疗的综合治疗（术前或术后放疗）。

软腭癌的基本照射技术以外照射为主，照射范围包括软腭、扁桃体区和上颈淋巴引流区。但对腺上皮来源的分化程度较高的腺癌，因淋巴结转移率低，设野可以保守一点，以软腭、腭垂为中心，包括部分周围结构。高分化鳞癌病灶，上颈无淋巴结转移，中、下颈部及锁骨上区不推荐预防性照射，若病理为分化较低的鳞癌、低分化癌、未分化癌者，均应行全颈预防性照射。具体方法可参照扁桃体恶性肿瘤的照射技术，总剂量应给予 66~74 Gy/6~7 周（DT 36~40 Gy 后避开脊髓，DT 50 Gy 时缩野至软腭区）。也可加用口腔筒照射补量，或行组织间插植局部后程加量，其目的是最大限度保证病变区剂量的同时减少周围正常组织的受量。可采用口含器分离软腭和舌面，减少正常舌的受照剂量。因软腭是个活动器官，应注意交代患者影像采集及照射期间勿做吞咽动作，以免产生伪影或使肿瘤偏离照射靶区范围。在采用调强照射技术时，尤应注意此点。

【预后】

软腭癌单纯放疗总的 5 年生存率为 30%~60%。T_1 病变为 80%~90%，T_2 病变为 60%~80%，$T_{3~4}$ 病变仅为 20%~40%。早期病变局部控制率高，预后较好；T_3、T_4 及 N（+）病变单纯放疗效果较差。预后的影响因素与 T、N 分期，病理类型，疗终时原发灶有无残留有关。

【复习思考题】

软腭恶性肿瘤的病理类型及治疗方法分别有哪些？

咽壁恶性肿瘤

【病史采集要点】

一、现病史采集要点

主要症状　咽壁癌部位隐匿，就诊时肿瘤仅局限在这一解剖部位者少见，常已扩展到鼻咽或下咽，有时侵及扁桃体、舌根和梨状窝，致使临床难以辨别肿瘤的起源部位。

二、既往史和个人史等采集要点

（1）患者的职业、嗜好等。
（2）家族成员中有无类似疾病。

【查体要点】

1. 一般情况　检查患者的体温、脉搏、血压。
2. 咽部视诊　应观察舌根、会厌、声门上、声门及下咽黏膜的光滑度、色泽及占位情况，声带的运动及声门的闭合等。

【辅助检查】

影像学检查　重要的有 CT、MRI、X 线检查、B 超等。MRI 在局部分期诊断方面具有较大的优势，可对早期骨受侵作出诊断，又可从三维方向明确原发肿瘤的大小、范围，了解肿瘤与周围组织结构的关系及有无淋巴结转移，对放疗靶区的确定有重要的参考价值。有一部分患者会同时出现第二原发癌，如上消化道和上呼吸道器官同时患有原发肿瘤。患者一般要求行食管造影或食管镜检查，以排除第二原发癌。

【诊断】

依据患者疼痛、颈部包块等病史，结合查体及影像学和病理学检查，一般不难作出诊断。需要注意的是，应明确肿瘤的原发部位、肿瘤的侵及程度和淋巴结转移情况。

【分期】

分期方法详见本节扁桃体恶性肿瘤部分。

【治疗】

手术和放疗都可以治疗咽壁癌。由于此病的低发生率、固有的分期变化和极其有限的文献数量，无法比较这两种治疗模式。早期可考虑单纯放疗，但因咽壁癌多为晚期，病变大且累及范围广，不主张单纯放疗，应以手术治疗为主，推荐采用综合治疗模式，可行手术+术后放疗或同步放化疗。对于年老不能耐受手术或肿瘤已达晚期无法手术者，可行姑息放疗或放化疗。

因咽壁癌通常向鼻咽和下咽蔓延，故照射野须从颅底至食管入口，包括鼻咽及下咽部。设野可采用两侧平行相对野照射，先大野照射 40 Gy，缩野后避开脊髓针对局部病灶增至 DT 66~74 Gy/6~7 周，亦可采用 IMRT。术后放疗原发灶区 DT 60~66 Gy/6 周。与其他口咽肿瘤稍有不同的是，咽后壁肿瘤设野的后界需要保证足够的外放。

【预后】

咽壁癌的预后较差，3 年无瘤生存率约 25%。有研究报道了 89 例口咽壁癌的 5 年生存率为 19%，指出单纯放疗效果差，而应以手术+术后大剂量放疗为主要治疗方案。手术+辅助放疗局部失败率为 11%。以手术为主要治疗方法的患者总失败率为 50%，包括局部区域复发和远处转移，以及第二原发癌。52% 的患者接受初始放疗出现局部失败。最多见的严重并发症为不能吞咽而永久性依赖胃造口术。

【复习思考题】

咽壁恶性肿瘤的治疗方法有哪些？

下咽部恶性肿瘤

【病史采集要点】

一、现病史采集要点

主要症状 可询问患者有无咽部不适和呼吸困难。该疾病早期症状为喉咽部异物感，吞咽哽噎感。肿瘤增大、表面发生溃烂时，可引起吞咽疼痛，出现同侧放射性耳痛，伴有进行性吞咽困难。肿瘤累及喉腔，引起声音嘶哑、呼吸困难等。下咽癌出现明显症状，如吞咽困难、吞咽痛、声音嘶哑等时已是晚期。其他症状有喉鸣、痰血、咳嗽、呛咳等，但多不严重。由于下咽部位置较低，下咽癌临床不易发现而被忽略，多数患者就诊时已达晚期。约 50% 的患者以颈部肿块为首发症状就诊，肿大的淋巴结活动度差，质地较硬。

二、既往史和个人史等采集要点

（1）患者的职业、嗜好等。

（2）家族成员中有无类似疾病。

【查体要点】

1. *一般情况* 检查患者的体温、脉搏、血压。对患者的一般状况，特别是体力和营养状况进行评估，可以很好地了解患者耐受治疗的程度。体力状况通常采用 Karnofsky（KPS，百分法）或 Zubrod-ECOG-WHO（ZPS，5 分法）评分进行评估。若考虑实施化疗，KPS 评分一般要求>70 分，

ZPS 评分一般要求≤2 分。

2. 间接喉镜检查　应观察舌根、会厌、声门上、声门及下咽黏膜的光滑度、色泽及占位情况，声带的运动及声门的闭合等。肿瘤的部位、大小、形态和侵及的范围也在观察范围内。

3. 颈部的视诊及触诊　应观察颈侧区的饱满程度，是否可触及包块，其大小、位置、质地、活动度、是否压痛等。

【辅助检查】

1. 内镜检查　由于下咽部位隐蔽，内镜检查是观察病变部位、肿瘤范围和生长方式的最直接方法，包括直达喉镜、纤维/电子喉镜、纤维/电子胃镜或食管镜检查（图 3-15-1）。内镜检查重点评估的内容包括：肿瘤部位、肿瘤生长方式以及肿瘤对周围组织结构（包括下咽、喉、口咽及颈段食管）的侵犯情况。有条件时可以采用高清内镜结合窄带成像（narrow band imaging，NBI）及自体荧光内镜技术（autofluorescence endoscopy，AFE），不仅能够提高肿瘤的早期发现率，还能够更加清楚地判定肿瘤邻近部位下咽周围受累的边界。

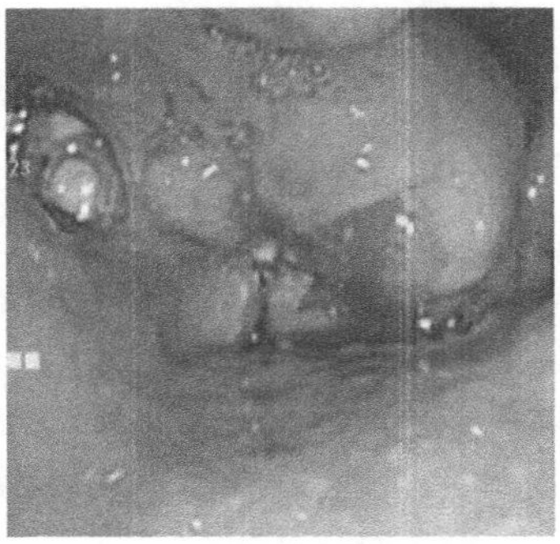

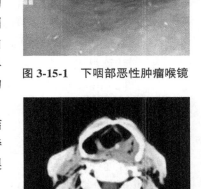

图 3-15-1　下咽部恶性肿瘤喉镜

图 3-15-2　下咽部恶性肿瘤 CT 图

2. 增强 CT　增强 CT 不仅能够清晰地显示肿瘤周围正常组织结构、肿瘤浸润程度及两者之间的关系，还可以同时发现颈部、咽旁间隙、咽后或上纵隔是否有潜在淋巴结转移（图 3-15-2）。特别对梨状窝侵犯及喉体受累程度的判断帮助较大。

3. MRI　MRI 对明确下咽癌在咽喉部软组织内的扩散和侵犯程度具有明显的优势。磁共振弥散加权成像（DWI）可用于下咽部肿瘤性质和范围的判定、肿瘤对放化疗治疗的反应和效果评价，以及对肿瘤复发、颈部淋巴结转移的评估等。

4. PET 或 PET-CT　由于 PET-CT 结合了 PET 显示新陈代谢微变化和 CT 显示解剖结构的优点，可发现局部及全身可能存在的病灶，有利于尽早发现转移或复发，指导制订治疗方案。

5. 超声检查　具有精确、非侵袭性及经济等优点，能够较准确地反映颈部淋巴结大小、形态和范围，在临床评估肿瘤颈部淋巴结转移的效果明显优于颈部触诊。

6. 病理学检查　可确诊。

【诊断】

诊断方法包括一般情况的了解、病史询问及查体。要行下咽和喉的镜检，可看到肿瘤的部位、大小、形态和侵犯的范围，用纤维喉镜可清楚地看到各解剖区的肿瘤情况。病理学检查是确诊下咽癌的最主要手段。同时要行一些辅助检查，包括颈部 CT/MRI、胸部 CT、腹部超声、上消化道造影等，必要时行 PET-CT 及窄带成像内镜等。颈部 CT/MRI 能发现并了解临床查体不易发现的病变、肿瘤侵犯范围、周围结构受累情况，对制订治疗计划具有重要的价值。

【分期】

下咽癌 TNM 分期（2017 AJCC 第 8 版）如下。

（1）原发肿瘤（T）。

T_X：原发肿瘤无法评估。

Tis：原位癌。

T_1：肿瘤局限于喉咽的一个部位，或者肿瘤最大径≤2 cm。

T_2：肿瘤局限于喉咽或其邻近的一个或多个部位，或者 2 cm<肿瘤最大径≤4 cm，无半喉固定。

T_3：肿瘤最大径>4 cm，或者伴有半喉固定，或者侵犯食管。

T_{4a}：中度进展期，肿瘤侵犯甲状/环状软骨、舌骨、甲状腺腺体，或者中央区软组织。

T_{4b}：高度进展期，肿瘤侵犯椎前筋膜，包绕颈动脉，或累及纵隔结构。

（2）区域淋巴结（N）：

N_X：不能评估有无区域淋巴结转移。

N_0：无区域淋巴结转移。

N_1：同侧单个淋巴结转移，转移灶最大径≤3 cm，ENE（−）。

N_{2a}：同侧或对侧单个淋巴结转移，最大径≤3 cm，ENE（+），或者同侧单个淋巴结转移，3 cm<最大径≤6 cm，ENE（−）。

N_{2b}：同侧多个淋巴结转移，最大径≤6 cm，ENE（−）。

N_{2c}：双侧或对侧淋巴结转移，最大径≤6 cm，ENE（−）。

N_{3a}：转移淋巴结中，最大径>6 cm，ENE（−）。

N_{3b}：同侧单个淋巴结转移，最大径>3 cm，ENE（+），或者同侧多个淋巴结、对侧/双侧淋巴结转移，ENE（+）。

（3）远处转移（M）：

M_0：无远处转移。

M_1：有远处转移。

下咽癌的分期见表 3-15-3。

表 3-15-3　下咽癌的分期

分期	T	N	M
0 期	Tis	N_0	M_0
Ⅰ 期	T_1	N_0	M_0
Ⅱ 期	T_2	N_0	M_0
Ⅲ 期	T_3	N_0	M_0
	T_1，T_2，T_3	N_1	M_0
Ⅳ$_A$ 期	T_{4a}	N_0，N_1	M_0
	T_1，T_2，T_3，T_{4a}	N_2	M_0
Ⅳ$_B$ 期	任何 T	N_3	M_0
	T_{4b}	任何 N	M_0
Ⅳ$_C$ 期	任何 T	任何 N	M_1

【治疗】

采用手术、放疗及化疗等综合治疗。应根据肿瘤发生的部位、侵犯范围采取不同的手术方式。手术治疗原则：① 在保证无瘤生存率的前提下进行外科根治；② 尽可能保留咽、喉等功能，提高患者术后生活质量；③ 依据患者的病情制订个体化的治疗方案。

根据是否保留喉功能，一般将下咽癌的开放性手术分为保留喉功能的下咽癌切除术和不保留喉功能的下咽癌切除术。根据喉、下咽的切除范围，将下咽癌开放性手术分为单纯咽部分切除术、咽部分喉部分切除术、喉全切除咽部分切除术、咽喉全切除术伴或不伴食管全切除术等。前两者即传统意义上的保留喉功能的下咽癌切除术。

1. 单纯咽部分切除术 在不损伤喉内结构的情况下完成肿瘤的切除，术后患者喉功能保留完好，其适应证包括以下几点。

（1）$T_{1\sim2}$病变：最佳适应证，病变以黏膜播散型为宜，梨状窝癌对侧喉、会厌正常，肿瘤局限累及声门旁而未累及声门下组织的情况下，即使患侧声带固定也可考虑行该手术，环后癌行该手术的前提为无黏膜下侵犯。

（2）部分精心选择的T_3病变：① 局限的梨状窝尖受累，食管入口黏膜正常且充裕，若术者能熟练应用胸大肌皮瓣等也可考虑行保喉手术；② 单纯向甲状软骨板外侧突破侵犯的梨状窝外侧壁癌；③ 下咽后壁癌向上或向一侧侵犯，未累及喉，利用胸大肌皮瓣或人工组织瓣等也可行该手术。

（3）患者可以耐受术后误吸等并发症。

2. 咽部分喉部分切除术 在对侧喉结构活动良好的前提下，当肿瘤侵犯一侧声门旁间隙穿过声带肌达黏膜下时，不论是否有黏膜侵犯，均应根据侵犯的范围行咽部分喉部分切除术。部分较高平面的梨状窝内侧壁癌可穿过杓会厌皱襞侵犯声门上区结构，此情况下也须行一侧的喉水平部分切除术。

3. 喉全切除咽部分切除术 肿瘤累及双侧喉腔结构；广泛侵犯黏膜下结构，如声门旁间隙、会厌前间隙；累及喉软骨支架结构；患者心肺功能无法耐受术后带来的误吸等，需要考虑行喉全切除咽部分切除术，包括T_4病变和大部分病变。喉功能是否可以保留，与手术医生的经验、技巧和所掌握的修复方法有很大关系，当肿瘤切除后，若存在较为完整的软骨支架和一侧活动完好的环杓关节，均可考虑行喉功能保留的术式。除此之外，不应强行保留喉功能。

4. 咽喉全切除术伴或不伴食管全切除术 当肿瘤侵犯下咽环周2/3以上或累及食管入口以下≥2 cm时，需要考虑行该类手术，切除下咽环周或近似环截。由于食管肿瘤有跳跃播散的特点，因此在处理累及食管的下咽癌时，食管的切缘应足够，切除的范围同颈段食管。

5. 声门旁间隙入路梨状窝癌切除术 $T_{1\sim2}$病变为最佳适应证，病变以黏膜播散型为宜，梨状窝癌对侧喉、会厌正常，声门旁间隙未受累或肿瘤局限累及声门旁而未累及声门下组织的情况下，即使患侧声带固定等也可考虑行该手术。

早期下咽癌推荐采用手术或单纯放疗的单一治疗模式。若肿瘤累及喉部，需要同时行喉切除。有颈部淋巴结转移者，需要行颈清扫术。术后应辅以放疗和化疗。

局部晚期下咽癌需要手术、放疗、化疗等多学科的综合治疗。下咽癌的治疗涉及发音、吞咽、呼吸等重要功能，治疗原则为在最大可能提高肿瘤的局部区域控制率前提下，尽量降低治疗手段对器官功能损害的程度。对局部晚期下咽癌，除T_1和部分T_2病灶外，大部分患者的手术治疗需要采用开放入路喉部分或全切除术，常联合术后放疗或同步放化疗。颈部应采用根治或改良根治性颈部淋巴结清扫术。术后辅助放疗推荐在术后6周内开始，具有高危因素（$T_{3\sim4}$、$N_{2\sim3}$、脉管侵犯、周围神经侵犯）者建议术后放疗，切缘阳性/不足或淋巴结包膜外侵犯者建议同期放化疗。不宜手术的晚期患者可行姑息性放疗。诱导化疗是另一种保留喉功能的治疗策略，如诱导化疗后肿瘤达到完全或大部分缓解，后续接受单纯放疗或同期联合靶向药物，否则接受喉部分或全切除术。常用的诱导化疗方案是TPF方案或类似方案。此外，对于肿瘤负荷过大而无法切除或分期为T_4或N_{2c}、N_3的患者，也可以考虑行诱导化疗联合手术或放疗的续贯治疗，在缩小肿瘤负荷的同时，降低远处转移的风险。

【预后】

早期下咽癌不论是单纯放疗还是手术，均能获得较好的疗效。临床所见大多为中晚期癌，故预后较差。5年生存率单纯放疗为10%～20%，单纯手术为30%～40%。手术结合放疗的综合治疗能提高局部控制率和5年生存率，近年来采用调强放疗技术使得下咽癌患者的生存有所改善。

预后的影响因素有性别、年龄、肿瘤部位、T 及 N 分期。一般而言，女性患者预后好于男性，年轻患者预后好于年老患者。肿瘤发生于杓会厌皱襞和内侧壁的梨状窝，其预后明显好于环后区和咽壁区癌。而发生于梨状窝尖部的肿瘤，容易向四周浸润发展，预后明显变差。随着 T、N 分期的增加，局部控制率及生存率明显下降。

【复习思考题】

1. 下咽癌的诊断依据有哪些？
2. 下咽癌的治疗手段有哪些？

第十六节　咽异物

【见习项目】

1. 咽异物的示教。
2. 咽异物的病因、临床表现。

【见习目的与要求】

1. 掌握咽异物的病因及临床表现。
2. 熟悉咽异物的诊断、检查方法和治疗手段。

【见习地点】

见习医院耳鼻咽喉科。

【见习准备】

见习带教老师事先选好咽异物的病例及病理图片，分配好每一病例示教所占时间，并根据病例数分小组。

【见习流程】

1. 带教老师对理论课知识、概念进行简要复习，尤其对咽异物可能停留的部位进行重点讲解。
2. 每一病例由一个小组中选出一位同学采集病史，并结合疾病特点进行重点的体格检查。
3. 各小组集中，回到示教室。当事同学报告病史，提出下一步的辅助检查，作出诊断和鉴别诊断，提出治疗方法和依据。各小组间对所示教的病例开展讨论，指出各自小组的不足之处。
4. 带教老师分析总结，指出各组的优点和不足，提出思考题。

【病史采集要点】

一、现病史采集要点

1. **发病诱因**　匆忙进食、误食，异物易坠入咽部。精神异常、不清醒时发生误咽，老年人义齿脱落，企图自杀者或者医疗手术误将止血棉球等留置于鼻咽部或扁桃体窝。
2. **主要症状**　咽部有异物刺痛感，吞咽时明显；可有少量出血；吞咽或呼吸困难。异物多存留在扁桃体窝内、舌根、会厌谷、梨状窝处。

二、既往史和个人史等采集要点

有无咽部疾病史及其他慢性病史，有无过敏史等。

【查体要点】

1. 一般情况　检查患者的体温、脉搏、血压。
2. 咽部视诊　有无鱼刺、果核等异物在扁桃体窝、舌根、会厌谷、梨状窝等处。

【辅助检查】

1. 间接喉镜、鼻咽镜　可查看鼻咽部情况，观察有无异物停留在扁桃体窝、舌根、会厌谷等处（图 3-16-1）。
2. X 线摄片、CT 和 MRI　观察不同质地的异物的形态、大小和位置。

【诊断】

经询问病史、口咽视诊、鼻咽镜检查及间接喉镜检查，一般能作出咽异物诊断。

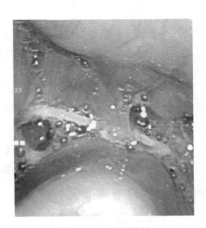

图 3-16-1　咽异物

【治疗】

1. 去除病因　用镊子夹出异物，亦可在间接喉镜或纤维喉镜下用异物钳取出。
2. 药物治疗　激发感染者，应用抗生素控制炎症。
3. 手术治疗　并发咽后或咽旁脓肿者，可酌情选择经口或颈侧切开排脓。

【复习思考题】

1. 儿童误食在检查时须注意什么？
2. 咽异物的临床表现和治疗方法有哪些？

第十七节　咽灼伤

【见习项目】

1. 咽灼伤的示教。
2. 咽灼伤的病因、临床表现。

【见习目的与要求】

1. 掌握咽灼伤的病因及临床表现。
2. 熟悉咽灼伤的病理和治疗手段。

【见习地点】

见习医院耳鼻咽喉科。

【见习准备】

见习带教老师事先选好咽灼伤的病理图片，用于判断灼伤程度。

【见习流程】

1. 带教老师给出不同程度的咽灼伤病例，分组讨论咽灼伤程度。
2. 每一病例由一个小组中选出一位同学根据小组讨论结果发表观点。
3. 带教老师分析总结，指出各组的优点和不足，提出思考题。

【病史采集要点】

一、现病史采集要点

1. 主要分类　①热灼伤，即火焰、高温蒸汽、煮沸饮食或其他高温液体引起的灼伤。②化学灼伤常由误咽强酸、强碱、重金属盐及煤酚皂溶液引起。

2. 主要症状　询问患者是否有口腔和咽喉疼痛、吞咽痛、咽下困难，甚至出现流涎、咳嗽、声音嘶哑和呼吸困难。严重者伴有发热和其他中毒症状。

二、既往史和个人史等采集要点

略。

【查体要点】

1. 一般情况　检查患者的体温、脉搏、血压。
2. 咽部视诊　是否形成白膜。

【辅助检查】

间接喉镜可观察咽部黏膜情况。

【诊断】

根据病史、症状及体征，本病诊断不难。

【治疗】

1. 手术治疗　重度灼伤伴有呼吸困难者，随时准备气管切开手术。
2. 中和疗法　因强碱或强酸灼伤者忌用碳酸氢钠，可用醋、橘子汁等中和。
3. 药物治疗　应用抗生素控制感染，糖皮质激素预防和缓解喉水肿。
4. 物理治疗　轻度灼伤者，局部涂抹 3% 鞣酸、液状石蜡等，保护创面。

【复习思考题】

1. 咽灼伤程度与致伤物类型有什么相关性？
2. 在处理咽灼伤时需要注意什么？

第十八节　咽狭窄及闭锁

【见习项目】

1. 咽狭窄及闭锁的示教。
2. 咽狭窄及闭锁的病因、临床表现。

【见习目的与要求】

掌握咽狭窄及闭锁的病因及临床表现。

【见习地点】

见习医院耳鼻咽喉科。

【见习准备】

见习带教老师事先选好咽狭窄及闭锁的病例及喉镜影片，并根据病例数分小组。

【见习流程】

1. 带教老师对理论课知识、概念进行简要复习，分组讨论各个咽狭窄及闭锁病例的可能病因和临床表现。
2. 每一病例由一个小组中选出一位同学总结观点，进行汇报。
3. 带教老师分析总结，指出各组的优点和不足，提出思考题。

【病史采集要点】

一、现病史采集要点

1. 发病诱因　① 外伤或手术：咽部严重灼伤，黏膜广泛坏死和溃疡形成，愈合后形成瘢痕性狭窄甚至闭锁。② 特异性感染：结核、梅毒、硬结病及麻风等。③ 先天性感染：先天性鼻炎闭锁。④ 风湿免疫疾病：白塞病等溃疡形成、粘连。

2. 主要症状　① 鼻呼吸困难，张口呼吸，发声呈闭塞性鼻音。② 嗅觉减退，听力减退伴发中耳炎。③ 吞咽和进食困难。④ 呼吸不畅和吐字不清。

二、既往史和个人史等采集要点

略。

【查体要点】

1. 一般情况　检查患者的体温、脉搏、血压。
2. 咽部视诊　可见咽部狭窄。

【辅助检查】

1. 间接喉镜、鼻咽镜　可查看鼻咽部情况。
2. X 线摄片及碘油造影　帮助明确闭锁的范围及程度。
3. 血清学、病原学和病理学检查　可辅助诊断特异性感染者。

【诊断】

经询问病史、咽部视诊、间接鼻咽镜或间接喉镜等检查，一般即可作出诊断。

【治疗】

1. 去除病因　应先治疗原发病，治疗后再行修复术。
2. 手术治疗　根据不同的狭窄部位和程度选用不同的修复方法。

【复习思考题】

1. 引起咽狭窄及闭锁的原因有哪些？
2. 咽狭窄及闭锁有哪些临床表现？

第十九节　阻塞性睡眠呼吸暂停低通气综合征

【见习项目】

1. 阻塞性睡眠呼吸暂停低通气综合征（obstructive sleep apnea hypopnea syndrome，OSAHS）的示教。
2. OSAHS 的基本概念、病因、生理、临床表现和治疗。

【见习目的与要求】

1. 掌握 OSAHS 的病因及临床表现。
2. 熟悉 OSAHS 的基本概念、生理和治疗手段。

【见习地点】

见习医院耳鼻咽喉科。

【见习准备】

见习带教老师事先准备好多导睡眠监测仪器和上气道、鼻部解剖图，分配好示教所占时间，按照人数分组。

【见习流程】

1. 带教老师对理论课知识、概念进行简要复习，尤其对 OSAHS 的病因和病理进行重点讲解，并讲解多导睡眠监测仪器的使用和如何查看结果报告。
2. 每一个小组中选出一位同学模拟患者，其他同学学习如何操作多导睡眠监测仪器。
3. 各小组集中，回到示教室逐一进行操作，并分析结果报告。
4. 带教老师分析总结，指出各组的优点和不足，提出思考题。

【病史采集要点】

一、现病史采集要点

1. **发病诱因**　上气道解剖结构异常或病变；上气道扩张肌张力异常；呼吸中枢调节异常。
2. **主要症状**　可询问患者以下内容：是否出现睡眠打鼾、呼吸暂停，有无白天嗜睡、记忆力减退、注意力不集中，有无晨起口干、咽喉异物感、晨起后头痛、血压升高等。部分患者有性功能障碍，可询问患者夜尿次数是否增加，是否烦躁易怒。儿童患者可出现颌面发育畸形、生长发育迟缓等症状。

二、既往史和个人史等采集要点

是否伴有高血压、糖尿病、冠心病等。

【查体要点】

1. **一般情况**　观察患者有无肥胖、下颌后缩等，检查患者的血压和身体质量指数（BMI）。

2. 鼻咽部视诊　检查确定患者的上气道狭窄平面，鼻腔有无鼻中隔偏曲、鼻息肉等；口咽腔是否狭窄，有无扁桃体肥大。

【辅助检查】

1. 多导睡眠监测（polysomnography，PSG）　评估睡眠相关疾病的重要手段，监测指标包括脑电图、口鼻气流、胸腹呼吸运动、血氧饱和度等。

2. 嗜睡程度的评价　评价内容包括主观及客观评价两类。

3. 纤维鼻咽喉镜　观察上气道的形态等。

4. 上气道-食管持续压力测定　反映真实睡眠状态下阻塞部位的动态变化。

5. X 线头颅定位测量　评价气道的形态特点。

【诊断】

诊断 OSAHS 主要根据病史、体征和 PSG 监测结果综合判定。

【鉴别诊断】

1. 单纯鼾症　夜间有不同程度的打鼾，但呼吸暂停低通气指数（AHI）<5 次/时，白天无症状。

2. 上气道阻力综合征　夜间可出现不同频度、程度的鼾症，AHI<5 次/时，白天有嗜睡或疲劳等症状。

3. 不宁腿综合征和睡眠周期性腿动　不宁腿综合征患者日间犯困，夜间强烈需求腿动，常伴异样不适感，安静或卧位时严重，活动时缓解。PSG 监测有典型的周期性腿动。

4. 继发于内分泌障碍的睡眠呼吸暂停　如继发于肢端肥大症、甲状腺功能减退等。

5. 中枢性睡眠呼吸暂停低通气综合征　口、鼻无气流通过≥10 秒，同时无胸腹呼吸运动。

【治疗】

1. 一般治疗　锻炼、减肥、戒烟、戒酒、侧卧睡眠、良好的睡眠及生活习惯、白天避免过度劳累等。

2. 非手术治疗　无创气道正压通气治疗、口腔矫治器治疗、药物治疗。

3. 手术治疗　治疗 OSAHS 的重要手段之一，结合患者具体情况选择最合适的手术方法。

【复习思考题】

1. OSAHS 如何分级？

2. OSAHS 有哪些症状？

第四章　喉科学

第一节　喉外伤

【见习项目】

喉外伤的示教。

【见习目的与要求】

1. 掌握闭合性喉外伤的临床表现、检查及治疗方法。
2. 掌握开放性喉外伤的急救措施与手术治疗。

【见习地点】

见习医院耳鼻咽喉科。

【见习准备】

见习带教老师事先选好喉外伤的病例，分配好每一病例示教所占时间，并根据病例数分小组。

【见习流程】

1. 带教老师对理论课知识、概念进行简要复习。
2. 每一病例由一个小组中选出一位同学采集病史，并结合疾病特点进行重点的体格检查。
3. 各小组集中，回到示教室。当事同学报告病史，提出下一步的辅助检查和可能的结果，作出诊断和鉴别诊断，提出治疗方法和依据。各小组间对所示教的病例开展讨论，指出各自小组的不足之处。
4. 带教老师分析总结，指出各组的优点和不足，提出思考题。

闭合性喉外伤

【病史采集要点】

一、现病史采集要点

1. **发病情况**　发病情况对病因分析有重要意义，应详细了解患者是缓慢起病还是急性起病。
2. **发病诱因**　患者喉部是否遭到外来暴力直接打击，如交通事故、工伤事故、拳击、扼伤、自缢、钝器击打等。
3. **主要症状**　需要询问以下内容：① 是否喉痛，疼痛是否随发声、吞咽、咳嗽、咀嚼而加重；② 是否声音嘶哑，声音嘶哑的程度；③ 是否咯血，咯血程度及出血量。
4. **伴随症状**　需要询问以下内容：① 有无呼吸困难，呼吸困难的程度，若出血较多流入下呼吸道，可引起窒息；② 是否有颈部皮下气肿，如有喉黏膜损伤和软骨骨折，可发生颈部皮下气肿。
5. **病情演变**　应询问上述情况发生在何时，以及现在的情况如何。
6. **诊疗情况**　应询问患者曾在何处就诊过，做过何种检查，疗效如何。

7. 一般情况　应了解患者精神、体力、饮食、大小便及体重变化等情况。

二、既往史和个人史等采集要点

（1）有无药物服用史及过敏史。

（2）有无喉部手术、外伤史。

（3）工作及职业情况。

【查体要点】

1. 一般情况　检查患者的体温、脉搏、呼吸、血压情况。

2. 专科情况　可见颈部皮肤肿胀变形及条索状瘀斑。如有喉黏膜破损和喉软骨骨折，可触及软骨碎片。若空气经破损黏膜和喉软骨骨折的缝隙进入颈部皮下，引起皮下气肿，触诊可有捻发感。

【辅助检查】

1. 纤维喉镜　可见喉黏膜水肿、血肿、声门变形、喉软骨裸露、声带断裂或声带运动障碍。

2. 喉部 CT　可显示舌骨、甲状软骨和环状软骨有无骨折、移位，喉腔内有无黏膜撕脱、黏膜下血肿及外伤后喉腔阻塞的情况。

【诊断】

根据病史和检查结果，闭合性喉外伤不难确诊。

【治疗】

1. 一般治疗　仅有软组织损伤而无呼吸困难、软骨骨折、环杓关节损伤及声带断裂等症状的患者，按一般外科挫伤治疗。

2. 手术治疗　如有明显吸气性呼吸困难，应做气管切开术。中度喉挫伤或喉软骨骨折及轻度移位者，行直接喉镜下喉软骨固定术，术后必要时应放置喉模，防止喉狭窄。喉挫伤严重、喉软骨破碎移位、颈部气肿、直接喉镜下复位固定术失败者可行喉裂开喉软骨复位术。伤后 7~10 天内应予以鼻饲，这样可减少喉的运动，利于损伤部位的愈合。

【复习思考题】

1. 闭合性喉外伤的检查和诊断要点有哪些？

2. 什么是闭合性喉外伤治疗的关键问题？

开放性喉外伤

【病史采集要点】

一、现病史采集要点

1. 发病情况　发病情况对病因分析有重要意义，应详细了解患者是缓慢起病还是急性起病。

2. 发病诱因　患者是否在斗殴或自杀时喉部被锐器所割伤；是否在交通事故中被利器刺伤；是否在爆炸事故中喉部被碎片击伤；是否在战争中被弹片、子弹击伤。

3. 主要症状　需要询问以下内容：① 是否出血，出血量的多少；② 是否呼吸困难，呼吸困难的程度；③ 是否声音嘶哑，声音嘶哑的程度；④ 是否有吞咽困难。

4. 病情演变　应询问上述情况发生在何时，以及现在的情况如何。

5. 诊疗情况　应询问患者曾在何处就诊过，做过何种检查，疗效如何。

6. 一般情况　应了解患者精神、体力、饮食、大小便及体重变化等情况。

二、既往史和个人史等采集要点

（1）有无药物服用史及过敏史。

（2）有无喉部手术、外伤史。

（3）工作及职业情况。

【查体要点】

1. 一般情况　检查患者的意识、脉搏、呼吸、血压等情况。

2. 专科情况　观察患者伤口部位、大小、形态、深浅及数目。不同的病因引起的伤口形态不一。利器切伤，伤口边缘较整齐。锐器刺伤，伤口较小但深浅不一。火器伤时，枪弹伤的皮肤切口较小，弹片伤的皮肤切口相对较大。

【诊断】

根据病史、症状可确诊。

【治疗】

1. 抢救措施　主要是止血、抗休克和解除呼吸困难。

（1）控制出血：如有明显的活动性出血，首先要找到出血点，予以结扎。如出血位置深，出血点不易寻找，可用纱布填塞止血。

（2）休克的处理：快速给予静脉输入等渗溶液或全血。

（3）呼吸困难的处理：应迅速寻找原因，解除呼吸困难。如是喉黏膜肿胀、血肿、环状软骨弓骨折等引起喉阻塞，应及早气管切开。如是血液流入下呼吸道引起，应行气管插管或气管切开术及时吸出下呼吸道内的血液。如是纵隔气肿或气胸引起，应行闭式引流。

（4）全身应用抗生素、糖皮质激素、止血药物和破伤风抗毒素。

2. 手术治疗　首先，用生理盐水、肥皂水等清洗颈部皮肤，再用2%碘酒或75%乙醇溶液消毒。如为喉切割伤、刺伤，则破碎的喉软骨及组织应尽量保留；如为火器伤，则应切除无生机的组织。仔细清理伤口和止血，注意检查伤口内有无异物，一旦发现应及时取出。其次，将喉部创缘的组织仔细对合，破碎的软骨予以复位并缝合固定，逐层缝合喉腔内黏膜、软骨膜、颈前肌肉、皮下组织和皮肤。缝合时注意一定要消除喉腔内的创面。喉腔内放置塑料或硅胶喉模并固定，防止形成喉狭窄。最后，在关闭喉腔前放置鼻饲管，以保证营养供给。

【复习思考题】

1. 开放性喉外伤初期急救的要点是什么？

2. 开放性喉外伤术后应注意哪些问题？

第二节　喉烫伤及烧灼伤

【见习项目】

喉烫伤及烧灼伤的示教。

【见习目的与要求】

1. 掌握喉烫伤及烧灼伤的常见病因及临床分型。

2. 熟悉喉烫伤及烧灼伤的诊断及治疗方法。

【见习地点】

见习医院耳鼻咽喉科。

【见习准备】

见习带教老师事先选好喉烫伤及烧灼伤的病例，分配好每一病例示教所占时间，并根据病例数分小组。

【见习流程】

1. 带教老师对理论课知识、概念进行简要复习，尤其要讲明如何根据临床分型选择治疗方法。

2. 每一病例由一个小组中选出一位同学采集病史，并结合疾病特点进行重点的体格检查。

3. 各小组集中，回到示教室。当事同学报告病史，提出下一步的辅助检查和可能的结果，作出诊断和鉴别诊断，提出治疗方法和依据。各小组间对所示教的病例开展讨论，指出各自小组的不足之处。

4. 带教老师分析总结，指出各组的优点和不足，提出思考题。

【病史采集要点】

一、现病史采集要点

1. 发病情况　发病情况对病因分析有重要意义，应详细了解患者是缓慢起病还是急性起病。

2. 发病诱因　发病前是否吸入高温液体、烟尘；误咽强酸、强碱等化学腐蚀剂；遭受放射线损伤，如钴-60、深度 X 线等。

3. 主要症状　需要询问以下内容：① 是否有声音嘶哑、喉痛；② 是否有刺激性咳嗽，呼吸急促；③ 是否出现剧烈咳嗽、咳脓血痰。

4. 伴随症状　常合并鼻、口、咽、气管、支气管及肺的损伤。

5. 病情演变　应询问上述情况首次发生在何时，以及现在的情况如何。

6. 诊疗情况　应询问患者曾在何处就诊过，做过何种检查，疗效如何。

7. 一般情况　应了解患者精神、体力、饮食、大小便及体重变化等情况。

二、既往史和个人史等采集要点

（1）有无药物服用史及过敏史。

（2）有无手术、外伤史。

（3）职业和工作条件，有无高温烟尘、放射性物质接触史。

【查体要点】

1. 一般情况　检查患者的体温、脉搏、呼吸、血压情况。

2. 专科情况　口鼻周围皮肤及黏膜有烧灼伤、烫伤、鼻毛烧焦等表现。

【辅助检查】

支气管镜检查可见气道内有吸入性损伤。

【诊断】

根据误咽化学腐蚀剂、吸入高温蒸汽等病史及检查所见可确诊。

【治疗】

1. 轻型　以抗感染、减轻或消除黏膜肿胀为主。如清洁口腔、去除口腔及咽喉分泌物，雾化吸入糖皮质激素，全身使用抗生素。

2. 中型　除轻型的治疗措施外，有呼吸困难或预计会有呼吸困难者及早行气管插管或气管切开术。

3. 重型　除中型的治疗措施外，要全身大剂量使用抗生素，如吸入有毒气体应使用解毒药，加强气管切开术后的护理，及时控制肺部感染及肺水肿，抗休克，维持水、电解质平衡，保护全身主要脏器的功能。

【复习思考题】

喉烫伤及烧灼伤的临床分型有哪些？对应的治疗措施是什么？

第三节　喉插管损伤

【见习项目】

喉插管损伤的示教。

【见习目的与要求】

1. 掌握喉插管损伤的临床表现及治疗方法。
2. 熟悉喉插管损伤喉镜下的表现。

【见习地点】

见习医院耳鼻咽喉科。

【见习准备】

见习带教老师事先选好喉插管损伤的病例，分配好每一病例示教所占时间，并根据病例数分小组。

【见习流程】

1. 带教老师对理论课知识、概念进行简要复习。
2. 每一病例由一个小组中选出一位同学采集病史，并结合疾病特点进行重点的体格检查。
3. 各小组集中，回到示教室。当事同学报告病史，提出下一步的辅助检查和可能的结果，作出诊断和鉴别诊断，提出治疗方法和依据。各小组间对所示教的病例开展讨论，指出各自小组的不足之处。
4. 带教老师分析总结，指出各组的优点和不足，提出思考题。

【病史采集要点】

一、现病史采集要点

1. 发病情况　发病情况对病因分析有重要意义，应详细了解患者是缓慢起病还是急性起病。
2. 发病诱因　插管技术不熟练，操作粗暴，未看清声门，盲目强行插入；清醒状态下插管时，由于表面麻醉不充分，患者咳嗽剧烈，喉部痉挛，喉镜或插管前端损伤喉部；选用插管管径太粗、留置插管时间过长；插管质量不佳，质地过硬，或管套含有对黏膜有害的成分，压迫、刺激喉气管黏膜；鼻饲管留置时间过长，摩擦环后区黏膜，造成局部损伤。
3. 主要症状　需要询问以下内容：① 是否有声音嘶哑或失声，其程度及持续时间如何；② 是否有喉痛或吞咽痛，及其出现的时间和程度；③ 是否咳嗽及痰中带血。

4. 病情演变　应询问上述情况首次发生在何时，以及现在的情况如何。

5. 诊疗情况　应询问患者曾在何处就诊过，做过何种检查，疗效如何。

6. 一般情况　应了解患者精神、体力、饮食、大小便及体重变化等情况。

二、既往史和个人史等采集要点

（1）有无药物服用史及过敏史。

（2）有无插管手术史。

（3）工作及职业情况。

【查体要点】

1. 一般情况　检查患者的体温、脉搏、呼吸、血压情况。

2. 专科情况　喉黏膜可因损伤形成溃疡及假膜，也可在此基础上发生炎症及浆细胞浸润，大量成纤维细胞及血管内皮细胞增生而形成肉芽肿。环杓关节脱位者杓状软骨发声时固定或活动受限，可伴有轻重不等的黏膜肿胀及声门闭合不全。检查时要鉴别杓状软骨前脱位还是后脱位。若压迫喉返神经前支可引起声带麻痹。

【诊断】

根据插管病史及检查所见可确诊。

【治疗】

1. 禁声　喉黏膜有溃疡及假膜形成时，应嘱患者少讲话，禁烟酒，不要做用力屏气动作。给予抗生素、糖皮质激素等超声雾化吸入。

2. 肉芽肿形成　有蒂者可于喉镜下钳除，无蒂者可于全麻下行支撑喉镜下切除，配合抗胃酸反流治疗效果更佳。

3. 环杓关节脱位　应尽早于间接喉镜下行环杓关节复位术。根据杓状软骨脱位的类型，采用相应的手法。

4. 声带瘫痪　可行音频物理疗法并给予神经营养药物，以促进其恢复。

【复习思考题】

1. 如何避免喉插管损伤的出现？

2. 喉插管损伤的治疗要点有哪些？

第四节　急性会厌炎

【见习项目】

急性会厌炎的示教。

【见习目的与要求】

1. 掌握急性会厌炎的病因、临床表现、诊断方法及治疗方法。

2. 熟悉急性会厌炎喉镜下的表现。

【见习地点】

见习医院耳鼻咽喉科。

【见习准备】

见习带教老师事先选好急性会厌炎的病例，分配好每一病例示教所占时间，并根据病例数分小组。

【见习流程】

1. 带教老师对理论课知识、概念进行简要复习。

2. 每一病例由一个小组中选出一位同学采集病史，并结合疾病特点进行重点的体格检查。

3. 各小组集中，回到示教室。当事同学报告病史，提出下一步的辅助检查和可能的结果，作出诊断和鉴别诊断，提出治疗方法和依据。各小组间对所示教的病例开展讨论，指出各自小组的不足之处。

4. 带教老师分析总结，指出各组的优点和不足，提出思考题。

【病史采集要点】

一、现病史采集要点

1. 发病情况　发病情况对病因分析有重要意义，应详细了解患者是缓慢起病还是急性起病。

2. 发病诱因　患者是否感染致病菌、受外伤、吸入有害气体、误咽化学物质及接触放射线等，或患有急性扁桃体炎、咽炎、鼻-鼻窦炎等其他炎症性疾病。

3. 主要症状　需要询问以下内容：① 是否吞咽困难，吞咽困难的程度，是否导致咽喉疼痛加重、口涎外流、拒食；② 是否呼吸困难，可因肿胀黏膜坠入声门嵌塞而发生窒息，患者发音多正常，少数声音低沉、含糊；③ 是否咽喉疼痛（通常为主要症状），吞咽时疼痛是否加剧；④ 是否颈淋巴结肿大，一侧或两侧颈深淋巴结肿大、压痛、有时向耳部和背部放射。

4. 伴随症状　需要询问以下内容：① 是否畏寒、发热，体温多在 38～39 ℃，少数可达 40 ℃ 以上，如为老人或儿童，症状更重，可表现为精神萎靡，面色苍白；② 是否晕厥、休克，患者可在短时间内出现晕厥或休克。

5. 病情演变　应询问上述情况首次发生在何时，以及现在的情况如何。

6. 诊疗情况　应询问患者曾在何处就诊过，做过何种检查，疗效如何。

7. 一般情况　应了解患者精神、体力、饮食、大小便及体重变化等情况。

二、既往史和个人史等采集要点

（1）有无药物服用史及过敏史。

（2）有无手术、外伤史。

（3）职业和工作条件，有无工业毒物、放射性物质接触史。

【查体要点】

1. 一般情况　检查患者的体温、脉搏、呼吸、血压情况。

2. 专科情况　检查可见会厌明显充血、肿胀，严重时呈球形。如会厌脓肿形成，红肿黏膜表面可见黄白色脓点（图 4-4-1）。

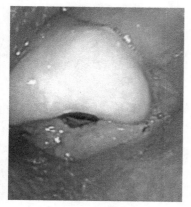

图 4-4-1　急性会厌炎

【辅助检查】

1. 实验室检查　白细胞总数增加，中性粒细胞增多，有核左移现象。
2. 影像学检查　CT 扫描和 MRI 可显示会厌等声门上结构肿胀，喉咽腔阴影缩小，并有助于识别脓腔。

【诊断】

对主诉有剧烈咽喉疼痛，吞咽时加重，检查口咽无明显异常的成人患者，一定要警惕急性会厌炎的可能，必须进行间接喉镜检查。检查时见到充血、肿大的会厌即可诊断为急性会厌炎。

【鉴别诊断】

1. 急性喉气管、支气管炎　多见于 3 岁以内的婴幼儿，常先有轻微咳嗽，随后出现干咳、喘鸣、声音嘶哑及吸气性呼吸困难。检查可见声带黏膜充血，声门下及气管黏膜亦显著充血肿胀，会厌及杓状软骨正常。
2. 喉白喉　起病较缓慢，全身中毒症状较重，喉部检查有成片状灰白色白膜，不易擦去，强行剥离易出血。喉部拭子涂片及培养可找到白喉杆菌。
3. 会厌囊肿　无全身症状，检查会厌无炎症水肿表现，囊肿多见于会厌舌面。会厌囊肿合并感染时，局部有脓囊肿表现。

【治疗】

急性会厌炎起病后可迅速发生致命性呼吸道梗阻，所以治疗原则包括及时消除会厌肿胀和保持呼吸道畅通。

1. 一般治疗　对症支持治疗，保证气道通畅，补充营养，吸氧治疗。同时做好气管切开准备。
2. 药物治疗　全身应用足量抗生素和糖皮质激素，如青霉素类抗生素、头孢菌素类抗生素、地塞米松等。保持气道湿润、稀释痰液、消炎消肿。
3. 手术治疗　如会厌舌面脓肿形成，或脓肿虽已破裂仍引流不畅时，可在吸氧、保持气道通畅下，用喉刀将脓肿壁切开，并迅速吸出脓液。如患者有明显呼吸困难，静脉使用抗生素和糖皮质激素后呼吸困难无改善者应及时进行气管切开。

【复习思考题】

1. 为进一步明确诊断，查体时需要注意哪些要点？
2. 临床上常见的以咽喉痛为主要症状的疾病有哪些？

第五节　急性喉炎

【见习项目】

急性喉炎的示教。

【见习目的与要求】

1. 掌握急性喉炎的临床表现、检查及治疗方法。
2. 熟悉急性喉炎喉镜下的表现。

【见习地点】

见习医院耳鼻咽喉科。

【见习准备】

见习带教老师事先选好急性喉炎的病例，分配好每一病例示教所占时间，并根据病例数分小组。

【见习流程】

1. 带教老师对理论课知识、概念进行简要复习。

2. 每一病例由一个小组中选出一位同学采集病史，并结合疾病特点进行重点的体格检查。

3. 各小组集中，回到示教室。当事同学报告病史，提出下一步的辅助检查和可能的结果，作出诊断和鉴别诊断，提出治疗方法和依据。各小组间对所示教的病例开展讨论，指出各自小组的不足之处。

4. 带教老师分析总结，指出各组的优点和不足，提出思考题。

【病史采集要点】

一、现病史采集要点

1. **发病情况** 发病情况对病因分析有重要意义，应详细了解患者是缓慢起病还是急性起病。

2. **发病诱因** 发病前是否有感染、用声过度、过敏反应、喉异物、颈部及咽喉部外伤及检查器械损伤喉部黏膜、受凉、吸入有害气体（如氯气、氮气等）、粉尘或烟酒过度。

3. **主要症状** 需要询问以下内容：① 有无声音嘶哑，声音嘶哑的程度，患者开始时声音粗糙低沉，以后变为沙哑，严重者完全失声；② 是否咳嗽，一般不严重，伴有气管、支气管炎症时，咳嗽、咳痰会加重；③ 是否喉痛，一般不严重，也不影响吞咽。患者可感喉部不适、干燥、烧灼感、异物感，喉部及气管前可有轻微疼痛，发声时喉痛加重。

4. **伴随症状** 有鼻塞、流涕、咽痛等症状，并可有畏寒、发热、乏力等全身症状。

5. **病情演变** 应询问上述情况首次发生在何时，以及现在的情况如何。

6. **诊疗情况** 应询问患者曾在何处就诊过，做过何种检查，疗效如何。

7. **一般情况** 应了解患者精神、体力、饮食、大小便及体重变化等情况。

二、既往史和个人史等采集要点

（1）有无特定食物、药物或气体过敏史。

（2）生活习惯及嗜好，有无烟酒嗜好。

（3）工作及职业情况，有无声音滥用史。

【查体要点】

1. **一般情况** 检查患者的体温、脉搏、呼吸、血压情况。

2. **专科情况** 可见喉黏膜急性充血、肿胀，特点为双侧声带对称弥漫性充血、肿胀，声带运动正常。黏膜红肿通常首先出现在会厌及声带，逐渐发展至室带及声门下腔，但以声带及杓会厌襞最为显著。严重时可见声带黏膜下出血。

【辅助检查】

纤维（电子）鼻咽喉镜下可更直观地对声门上、声门区及声门下进行检查。

【诊断】

根据病史中有感冒或用声过度等诱因，出现声音嘶哑等症状，间接喉镜检查见喉黏膜充血、肿胀，尤其是声带充血，即可作出急性喉炎的诊断。

【鉴别诊断】

1. 喉结核　声音嘶哑是其主要症状，初起时轻，逐渐加重，晚期可完全失声，常有喉痛，吞咽时加重，当喉软骨膜受累时喉痛尤为剧烈。可行喉分泌物涂片或培养，必要时活检可明确诊断。

2. 麻疹喉炎　由麻疹病毒引起，其病情发展与麻疹病程相符。在出疹高峰伴有明显声音嘶哑或犬吠样咳嗽声，随着皮疹消退好转，较少发生喉梗阻。继发细菌感染引起的喉炎，往往病情较重，可能导致喉梗阻。

【治疗】

1. 控制用声　尽量少发音，但要避免使用耳语交流。

2. 雾化吸入　雾化吸入抗生素、糖皮质激素等，每次吸入后进行深喉部漱口，并清洁面部，以预防口腔溃疡。

3. 药物应用　如病情较重，有细菌感染时可全身应用抗生素和糖皮质激素。声带明显充血、肿胀者可口服或静脉应用糖皮质激素，迅速消除喉部黏膜水肿，减轻声音嘶哑的程度。

4. 一般治疗　急性喉炎患者应保证充足的睡眠和休息，足量饮水，避免饮酒和咖啡。同时可使用加湿器或热水蒸气保持喉部湿润。

5. 对症治疗　咳嗽症状严重的患者应用止咳药物。痰液较多者应用黏液促排剂或化痰药物等。咽喉疼痛严重时可适当服用对乙酰氨基酚或布洛芬。

【复习思考题】

1. 问诊中需要注意哪些要点？
2. 查体时需要注意哪些要点？

第六节　慢性喉炎

【见习项目】

慢性喉炎的示教。

【见习目的与要求】

1. 掌握慢性喉炎的病因、病理、临床表现、诊断及治疗方法。
2. 熟悉不同分型慢性喉炎喉镜下的表现。

【见习地点】

见习医院耳鼻咽喉科。

【见习准备】

见习带教老师事先选好慢性喉炎的病例及喉镜图，分配好每一病例示教所占时间，并根据病例数分小组。

【见习流程】

1. 带教老师对理论课内容进行简要复习，介绍慢性喉炎的分类及检查方法，介绍慢性喉炎相关疾病知识（重点）。

2. 每一病例由一个小组中选出一位同学采集病史，并结合疾病特点进行重点的体格检查。

3. 各小组集中，回到示教室。当事同学报告病史及阳性体征，提出下一步的辅助检查和可能的阳性结果，作出诊断和鉴别诊断，提出治疗方法和依据。各小组间对所示教的病例开展讨论，指出各自小组的不足之处。

4. 带教老师分析总结，指出各组的优点和不足，提出思考题。

【病史采集要点】

一、现病史采集要点

1. **发病情况**　发病情况对病因分析有重要意义，应详细了解患者是缓慢起病还是急性起病。

2. **发病诱因**　起病前有无上呼吸道感染病史、用声过度、咽喉反流现象；鼻腔、鼻窦或咽部是否存在慢性炎症；是否长期经口呼吸或长期咳嗽。

3. **主要症状**　需要询问以下内容：① 有无声音嘶哑，声音嘶哑是间歇性发生还是持续存在，有无进行性加重；② 有无喉部不适、干燥感，有的患者讲话多了还有喉痛；③ 其他症状，如是否干咳、讲话费劲，有的患者喉部分泌物增加，形成黏痰，讲话时感费力，需咳出后讲话才感轻松。

4. **病情演变**　应询问病情是逐渐好转还是进行性加重或者起伏波动，其间有无新的伴随症状出现，出现的顺序是什么，经过何种治疗，对治疗的反应如何等。

5. **诊疗情况**　了解患者是否曾到医院就诊，做过哪些检查，是否进行治疗，效果如何。

6. **一般情况**　了解患者精神、体力、饮食、大小便及体重变化等情况。

二、既往史和个人史等采集要点

（1）有无药物服用史及过敏史。

（2）有无急性喉炎反复发作。

（3）工作及职业情况，有无用声过度。

【查体要点】

1. **一般情况**　检查患者的体温、脉搏、呼吸、血压情况。

2. **专科情况**　检查可见喉黏膜弥漫性充血，声带失去原有的珠白色而呈浅红色，声带表面常见舒张的小血管，与声带游离缘平行。黏膜表面可见稠厚分泌物。杓间区黏膜充血增厚，在发音时声带软弱，振动不协调，或两侧声带闭合欠佳。病变常两侧对称。

【辅助检查】

1. **电子喉镜**　喉镜下，按病变的程度，有以下 3 种类型。

（1）慢性单纯性喉炎：喉黏膜弥漫性充血，声带失去原有的珠白色而呈浅红色，边缘变钝。黏膜表面可见稠厚分泌物。

（2）慢性肥厚性喉炎：喉黏膜广泛增厚，以杓间区较明显。声带明显肥厚，向中线靠拢时有缝隙，呈闭合不良状。室带常肥厚而遮盖部分声带。杓会厌壁亦可增厚。

（3）萎缩性喉炎：喉黏膜干燥、变薄而发亮。杓间区、声门下常有黑褐色干痂，如将干痂咳清，可见黏膜表面有少量渗血，声带变薄，其张力减弱。

2. **电声门图**　在声带病变较轻时可保持基本波形，声带慢性充血时可见闭相延长，开相缩短。

3. **动态喉镜**　在声带水肿时振幅、黏膜波、振动关闭相可增强，对称性和周期性不定。

【诊断】

根据有长期声音嘶哑的病史，结合喉镜检查所见可明确诊断。

【鉴别诊断】

1. 喉结核　常表现为低热、咳嗽、喉咙疼痛和声音嘶哑无力，检查可见喉黏膜苍白水肿，有边缘不整齐的浅溃疡，X 线肺部检查有结核灶。

2. 喉癌　常表现为进行性声音嘶哑、喉痛、血痰，有时引起呼吸困难，检查可见菜花样或结节状肿物，多发生于声带、室带或会厌处，有时声带固定，可有转移性。

【治疗】

慢性喉炎的治疗主要针对不同病因，尽可能消除刺激因素，如避免长时间过度用声，戒除烟酒，改善工作环境，减少或避免在粉尘环境中工作，积极治疗鼻腔鼻窦的慢性炎症，解除鼻阻塞，控制咽部及下呼吸道的感染。局部治疗可用蒸汽吸入或雾化吸入。可试用中成药，如黄氏响声丸。还可配合物理治疗，如直流电药物离子（碘离子）导入或音频电疗、超短波、直流电或特定电磁波（TDP）治疗。

【复习思考题】

慢性喉炎的专科检查要点是什么？

第七节　声带小结

【见习项目】

声带小结的示教。

【见习目的与要求】

1. 声带小结的病因、病理、临床表现、诊断及治疗方法。
2. 熟悉声带的发声特点。

【见习地点】

见习医院耳鼻咽喉科。

【见习准备】

见习带教老师事先选好声带小结的病例及喉镜图，分配好每一病例示教所占时间，并根据病例数分小组。

【见习流程】

1. 带教老师对理论课内容进行简要复习，介绍声带小结的形成原因及检查方法（重点）。
2. 每一病例由一个小组中选出一位同学采集病史，并结合疾病特点进行重点的体格检查。
3. 各小组集中，回到示教室。当事同学报告病史及阳性体征，提出下一步的辅助检查和可能的阳性结果，作出诊断和鉴别诊断，提出治疗方法和依据。各小组间对所示教的病例开展讨论，指出各自小组的不足之处。

4. 带教老师分析总结，指出各组的优点和不足，提出思考题。

【病史采集要点】

一、现病史采集要点

1. **发病情况**　发病情况对病因分析有重要意义，应详细了解患者是缓慢起病还是急性起病。

2. **发病诱因**　起病前有无用声不当或用声过度；有无上呼吸道炎症；是否有胃-食管-咽反流，胃-食管-咽反流者声带小结发病率高。

3. **主要症状**　需要询问以下内容：有无声音嘶哑，声音嘶哑是间歇性发生还是持续存在，有无进行性加重。

4. **病情演变**　应询问病情是逐渐好转还是进行性加重或者起伏波动，其间有无新的伴随症状出现，出现的顺序是什么，经过何种治疗，对治疗的反应如何等。

5. **诊疗情况**　了解患者是否曾到医院就诊，做过哪些检查，是否进行治疗，效果如何。

6. **一般情况**　了解患者精神、体力、饮食、大小便及体重变化等情况。

二、既往史和个人史等采集要点

（1）有无药物服用史及过敏史。

（2）有无手术史。

（3）工作及职业情况，有无用声过度。

【查体要点】

1. **一般情况**　检查患者的体温、脉搏、呼吸、血压情况。

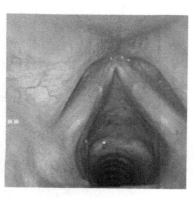

图 4-7-1　声带小结

2. **专科情况**　检查可见双侧声带前、中 1/3 交界处有对称性结节状隆起，病程短的早期小结是粉红色息肉状，病程长者则呈白色结节状小的隆起、表面光滑。发声时两侧的小结互相靠在一起使声门不能完全闭合（图 4-7-1）。

【辅助检查】

1. **电子喉镜**　间接喉镜观察不满意者可行电子喉镜、频闪喉镜检查，频闪喉镜既可观察声带形态，也可同时观察声带运动情况。

2. **病理检查**　肉眼难以鉴别的声带小结和表皮样囊肿，常须手术切除后病理检查方可确诊。

【诊断】

根据临床表现，即较长时间的声音嘶哑，喉镜检查见双侧声带前、中 1/3 交界处有对称性结节隆起，可明确诊断。

【治疗】

声带小结的治疗包括适当注意声带休息，纠正发声方法，手术疗法及药物疗法。

1. **声带休息**　早期声带小结，经过适当声带休息，常可变小或消失。较大的声带小结虽不能消失，但声音亦可改善。若声带休息已 2~3 周，声带小结仍未明显变小，应采取其他治疗措施，因声带肌长期不活动反而对发声不利。

2. **发声训练**　声带小结患者经过一段时间（约 3 个月）的发声训练，声带小结常可自行消失。发声训练主要是改变原来用声不当的习惯。此外，应限制吸烟、饮酒和食用辛辣刺激食物等。

3. 手术切除　对较大的声带小结，单纯休息和用药不奏效者，可在表面麻醉下经电子鼻咽喉镜行声带小结切除，也可在全身麻醉支撑喉镜下行喉显微手术将声带小结切除。术后仍应注意正确的发声方法，否则仍可复发。

4. 药物疗法　雾化吸入，常用药物为布地奈德混悬液；中成药治疗，如金嗓散结丸、咽喉消炎丸等。

【复习思考题】

声带小结的治疗手段主要有哪些?

第八节　声带息肉

【见习项目】

声带息肉的示教。

【见习目的与要求】

1. 掌握声带息肉的病因、病理、临床表现、诊断及治疗方法。
2. 熟悉声带息肉喉镜下的表现。

【见习地点】

见习医院耳鼻咽喉科。

【见习准备】

见习带教老师事先选好声带息肉的病例及喉镜图，分配好每一病例示教所占时间，并根据病例数分小组。

【见习流程】

1. 带教老师对理论课内容进行简要复习，介绍声带息肉的检查及治疗方法（重点）。
2. 每一病例由一个小组中选出一位同学采集病史，并结合疾病特点进行重点的体格检查。
3. 各小组集中，回到示教室。当事同学报告病史及阳性体征，提出下一步的辅助检查和可能的阳性结果，作出诊断和鉴别诊断，提出治疗方法和依据。各小组间对所示教的病例开展讨论，指出各自小组的不足之处。
4. 带教老师分析总结，指出各组的优点和不足，提出思考题。

【病史采集要点】

一、现病史采集要点

1. 发病情况　发病情况对病因分析有重要意义，应详细了解患者是缓慢起病还是急性起病。
2. 发病诱因　发病前有无用声不当与用声过度、上呼吸道感染、吸烟、内分泌紊乱。
3. 主要症状　需要询问以下内容：有无声音嘶哑，声音嘶哑是间歇性发生还是持续存在，有无进行性加重。声音嘶哑是本病的主要症状，息肉垂于声门下腔者常伴有咳嗽。巨大的息肉位于两侧声带之间者，可完全失声，甚至可导致呼吸困难和喘鸣。
4. 病情演变　应询问病情是逐渐好转还是进行性加重或者起伏波动，其间有无新的伴随症状出现，出现的顺序是什么，经过何种治疗，对治疗的反应如何等。

5. **诊疗情况**　了解患者是否曾到医院就诊，做过哪些检查，是否进行治疗，效果如何。

6. **一般情况**　了解患者精神、体力、饮食、大小便及体重变化等情况。

二、既往史和个人史等采集要点

（1）有无药物服用史及过敏史。

（2）生活习惯及嗜好，有无吸烟史。

（3）工作及职业情况，有无声音滥用情况。

【查体要点】

1. **一般情况**　检查患者的体温、脉搏、呼吸、血压情况。

2. **专科情况**　检查可见一侧或双侧声带前、中1/3交界处有半透明、白色或粉红色的肿物，表面光滑。息肉可带蒂，也可广基。带蒂的息肉有时随呼吸上下活动。少数患者可出现整个声带弥漫性息肉样变。

【辅助检查】

1. **电子喉镜**　间接喉镜观察不满意者可行电子喉镜检查。

2. **病理检查**　外观为声带息肉的增生性病变仍需要排除肿瘤，特别是原位癌的可能性，确诊应依据病理检查。

【诊断】

根据声音嘶哑表现和喉镜检查，在病理检查结果证实下可明确诊断。

【治疗】

以手术治疗为主。声门暴露良好的带蒂息肉，可行局部麻醉电子鼻咽喉镜下切除术。局部麻醉不能配合者，可行全身麻醉显微支撑喉镜下切除术。有条件者可在显微镜下切除，也可行激光切除。年老体弱、颈椎病及全身状况差者，宜在软管喉镜下切除。

对于靠近前连合处的双侧病变，宜分次手术切除，以防两侧相近的创面发生粘连。切除的息肉均应常规送病理检查，以免漏诊早期的声带癌。

【复习思考题】

声带息肉的临床表现有哪些？

第九节　喉关节炎

【见习项目】

喉关节炎的示教。

【见习目的与要求】

1. 掌握喉关节炎的病因、病理、临床表现、诊断及治疗方法。

2. 熟悉环杓关节炎和环甲关节炎的不同诊断要点。

【见习地点】

见习医院耳鼻咽喉科。

【见习准备】

见习带教老师事先选好喉关节炎的病例及喉镜图，分配好每一病例示教所占时间，并根据病例数分小组。

【见习流程】

1. 带教老师对理论课内容进行简要复习，介绍喉关节炎检查及治疗方法（重点）。
2. 每一病例由一个小组中选出一位同学采集病史，并结合疾病特点进行重点的体格检查。
3. 各小组集中，回到示教室。当事同学报告病史及阳性体征，提出下一步的辅助检查和可能的阳性结果，作出诊断和鉴别诊断，提出治疗方法和依据。各小组间对所示教的病例开展讨论，指出各自小组的不足之处。
4. 带教老师分析总结，指出各组的优点和不足，提出思考题。

【病史采集要点】

一、现病史采集要点

1. **发病情况** 发病情况对病因分析有重要意义，应详细了解患者是缓慢起病还是急性起病。
2. **发病诱因** 发病前是否存在全身或其他部分关节炎症状、外伤、其他急性传染病。
3. **主要症状** 需要询问以下内容：① 有无声音嘶哑，不同程度的喉关节炎症会有不同程度的声音嘶哑；② 有无喉痛或咽喉异物感，疼痛感可随吞咽及讲话加重，并可向耳部放射。
4. **病情演变** 应询问病情是逐渐好转还是进行性加重或者起伏波动，其间有无新的伴随症状出现，出现的顺序是什么，经过何种治疗，对治疗的反应如何等。
5. **诊疗情况** 了解患者是否曾到医院就诊，做过哪些检查，是否进行治疗，效果如何。
6. **一般情况** 了解患者精神、体力、饮食、大小便及体重变化等情况。

二、既往史和个人史等采集要点

（1）有无药物服用史及过敏史。
（2）有无手术、外伤史。
（3）工作及职业情况。

【查体要点】

1. **一般情况** 检查患者的体温、脉搏、呼吸、血压情况。
2. **专科情况** 环杓关节炎时，用喉钳行杓区触诊，患侧杓区会有明显触痛。患侧声带运动可受限，严重者环杓关节固定，因而患侧声带也固定不动。环甲关节炎时，颈部触诊时患侧环甲关节部位有触动。

【辅助检查】

1. **电子喉镜** 喉关节炎包括环杓关节炎和环甲关节炎。
（1）环杓关节炎：喉镜下可见患侧的杓区黏膜肿胀、充血。声带固定于外展位可出现声音嘶哑或失声。一侧声带固定于内收位者，于剧烈活动后可出现呼吸困难。肿胀较剧或声带两侧固定于内收位者，呼吸困难明显，并有喘鸣，声带在吸气时呈弓形。
（2）环甲关节炎：喉镜下可见患侧声带松弛，如为一侧病变，可出现声门偏斜；双侧环甲关节炎引起关节活动障碍，则双侧声带松弛，声门闭合时有梭形裂隙。
2. **实验室检查** 如为风湿病所引起，则红细胞沉降率会增快；如为类风湿病变，则类风湿因子阳性。

【诊断】

根据患者有喉痛、咽喉异物感及声音嘶哑等临床症状，结合喉镜检查所见，即可作出诊断。必要时进行红细胞沉降率、类风湿因子等辅助检查。

【鉴别诊断】

喉返神经麻痹　单侧喉返神经麻痹常表现为声音嘶哑，可伴有呛咳、误吸。双侧喉返神经麻痹大多以呼吸困难为主要症状，伴有声音嘶哑、呛咳。根据病史、频闪喉镜、拨动杓状软骨是否活动及喉肌电图等可鉴别喉返神经麻痹与喉关节炎。

【治疗】

应针对病因积极治疗。有喉痛者可用水杨酸制剂或其他消炎镇痛类药物。有感染征象时应用抗生素治疗。风湿或类风湿引起的喉关节炎可用糖皮质激素治疗。待炎症消退后行喉镜检查，可在支撑喉镜下用喉钳推动患侧杓状软骨，试行杓状软骨拨动术，术后适时发声和深呼吸，以防关节僵硬。

【复习思考题】

环杓关节炎和环甲关节炎的诊断要点分别是什么？

第十节　喉痉挛

【见习项目】

喉痉挛的示教。

【见习目的与要求】

1. 掌握喉痉挛的病因、病理、临床表现、诊断及治疗方法。
2. 熟悉成人喉痉挛与小儿喉痉挛诊治的差异。

【见习地点】

见习医院耳鼻咽喉科。

【见习准备】

见习带教老师事先选好喉痉挛的病例及喉镜图，分配好每一病例示教所占时间，并根据病例数分小组。

【见习流程】

1. 带教老师对理论课内容进行简要复习，介绍喉痉挛的检查及诊治方法（重点）。
2. 每一病例由一个小组中选出一位同学采集病史，并结合疾病特点进行重点的体格检查。
3. 各小组集中，回到示教室。当事同学报告病史及阳性体征，提出下一步的辅助检查和可能的阳性结果，作出诊断和鉴别诊断，提出治疗方法和依据。各小组间对所示教的病例开展讨论，指出各自小组的不足之处。
4. 带教老师分析总结，指出各组的优点和不足，提出思考题。

【病史采集要点】

一、现病史采集要点

1. 发病情况　发病情况对病因分析有重要意义，应详细了解患者是缓慢起病还是急性起病。

2. 发病诱因　发病前是否血钙过低；是否有 OSAHS、咽喉反流；是否有过全身麻醉插管刺激；有无喉返神经异常再生。

3. 主要症状　需要询问以下内容：有无突然发作的吸气性呼吸困难和不同程度的喉喘鸣，轻者可表现为轻微吸气性喘鸣，重者甚至可出现完全性上呼吸道梗阻的表现，前者可迅速发展成后者。

4. 病情演变　应询问病情是逐渐好转还是进行性加重或者起伏波动，其间有无新的伴随症状出现，出现的顺序是什么，经过何种治疗，对治疗的反应如何等。

5. 诊疗情况　了解患者是否曾到医院就诊，做过哪些检查，是否进行治疗，效果如何。

6. 一般情况　了解患者精神、体力、饮食、大小便及体重变化等情况。

二、既往史和个人史等采集要点

（1）有无药物服用史及过敏史。

（2）有无全身麻醉插管手术史。

（3）工作及职业情况。

【查体要点】

1. 一般情况　检查患者的体温、脉搏、呼吸、血压情况。本病多见于 2~3 岁婴幼儿，也可见于成人。

2. 专科情况　喉痉挛症状多已缓解或消失，检查提示双侧声带的运动及声门闭合多无明显异常。

【辅助检查】

1. 喉镜检查　多无明显异常。

2. 影像学检查　对鉴别诊断具有重要意义。

【诊断】

根据突然发病、骤然缓解，无发热及声音嘶哑，仅有吸气性呼吸困难及喉喘鸣，喉镜检查无异常等，多可作出诊断。

【鉴别诊断】

1. 喉气管异物　异物病例有明确的异物吸入史。

2. 先天性喉部畸形　本病主要由喉软骨过于软弱所致，出生后不久即有症状存在，多在白天发作，入睡后多有缓解或消失。

【治疗】

喉痉挛目前无特别有效的治疗方法，应避免诱发因素的刺激。发作时应保持镇静，松解衣服，尽可能闭口用鼻做深吸气动作，发作常可自行消退。在发作时小口慢吸热水，做颈部热敷，或吸入亚硝酸异戊酯也可使痉挛停止。若为小儿发病，可撬开其口，让患儿做深呼吸，给氧。补充钙剂及维生素 D、鱼肝油，多晒太阳。日常戒烟、戒酒，不吃辛辣刺激食物，避免刺激喉部。

【复习思考题】

喉痉挛的诊断要点有哪些？

第十一节　喉良性肿瘤

【见习项目】

喉良性肿瘤的示教。

【见习目的与要求】

掌握喉良性肿瘤的病因、病理、临床表现、诊断及治疗方法。

【见习地点】

见习医院耳鼻咽喉科。

【见习准备】

见习带教老师事先选好喉良性肿瘤的病例及喉镜图，分配好每一病例示教所占时间，并根据病例数分小组。

【见习流程】

1. 带教老师对理论课内容进行简要复习，介绍喉良性肿瘤的分类及检查方法（重点）。

2. 每一病例由一个小组中选出一位同学采集病史，并结合疾病特点进行重点的体格检查。

3. 各小组集中，回到示教室。当事同学报告病史及阳性体征，提出下一步的辅助检查和可能的阳性结果，作出诊断和鉴别诊断，提出治疗方法和依据。各小组间对所示教的病例开展讨论，指出各自小组的不足之处。

4. 带教老师分析总结，指出各组的优点和不足，提出思考题。

喉乳头状瘤

【病史采集要点】

一、现病史采集要点

1. **发病情况**　发病情况对病因分析有重要意义，应详细了解患者是缓慢起病还是急性起病。

2. **发病诱因**　发病前是否有人乳头状瘤病毒（HPV）感染，尤其以 HPV-6、HPV-11 两个亚型为主。

3. **主要症状**　需要询问以下内容：① 有无声音嘶哑或失声，声音嘶哑是间歇性发生还是持续存在，有无进行性加重；② 有无呼吸困难、喉喘鸣，肿瘤大者可阻塞呼吸道，出现喉阻塞症状；③ 有无痰中带血。

4. **病情演变**　应询问病情是逐渐好转还是进行性加重或者起伏波动，其间有无新的伴随症状出现，出现的顺序是什么，经过何种治疗，对治疗的反应如何等。

5. **诊疗情况**　了解患者是否曾到医院就诊，做过哪些检查，是否进行治疗，效果如何。

6. **一般情况**　了解患者精神、体力、饮食、大小便及体重变化等情况。

二、既往史和个人史等采集要点

（1）有无药物服用史及过敏史。

（2）工作及职业情况。

【查体要点】

1. 一般情况　检查患者的体温、脉搏、呼吸、血压情况。喉乳头状瘤多见于 10 岁以下儿童，男女发病率差别不大，随年龄增长有一定自限趋势。

2. 专科情况　可见带蒂或广基新生物，呈苍白、淡红或暗红色，表面不平，呈乳头状。

【辅助检查】

电子喉镜　喉镜下肿瘤呈苍白、淡红或暗红色，表面呈桑葚状或仅粗糙不平如绒毛而无乳头可见。带蒂的肿瘤常随呼吸气流上下活动，安静呼吸时可隐入声门下腔不易发现，发声时则翻于声带上清楚可见。

【诊断】

根据病史、喉镜检查结果，结合活检结果可确诊。

【治疗】

目前以手术治疗为主，支撑喉镜下应用 CO_2 激光切除肿瘤是目前最常用且有效的方法之一，也可应用低温等离子切除喉乳头状瘤。呼吸困难者，可考虑先行气管切开术；术中应注意检查下咽部、声门下区、气管和支气管有无乳头状瘤生长，避免遗漏。儿童患者易复发，常需多次手术治疗。

【复习思考题】

1. 喉乳头状瘤的临床诊断依据是什么？

2. 根据所考虑的诊断，如何进行临床检查？

喉血管瘤

【病史采集要点】

一、现病史采集要点

1. 发病情况　发病情况对病因分析有重要意义，应详细了解患者是缓慢起病还是急性起病。

2. 发病诱因　本病病因不明，但可询问是否存在家族遗传、外伤，以及妊娠期间是否受到环境污染、药物刺激。

3. 主要症状　需要询问以下内容：① 有无声音嘶哑；② 是否咳嗽；③ 是否咯血；④ 是否呼吸困难。

4. 病情演变　应询问病情是逐渐好转还是进行性加重或者起伏波动，其间有无新的伴随症状出现，出现的顺序是什么，经过何种治疗，效果如何。

5. 诊疗情况　了解患者是否曾到医院就诊，做过哪些检查，是否进行治疗，效果如何。

6. 一般情况　了解患者精神、体力、饮食、大小便及体重变化等情况。

二、既往史和个人史等采集要点

（1）有无药物服用史及过敏史。

（2）有无外伤、手术史。

（3）工作及职业情况。

【查体要点】

1. 一般情况　检查患者的体温、脉搏、呼吸、血压情况。

2. 专科情况　毛细血管瘤多见于声带，由成群的薄壁血管构成，其间有少量结缔组织，可有蒂或无蒂；海绵状血管瘤由窦状血管构成，柔如海绵，呈暗红色，一般不带蒂而漫布于黏膜下。

【治疗】

无症状者可暂不治疗。症状明显者可采用手术治疗，肿瘤体积大或出血较多者，可行气管切开术。药物治疗包括系统应用激素类药物、病灶内注射硬化剂等。

喉纤维瘤

【病史采集要点】

一、现病史采集要点

1. 发病情况　发病情况对病因分析有重要意义，应详细了解患者是缓慢起病还是急性起病。

2. 发病诱因　本病病因不明，但可询问是否存在喉部慢性炎症或声带血肿。

3. 主要症状　需要询问以下内容：① 有无声音嘶哑；② 是否存在喉部异物感；③ 是否呼吸困难。

4. 病情演变　应询问病情是逐渐好转还是进行性加重或者起伏波动，其间有无新的伴随症状出现，出现的顺序是什么，经过何种治疗，效果如何。

5. 诊疗情况　了解患者是否曾到医院就诊，做过哪些检查，是否进行治疗，效果如何。

6. 一般情况　了解患者精神、体力、饮食、大小便及体重变化等情况。

二、既往史和个人史等采集要点

（1）有无药物服用史及过敏史。

（2）有无外伤、手术史。

（3）工作及职业情况。

【查体要点】

1. 一般情况　检查患者的体温、脉搏、呼吸、血压情况。

2. 专科情况　多见于声带前中部，也可见于声门下区、室带或会厌，呈圆形或椭圆形，表面光滑，有蒂或宽基底，色灰白或淡红。

【治疗】

治疗以手术切除为主，肿瘤小者可在间接喉镜或支撑喉镜下摘除，大者须行喉裂开术或颈侧切开术。

喉神经纤维瘤

【病史采集要点】

一、现病史采集要点

1. 发病情况　发病情况对病因分析有重要意义，应详细了解患者是缓慢起病还是急性起病。

2. 发病诱因　询问是否存在家族遗传及环境污染情况。

3. 主要症状　需要询问以下内容：① 有无声音嘶哑；② 是否呼吸困难；③ 有无刺激性咳嗽。

4. 病情演变　应询问病情是逐渐好转还是进行性加重或者起伏波动，其间有无新的伴随症状出现，出现的顺序是什么，经过何种治疗，效果如何。

5. 诊疗情况　了解患者是否曾到医院就诊，做过哪些检查，是否进行治疗，效果如何。

6. 一般情况　了解患者精神、体力、饮食、大小便及体重变化等情况。

二、既往史和个人史等采集要点

（1）有无药物服用史及过敏史。

（2）有无外伤、手术史。

（3）工作及职业情况。

【查体要点】

1. 一般情况　检查患者的体温、脉搏、呼吸、血压情况。

2. 专科情况　可见圆形或椭圆形、表面光滑、有包膜的坚实肿物，可突入梨状窝或遮盖声门。

【治疗】

手术切除是有效的治疗方法，肿瘤小者可在间接喉镜或支撑喉镜下摘除，大者须行喉裂开术或颈侧切开术。

第十二节　喉恶性肿瘤

【见习项目】

喉恶性肿瘤的示教。

【见习目的与要求】

1. 掌握喉恶性肿瘤的病因、病理、临床表现、诊断及治疗方法。

2. 熟悉喉恶性肿瘤的 TNM 分类。

【见习地点】

见习医院耳鼻咽喉科、肿瘤放疗科。

【见习准备】

见习带教老师事先选好喉恶性肿瘤的病例、喉镜图及影像学检查结果，分配好每一病例示教所占时间，并根据病例数分小组。

【见习流程】

1. 带教老师对理论课内容进行简要复习，介绍喉恶性肿瘤的分类及检查方法（重点）。

2. 每一病例由一个小组中选出一位同学采集病史，并结合疾病特点进行重点的体格检查。

3. 各小组集中，回到示教室。当事同学报告病史及阳性体征，提出下一步的辅助检查和可能的阳性结果，作出诊断和鉴别诊断，提出治疗方法和依据。各小组间对所示教的病例开展讨论，指出各自小组的不足之处。

4. 带教老师分析总结，指出各组的优点和不足，提出思考题。

【病史采集要点】

一、现病史采集要点

1. 发病诱因　发病前是否吸烟、饮酒、感染病毒、接触放射线、雄激素水平相对较高而雌激素水平较低。

2. 主要症状　需要询问以下内容：① 有无声音嘶哑，声音嘶哑是喉癌尤其是声带癌的典型表现；② 有无进食呛咳，多由肿瘤影响环杓关节运动所致；③ 有无呼吸困难，声带癌的肿瘤占位可影响患者呼吸，声门上癌和声门下癌的肿瘤较大时也会引起呼吸困难；④ 有无吞咽困难，吞咽困难多见于晚期的声门上癌，多因其阻挡效应及影响吞咽运动所导致；⑤ 有无颈部包块；⑥ 有无咳嗽、疼痛、咽部不适、异物感、血痰或咯血。

3. 病情演变　应询问病情是逐渐好转还是进行性加重或者起伏波动，其间有无新的伴随症状出现，出现的顺序是什么，经过何种治疗，对治疗的反应如何等。

4. 诊疗情况　了解患者是否曾到医院就诊，做过哪些检查，是否进行治疗，效果如何。

5. 一般情况　了解患者精神、体力、饮食、大小便及体重变化等情况。

二、既往史和个人史等采集要点

（1）有无药物服用史及过敏史。

（2）生活习惯及嗜好，是否嗜好烟酒。

（3）工作及职业情况。

【查体要点】

1. 一般情况　检查患者的体温、脉搏、呼吸、血压情况。

2. 专科情况　检查时须看清楚喉的各部分，通常采用由上向下系统观察的方法，避免遗漏。注意喉体形态、活动度是否正常，有无触痛，颈前软组织和甲状腺有无肿块，颈部淋巴结是否肿大。

【辅助检查】

1. 喉镜检查　应用间接喉镜、硬管喉镜、直接喉镜或纤维喉镜等仔细检查喉的各个部分。特别应注意会厌喉面、前连合、喉室及声门下区等比较隐蔽的部位，可见喉部有菜花样、结节样或溃疡性新生物。如与动态喉镜结合，可进一步观察声带振动情况，若与窄带成像技术结合，可清晰显示黏膜表面微小病变（图 4-12-1）。

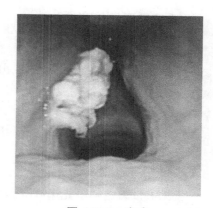

图 4-12-1　喉癌

2. 影像学检查　主要包括超声检查、CT、MRI 和 PET-CT 检查等。对于肿瘤分期来说，影像学检查可以提供有价值的解剖学信息，还可以帮助制订手术计划，对原发肿瘤的可切除性作出初步判定。

（1）超声检查：具有操作简便、无创、实时动态、价格低廉等优点，高频探头近场干扰小，具有较高的图像分辨率，可以确定颈部肿瘤的起源部位、病变性质，能较准确反映颈部淋巴结的大小（分辨率可达 2 mm 以上）、形状和范围，还可横向、纵向或斜向观察肿瘤与血管的关系。

（2）CT：喉癌术前诊断和临床分期的主要评价方法之一，能直接显示喉内软组织及声门旁间隙、会厌前间隙、声门下区、喉外颈部的结构形态变化，并确定软骨是否破坏，对肿瘤术前分期和诊断颈部淋巴结转移的准确性都有很大帮助。CT 增强扫描在喉癌的评价方面尤为重要。

（3）MRI：上自颅底、下至锁骨的 CT 或 MRI 检查都可作为影像学检查的初始选择。加权的

MRI 检查可以敏感地发现会厌前间隙和声门旁间隙的黏膜下受侵。CT 与 MRI 相比，对于甲状软骨受累的诊断特异度高，敏感度低。虽然 MRI 可帮助判断血管及软组织结构受累情况，但不作为术前常规检查应用。

（4）PET-CT 检查：对肿瘤发生远处转移和复发的患者，有条件时可行 PET-CT 检查。由于 PET-CT 结合了 CT 显示解剖细节和 PET 显示新陈代谢细微变化的优点，可以发现同期或转移病灶，并且有针对性地对新陈代谢活跃区域进行活检，以最终明确肿瘤性质。

3. 病变组织活检　活检是喉癌确诊的"金标准"，可在间接喉镜、纤维鼻咽喉镜或直达喉镜下进行。如临床高度怀疑恶性肿瘤，应反复活检，因为黏膜下生长的喉癌有时难以首次即取到肿瘤组织。喉癌的病理类型最常见的为鳞癌，约占 90%，且分化程度较高。声门区癌分化程度最高，声门上区癌分化程度较差，声门下区癌介于两者之间。其他较少见的病理类型有腺癌、肉瘤、恶性淋巴瘤、未分化癌等。

【诊断】

凡年龄超过 40 岁，有声音嘶哑或咽喉部不适、异物感者均应用喉镜仔细检查以免漏诊。对可疑病变，应在直接喉镜或纤维喉镜下进行活检，确定诊断。

【鉴别诊断】

1. 喉结核　主要症状为喉部疼痛和声音嘶哑。喉镜检查可见喉黏膜苍白水肿、伴多个浅表溃疡，病变多位于喉的后部。胸部 X 线检查可发现患者多伴有进行性肺结核。喉部活检可鉴别。

2. 喉乳头状瘤　主要表现为声音嘶哑，病程较长，可单发或多发，肿瘤呈乳头状突起，淡红色或灰白色。由于成人喉乳头状瘤易恶性变，须活检鉴别。

3. 喉淀粉样变　由慢性炎症、血液和淋巴循环障碍、新陈代谢紊乱引起的喉组织的淀粉样变。主要表现为声音嘶哑。检查可见声带、喉室或声门下区的暗红色肿块，表面光滑，病理检查易于鉴别。

4. 喉梅毒　有声音嘶哑，喉部疼痛较轻。喉镜检查可见病变多位于喉的前部，黏膜红肿，常有隆起的梅毒结节和深溃疡，组织破坏较重，愈合后瘢痕收缩粘连，致喉畸形。血清学检查及喉部活检可确诊。

【分期】

喉癌 TNM 分期（2017 AJCC 第 8 版）如下。

（1）原发肿瘤（T）：

T_X：原发肿瘤不能估计。

Tis：原位癌。

A. 声门上型：

T_1：肿瘤位于声门上一个亚区，声带活动正常。

T_2：肿瘤侵犯声门上一个亚区以上，侵犯声门或侵犯声门上区以外（如舌根、会厌谷及梨状窝内壁的黏膜），无喉固定。

T_3：肿瘤局限于喉内，声带固定，和（或）下列部位受侵，如环后区、会厌前间隙、声门旁间隙和（或）伴有甲状软骨内板侵犯。

T_{4a}：肿瘤侵透甲状软骨板和（或）侵及喉外组织，如气管、深浅部舌肌（颏舌肌、舌骨舌肌、舌腭肌、茎突舌肌）、带状肌、甲状腺及食管等颈部软组织。

T_{4b}：肿瘤侵及椎前间隙、纵隔结构，或包裹颈总动脉。

B. 声门型：

T_1：肿瘤局限于声带（可以侵及前联合或后联合），声带活动正常。

T_{1a}：肿瘤局限于一侧声带。

T_{1b}：肿瘤侵犯双侧声带。

T_2：肿瘤侵犯声门上和（或）声门下，和（或）声带活动受限。

T_3：肿瘤局限于喉内，声带固定和（或）侵犯声带旁间隙，和（或）伴有甲状软骨局灶破坏（如内板）。

T_{4a}：肿瘤侵透甲状软骨板或侵及喉外组织，如气管，包括深/浅部舌肌（颏舌肌、舌骨舌肌、舌腭肌、茎突舌肌）、带状肌、甲状腺及食管在内的颈部软组织。

T_{4b}：肿瘤侵及椎前间隙，侵及纵隔结构，或包裹颈总动脉。

C. 声门下型：

T_1：肿瘤局限于声门下。

T_2：肿瘤侵及声带，声带活动正常或受限。

T_3：肿瘤局限于喉内，声带固定，和（或）侵犯声门旁间隙，和（或）侵犯甲状软骨内板。

T_{4a}：肿瘤侵透环状软骨或甲状软骨板和（或）侵及喉外组织，如气管，包括深/浅部舌肌（颏舌肌、舌骨舌肌、舌腭肌、茎突舌肌）、带状肌、甲状腺及食管在内的颈部软组织。

T_{4b}：肿瘤侵及椎前间隙，侵及纵隔结构，或包裹颈总动脉。

（2）区域淋巴结（N）：

N_X：不能评估有无区域淋巴结转移。

N_0：无区域淋巴结转移。

N_1：同侧单个淋巴结转移，最大径≤3 cm，ENE（−）。

N_{2a}：同侧或对侧单个淋巴结转移，最大径≤3 cm，ENE（+），或同侧单个淋巴结转移，3 cm<最大径≤6 cm，ENE（−）。

N_{2b}：同侧多个淋巴结转移，最大径≤6 cm，ENE（−）。

N_{2c}：双侧或对侧淋巴结转移，最大径≤6 cm，ENE（−）。

N_{3a}：转移淋巴结中最大径>6 cm，ENE（−）。

N_{3b}：同侧单个淋巴结转移，最大径>3 cm，ENE（+），或同侧多个淋巴结、对侧/双侧淋巴结转移，ENE（+）。

（3）远处转移（M）：

M_0：无远处转移。

M_1：有远处转移。

喉癌的分期见表4-12-1。

表 4-12-1　喉癌的分期

分期	T	N	M
0 期	Tis	N_0	M_0
I 期	T_1	N_0	M_0
	T_1，T_0	N_1	M_0
II 期	T_2	N_0	M_0
	T_2	N_1	M_0

续表

分期	T	N	M
	T_1，T_0	N_2	M_0
	T_2	N_2	M_0
Ⅲ期	T_3	N_0	M_0
	T_3	N_1	M_0
	T_3	N_2	M_0
	T_4	N_0	M_0
	T_4	N_1	M_0
Ⅳ$_A$期	T_4	N_2	M_0
	任何 T	N_3	M_0
Ⅳ$_B$期	任何 T	任何 N	M_1

【治疗】

喉癌的治疗方针要求，不仅要治愈肿瘤，获得最高的肿瘤局部控制率和治愈率，而且最理想的是要尽可能地保存喉的生理功能，包括尽可能保留发音功能及良好的吞咽功能，尽量避免永久性气管造瘘，减少口腔干燥及味觉、嗅觉功能减退等功能性损害，提高患者的生存质量。大多数喉癌是鳞状上皮细胞癌，对放疗敏感。放疗和手术都是治疗喉癌的主要手段，早期喉癌单纯放疗和单纯手术都可以获得很高的局部控制率和长期生存率，总的 5 年生存率相似。但早期喉癌应首选放疗，其主要理由有：① 有较高的治愈率，疗效并不亚于手术治疗；② 保留了喉的呼吸和发音功能；③ 放疗后若局部复发或病情未控制，可用手术治疗来补救。不同解剖部位的喉癌，其治疗方法有所不同，分别叙述如下。

一、声门癌

1. 治疗原则　① 原位癌：内镜下切除或放疗，推荐放疗，因为声带局部刮除术虽可去除病灶，但这种方法很难判断有无微小病灶，肿瘤容易复发，而反复蹭刮声带会使其增厚。单纯放疗能更好地保留发音功能。② $T_{1\sim2}N_0$期：首选放疗，手术作为放疗失败的补救措施。T_1期患者根治性放疗局部控制率达 90% 以上，T_2期局部控制率也可达 70%~80%。③ T_3期：可根据肿瘤范围选择治疗方式，若病变局限于喉的一侧，气道通畅，随访依从性好的患者可选择放疗，密切随访，病情变化时则采取补救性手术。肿瘤范围较大的 T_3 期声门癌，若病变侵犯喉的两侧，伴呼吸困难，与 T_4 期声门癌同属晚期肿瘤，建议选择行全喉切除术，根据术后情况决定是否需要增加术后放疗及化疗。

2. 放疗技术　早期声门癌最佳治疗方案为根治性放疗。患者取仰卧位，常规应用头颈部固定器，设野以声带为中心平面，包括全声带和前、后联合区，环后区至颈椎椎体前缘。设野一般上界位于舌骨水平，下界为环状软骨下缘，前界开放至颈前缘前 1 cm，后界设在颈椎椎体前中 1/3 交界处，照射野多选用 5 cm×5 cm 至 6 cm×6 cm 大小。4~6 mV 高能 X 线，两水平侧野对穿照射，照射量应达根治剂量 DT 66~70 Gy/6~7 周，加楔形过滤板使剂量分布均匀（图 4-12-2、图 4-12-3）。

早期声门癌照射范围不大，淋巴结转移机会很少，故不需要照射颈淋巴结引流区，腮腺区也无明显的剂量受量，IMRT 的优势无法显现。相反，如果采用 IMRT 早期，由于调强剂量计算的限制，在皮肤表面有产生高剂量或低剂量的危险。另外，IMRT 实施往往需要 10~20 分钟，其间喉咽运动时产生的位移有 2 cm，靶区有逃离调强范围的可能。由此可见，IMRT 在早期声门癌中应用意义不大，实际上增加了治疗的复杂性，反而可能降低局部控制率。因此，早期声门癌不是 IMRT 的适应证。

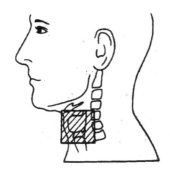

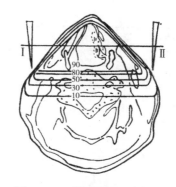

图 4-12-2 T₁、T₂期声门癌照射野的体表标志   图 4-12-3 楔形野照射示意图

晚期声门癌常以综合治疗为宜，术后放疗的指征为：① 原发肿瘤 PT₄；② 淋巴结 N₂ 或 N₃；③ 神经周围受侵；④ 血管内瘤栓。

有下列情况时患者应予以同步放化疗：① 淋巴结包膜侵犯和（或）切缘阳性；② 原发肿瘤 PT₄；③ 神经周围受侵；④ 血管内瘤栓。照射野应放大，设野方法要根据肿瘤累及的范围而定，如有淋巴结侵犯，要包括颈部淋巴引流区。可采用常规放疗或 IMRT。常规放疗一般先需大野照射 40 Gy，而后缩野避开脊髓照射原发灶至 60~65 Gy，电子线补充颈后区至 50 Gy。

二、声门上区癌

1. 治疗原则　早期原发肿瘤的治疗方案为放疗或声门上喉切除术，根据术后情况决定是否实施术后放疗。若原发灶为早期，但伴颈部淋巴结转移，通常结合化疗以控制颈部病变。之后，原发灶行根治性放疗，颈部淋巴结行清扫术；或同时行声门上喉切除术和颈部清扫术，再行术后放疗，照射野包括原发灶和颈部淋巴结引流区。晚期声门上区癌一般选择全喉切除术。部分 T₄ 期声门上区癌，如手术有困难，可行放化疗，一旦肿瘤部分退缩，可考虑手术治疗。

2. 放疗技术

（1）投照体位：患者取仰卧位，头部过伸，使颈段椎体伸展与床面平行，常规应用头部固定器在模拟机下定位，设二侧野水平照射。

（2）照射野的设计：声门上区癌具有颈部淋巴结转移率高及转移发生早的特点，故照射野的设计以充分包括原发灶和颈部区域淋巴引流区为原则，对 N₀ 期患者也必须行上、中颈部淋巴引流区的预防性照射，上、中颈部淋巴结阳性者，则双侧下颈、锁骨上区均要行预防性照射。

常规放疗时照射野设计如下：N₀ 病例的设野（图 4-12-4），上界为第 1 颈椎水平，如口咽或咽旁受侵，则上界置于颅底水平；下界为环状软骨水平；前界为颈前缘前 1~2 cm；后界为颈椎棘突。对颈部淋巴结阳性者，后界后移至完全包括淋巴结。下颈、锁骨上野的上界与两水平侧野的上界共线，下界沿锁骨下缘走行，外界至肩关节内侧缘内，作颈前切线垂直照射（图 4-12-5）。

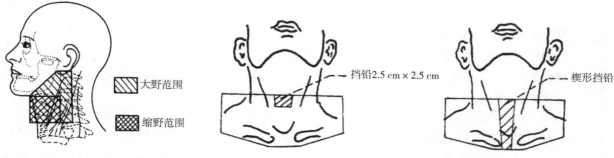

图 4-12-4 N₀期声门上区癌的照射野   图 4-12-5 T₁₋₄声门上区癌下颈、锁骨上淋巴引流区照射野

照射剂量：双侧水平野 DT 36~40 Gy 时，后界向前移至避开脊髓，颈后区用合适能量的电子线

补量。DT 50~60 Gy 时，可再次缩野针对原发灶加量至 66~70 Gy/6.5~7 周。下颈及锁骨上区预防性照射 DT 50 Gy/5 周。术前放射剂量为 DT 50 Gy/5 周。术后放射剂量一般为 50~60 Gy，但切缘阳性或不够（距瘤缘在 0.5 cm 以内）者应给予根治剂量 66~70 Gy。

声门上区癌可采用 IMRT。

三、声门下区癌

1. 治疗原则　声门下区癌在喉癌中较少见，早期症状不明显，或仅有咳嗽、轻度呼吸困难等，但大多数患者在就诊时即有喘鸣、严重呼吸困难，需要进行紧急气管切开或喉切除术。手术切除后气管造瘘口处复发率高，故须采用术后放疗。单纯放疗效果差。

声门下区癌的单纯根治性放疗适应证为 T_1、T_2 病变，中、晚期者以综合治疗为主，对不适宜手术治疗的晚期病变可作姑息性放疗。

2. 放疗技术　照射范围应包括肿瘤的原发部位，气管前、气管旁、下颈与锁骨上区及上纵隔淋巴引流区。常规放疗时一般先设单前野或前、后两野对穿照射，上界根据病变范围而定，下界接近隆突水平以包括气管、上纵隔。高能 X 线照射 DT≤40 Gy 时，脊髓处挡 3 cm 宽铅块，继续 X 线照射至 DT 50 Gy，而挡铅处用合适能量的电子束补 10 Gy（使总量也达到 DT 50 Gy）。然后改用两侧水平野避开脊髓针对肿瘤区加量，使总量达 70 Gy 左右（图 4-12-6）。亦可采用 IMRT，对正常组织的保护将更有利。

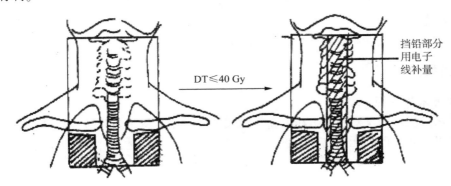

DT≤40 Gy

挡铅部分用电子线补量

图 4-12-6　声门下区癌的照射野

【预后】

声门上区癌的疗效不如声门癌。表面外突和早期病变单纯放疗的治愈率达 70%~80%，但一般病期都较晚，5 年无瘤生存率仅为 20%~36%，故对晚期的声门上区癌，目前都主张采用综合治疗。早期声门下区癌单纯放疗的 5 年生存率为 40%~50%，晚期预后差。

【复习思考题】

1. 在问诊过程中需要注意哪些要点？
2. 如何进行全面、详细但又有针对性的查体？

第十三节　喉异物

【见习项目】

喉异物的示教。

【见习目的与要求】

1. 掌握喉异物的病因、临床表现、诊断及治疗方法。
2. 熟悉喉异物的喉镜及影像学检查结果。

【见习地点】

见习医院耳鼻咽喉科。

【见习准备】

见习带教老师事先选好喉异物的病例、喉镜或影像学检查结果，分配好每一病例示教所占时间，并根据病例数分小组。

【见习流程】

1. 带教老师对理论课知识、概念进行简要复习，尤其要讲明喉异物的临床症状、发病机制。
2. 每一病例由一个小组中选出一位同学采集病史，并结合疾病特点进行重点的体格检查。
3. 各小组集中，回到示教室。当事同学报告病史及阳性体征，提出下一步的辅助检查和可能的阳性结果，作出诊断和鉴别诊断，提出治疗方法和依据。各小组间对所示教的病例开展讨论，指出各自小组的不足之处。
4. 带教老师分析总结，指出各组的优点和不足，提出思考题。

【病史采集要点】

一、现病史采集要点

1. 发病情况　发病情况对病因分析有重要意义，应详细了解患者是缓慢起病还是急性起病。
2. 发病诱因　起病前有无异物吸入史，患者多因口含异物或进食时突然大声说话或哭笑，将异物吸入喉部。
3. 主要症状　需要询问以下内容：① 有无剧烈呛咳、呼吸困难，较大异物嵌顿在声门或声门下可在数分钟内引起窒息死亡；② 是否剧烈咳嗽后伴有不同程度的呼吸困难、喉喘鸣、声音嘶哑及喉痛。
4. 病情演变　应询问病情是逐渐好转还是进行性加重或者起伏波动，其间有无新的伴随症状出现，出现的顺序是什么，经过何种治疗，对治疗的反应如何等。
5. 诊疗情况　了解患者是否曾到医院就诊，做过哪些检查，是否进行过治疗，效果如何。
6. 一般情况　了解患者精神、体力、饮食、大小便及体重变化等情况。

二、既往史和个人史等采集要点

（1）有无药物服用史及过敏史。
（2）工作及职业情况。

【查体要点】

1. 一般情况　检查患者的体温、脉搏、呼吸、血压情况。
2. 专科情况　检查可见喉部异物，声门下异物常呈前后位，与食管内异物呈冠状位不同。听诊可闻及吸气时喉部哮鸣音。

【辅助检查】

1. 喉镜检查　喉镜检查可发现声门上异物。声门下异物有时被声带遮盖而不易发现。

2. 影像学检查　喉 X 线正侧位片或喉部 CT 有助于诊断。

【诊断】

根据异物吸入史、症状、喉镜检查、喉 X 线正侧位片或喉部 CT 可确定诊断。

【治疗】

须及早取出异物，异物位于喉前庭以上且能合作的患者可行间接喉镜或纤维喉镜下取出术。成人、少儿均可采用直接喉镜下取出术。如呼吸困难明显，估计很难在直达喉镜下取出时，应先行紧急气管切开，待呼吸困难缓解后，再于直达喉镜下取出异物。异物取出后应给予抗生素、糖皮质激素雾化吸入以防止支气管炎、肺炎的发生。

【复习思考题】

喉异物在诊治过程中应注意什么？

第十四节　喉水肿

【见习项目】

喉水肿的示教。

【见习目的与要求】

1. 掌握喉水肿的病因、病理、临床表现、诊断及治疗方法。
2. 熟悉喉水肿的紧急处理办法。

【见习地点】

见习医院耳鼻咽喉科。

【见习准备】

见习带教老师事先选好喉水肿的病例及喉镜图，分配好每一病例示教所占时间，并根据病例数分小组。

【见习流程】

1. 带教老师对理论课知识、概念进行简要复习，尤其要讲明喉水肿的临床症状、发病机制。
2. 每一病例由一个小组中选出一位同学采集病史，并结合疾病特点进行重点的体格检查。
3. 各小组集中，回到示教室。当事同学报告病史及阳性体征，提出下一步的辅助检查和可能的阳性结果，作出诊断和鉴别诊断，提出治疗方法和依据。各小组间对所示教的病例开展讨论，指出各自小组的不足之处。
4. 带教老师分析总结，指出各组的优点和不足，提出思考题。

【病史采集要点】

一、现病史采集要点

1. 发病情况　发病情况对病因分析有重要意义，应详细了解患者是缓慢起病还是急性起病。
2. 发病诱因　发病前是否有变态反应，药物过敏，如注射青霉素、口服碘化钾、阿司匹林；是否为过敏体质且食用致敏的食物如蟹、虾等；是否有遗传性血管神经性喉水肿；是否有咽喉部感染；是否有喉部外伤或医源性损伤；喉部是否接触腐蚀剂、强烈化学气体或高温蒸汽。

3. 主要症状　需要询问以下内容：① 是否有喉喘鸣，喉喘鸣出现的时间；② 是否有声音嘶哑；③ 是否有呼吸困难，呼吸困难的程度；④ 是否有吞咽困难。

4. 病情演变　应询问病情是逐渐好转还是进行性加重或者起伏波动，其间有无新的伴随症状出现，出现的顺序是什么，经过何种治疗，对治疗的反应如何等。

5. 诊疗情况　了解患者是否曾到医院就诊，做过哪些检查，是否进行过治疗，效果如何。

6. 一般情况　了解患者精神、体力、饮食、大小便及体重变化等情况。

二、既往史和个人史等采集要点

（1）有无药物、特定食物过敏史。

（2）有无手术、外伤史。

（3）职业及工作环境情况，有无化学气体、腐蚀剂等接触史。

【查体要点】

1. 一般情况　检查患者的体温、脉搏、呼吸、血压情况。

2. 专科情况　检查可见喉黏膜深红色水肿，表面发亮。

【诊断】

详细询问病史，进行必要的咽喉及全身检查，并鉴别喉水肿为感染性或非感染性。变应性、遗传性血管神经性喉水肿多突然发作，伴有面部水肿及发痒，有反复发作史。

【治疗】

主要是解除喉阻塞和针对病因进行治疗。应立即应用足量糖皮质激素，咽喉部喷 0.1% 肾上腺素，使水肿尽快消除。随后雾化吸入糖皮质激素。感染性喉水肿给予足量抗生素，若已形成脓肿，则切开排脓。有重度喉阻塞者，应及时行气管切开术。

【复习思考题】

喉水肿的治疗方法是什么？

第十五节　喉囊肿

【见习项目】

喉囊肿的示教。

【见习目的与要求】

1. 掌握喉囊肿的病因、病理、临床表现、诊断及治疗方法。

2. 熟悉喉囊肿喉镜下的表现。

【见习地点】

见习医院耳鼻咽喉科。

【见习准备】

见习带教老师事先选好喉囊肿的病例及喉镜图，分配好每一病例示教所占时间，并根据病例数分小组。

【见习流程】

1. 带教老师对理论课知识、概念进行简要复习，尤其要讲明喉囊肿的临床症状、发病机制。
2. 每一病例由一个小组中选出一位同学采集病史，并结合疾病特点进行重点的体格检查。
3. 各小组集中，回到示教室。当事同学报告病史及阳性体征，提出下一步的辅助检查和可能的阳性结果，作出诊断和鉴别诊断，提出治疗方法和依据。各小组间对所示教的病例开展讨论，指出各自小组的不足之处。
4. 带教老师分析总结，指出各组的优点和不足，提出思考题。

喉气囊肿

【病史采集要点】

一、现病史采集要点

1. 发病情况　发病情况对病因分析有重要意义，应详细了解患者是缓慢起病还是急性起病。
2. 发病诱因　发病前是否有小囊先天性异常扩张；是否有喉室小囊先天性发育异常加之长期用力屏气；是否有喉室小囊口水肿狭窄，形成单向性活瓣；是否并发喉部特异性感染，如喉结核、喉梅毒。
3. 主要症状　需要询问以下内容：① 是否有声音嘶哑，是间断性还是持续性；② 是否咳嗽，出现时间及程度；③ 是否呼吸困难，程度及持续时间；④ 颈部是否有一圆形囊性肿物，肿物大小如何。
4. 病情演变　应询问病情是逐渐好转还是进行性加重或者起伏波动，其间有无新的伴随症状出现，出现的顺序是什么，经过何种治疗，对治疗的反应如何等。
5. 诊疗情况　了解患者是否曾到医院就诊，做过哪些检查，是否进行过治疗，效果如何。
6. 一般情况　了解患者精神、体力、饮食、大小便及体重变化等情况。

二、既往史和个人史等采集要点

（1）有无药物服用史及过敏史。
（2）有无手术史。
（3）工作及职业情况。

【查体要点】

1. 一般情况　检查患者的体温、脉搏、呼吸、血压情况。
2. 专科情况　喉内型喉气囊肿可见一侧室带膨出，遮盖同侧声带，可阻塞部分声门，其体积随呼吸而改变，吸气时缩小，用力鼓气时增大。喉外型喉气囊肿颈部可触及一圆形囊肿，时大时小，用手挤压可渐缩小。

【辅助检查】

影像学检查　高分辨率 CT 可准确定位囊肿的大小及范围。喉气囊肿 X 线检查可见含气阴影。

【诊断】

喉外型和混合型喉气囊肿的诊断主要根据症状、查体及颈部 X 线检查。如颈部有囊性包块，触之甚软，用手压之缩小，用空针穿刺抽吸有气体，且包块缩小，诊断即可成立。喉内型的诊断须在喉镜下仔细观察，特别注意肿物的大小是否随呼吸而改变。吸气时缩小，用力鼓气时增大为重要诊断依据。如压迫时肿物逐渐缩小，即可确诊。

【鉴别诊断】

1. 喉室脱垂　喉室脱垂多为喉室黏膜炎性水肿或肥厚，自喉室脱出，不随呼吸而改变。
2. 甲状舌管囊肿　喉气囊肿时大时小，用手挤压可缩小，X 线等检查有含气阴影，而甲状舌管囊肿无此特点。

【治疗】

本病多主张手术切除，喉内型较小者，可在内镜下行 CO_2 激光下切除或喉裂开切除；对较大的喉内、喉外及混合型，采取颈外径路，剥离囊肿，结扎切除。有呼吸困难者应立即刺破囊肿或行气管切开术，如并发感染，无论有无喉梗阻，除给予有效抗生素外，还应密切观察，做好气管切开准备；如形成脓囊肿，宜先切开排脓，待感染控制后给予切除。

【复习思考题】

不同类型喉气囊肿的主要区别是什么？

喉黏液囊肿

【病史采集要点】

一、现病史采集要点

1. 发病情况　发病情况对病因分析有重要意义，应详细了解患者是缓慢起病还是急性起病。
2. 发病诱因　发病前是否有炎症刺激引起黏膜下黏液腺管阻塞。
3. 主要症状　需要询问以下内容：① 是否有喉异物感，是间断性还是持续性；② 是否有喉痛，出现时间及程度；③ 是否呼吸困难。
4. 病情演变　应询问病情是逐渐好转还是进行性加重或者起伏波动，其间有无新的伴随症状出现，出现的顺序是什么，经过何种治疗，对治疗的反应如何等。
5. 诊疗情况　了解患者是否曾到医院就诊，做过哪些检查，是否进行过治疗，效果如何。
6. 一般情况　了解患者精神、体力、饮食、大小便及体重变化等情况。

二、既往史和个人史等采集要点

（1）有无药物服用史及过敏史。
（2）有无手术史。
（3）工作及职业情况。

【查体要点】

1. 一般情况　检查患者的体温、脉搏、呼吸、血压情况。
2. 专科情况　喉会厌舌面呈半球形，表面光滑，微黄或淡红色，穿刺可吸出乳白色或褐色液体。

【诊断】

根据病史、症状、喉镜检查可确诊。

【治疗】

多在喉镜下将囊壁大部分切除，并用激光汽化其囊壁以防复发。

【复习思考题】

喉黏液囊肿的临床表现主要是什么？

第十六节　喉角化症及喉白斑病

【见习项目】

喉角化症及喉白斑病的示教。

【见习目的与要求】

1. 掌握喉角化症及喉白斑病的病因、临床表现、诊断及治疗方法。
2. 熟悉喉角化症及喉白斑病喉镜下的表现。

【见习地点】

见习医院耳鼻咽喉科。

【见习准备】

见习带教老师事先选好喉角化症及喉白斑病的病例及喉镜图，分配好每一病例示教所占时间，并根据病例数分小组。

【见习流程】

1. 带教老师对理论课知识、概念进行简要复习，尤其要讲明喉角化症及喉白斑病的临床症状、发病机制。
2. 每一病例由一个小组中选出一位同学采集病史，并结合疾病特点进行重点的体格检查。
3. 各小组集中，回到示教室。当事同学报告病史及阳性体征，提出下一步的辅助检查和可能的阳性结果，作出诊断和鉴别诊断，提出治疗方法和依据。各小组间对所示教的病例开展讨论，指出各自小组的不足之处。
4. 带教老师分析总结，指出各组的优点和不足，提出思考题。

【病史采集要点】

一、现病史采集要点

1. 发病情况　发病情况对病因分析有重要意义，应详细了解患者是缓慢起病还是急性起病。
2. 发病诱因　发病前是否有吸烟、嗜酒、咽喉反流、喉慢性炎症、缺乏维生素 A 和维生素 B。
3. 主要症状　需要询问以下内容：① 有无声音嘶哑，声音嘶哑的程度及持续时间；② 有无喉痒、咳嗽；③ 有无喉部异物感。
4. 病情演变　应询问病情是逐渐好转还是进行性加重或者起伏波动，其间有无新的伴随症状出现，出现的顺序是什么，经过何种治疗，对治疗的反应如何等。

5. 诊疗情况　了解患者是否曾到医院就诊，做过哪些检查，是否进行过治疗，效果如何。

6. 一般情况　了解患者精神、体力、饮食、大小便及体重变化等情况。

二、既往史和个人史等采集要点

（1）有无药物服用史及过敏史。

（2）生活习惯及嗜好，是否喜好烟酒。

（3）工作及职业情况。

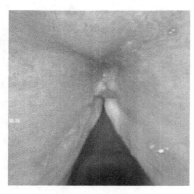

图 4-16-1　声带白斑

【查体要点】

1. 一般情况　检查患者的体温、脉搏、呼吸、血压情况。

2. 专科情况　喉白斑可于喉任何部位黏膜发生，但于声带和室带更多见，呈现为发白色的斑块或斑片，稍高出于黏膜表面（图 4-16-1）。

【诊断】

根据病史、喉镜检查多可诊断。

【治疗】

戒除烟酒，避免一切刺激喉黏膜的因素，积极治疗喉部慢性炎症，有胃咽反流者应抗酸治疗。长期口服维生素 A 可有一定作用。病变较轻者可定期随访观察，久治不愈者应取活检排除癌变。若保守治疗无效，可采用支撑喉镜下显微手术切除病变，如行声带剥皮术或 CO_2 激光手术，切除标本应送病理检查以免漏诊早期喉癌。

【复习思考题】

喉角化症及喉白斑病的喉镜表现特征是什么？

第十七节　喉淀粉样变

【见习项目】

喉淀粉样变的示教。

【见习目的与要求】

1. 掌握喉淀粉样变的病因、病理、临床表现、诊断及治疗方法。

2. 熟悉喉淀粉样变喉镜下的表现。

【见习地点】

见习医院耳鼻咽喉科。

【见习准备】

见习带教老师事先选好喉淀粉样变的病例及喉镜图，分配好每一病例示教所占时间，并根据病例数分小组。

【见习流程】

1. 带教老师对理论课知识、概念进行简要复习，尤其要讲明喉淀粉样变的临床症状、发病机制。

2. 每一病例由一个小组中选出一位同学采集病史，并结合疾病特点进行重点的体格检查。

3. 各小组集中，回到示教室。当事同学报告病史及阳性体征，提出下一步的辅助检查和可能的阳性结果，作出诊断和鉴别诊断，提出治疗方法和依据。各小组间对所示教的病例开展讨论，指出各自小组的不足之处。

4. 带教老师分析总结，指出各组的优点和不足，提出思考题。

【病史采集要点】

一、现病史采集要点

1. 发病情况　发病情况对病因分析有重要意义，应详细了解患者是缓慢起病还是急性起病。

2. 发病诱因　发病前是否有喉部长期慢性炎症刺激，是否有家族遗传、全身疾病（如骨髓瘤、原发性巨球蛋白血症）及局部肿瘤的退行性改变。

3. 主要症状　需要询问以下内容：① 有无声音嘶哑，声音嘶哑的程度及持续时间；② 是否有刺激性咳嗽、喉异物感或呼吸困难。

4. 病情演变　应询问病情是逐渐好转还是进行性加重或者起伏波动，其间有无新的伴随症状出现，出现的顺序是什么，经过何种治疗，对治疗的反应如何等。

5. 诊疗情况　了解患者是否曾到医院就诊，做过哪些检查，是否进行过治疗，效果如何。

6. 一般情况　了解患者精神、体力、饮食、大小便及体重变化等情况。

二、既往史和个人史等采集要点

（1）有无药物服用史及过敏史。

（2）有无家族遗传史。

（3）工作及职业情况。

【查体要点】

1. 一般情况　检查患者的体温、脉搏、呼吸、血压情况。

2. 专科情况　声带、喉室、室带或声门下区有红色或黄色隆起，亦可呈弥漫性上皮下浸润，声门明显变窄。

【辅助检查】

1. 病理活检　对病理切片的淀粉样组织进行染色发现淀粉样物质沉积在黏膜下层的结缔组织中，刚果红染色后，淀粉样变组织呈红色或砖红色。

2. 影像学检查　CT 扫描与 MRI 可协助诊断。

【诊断】

根据临床症状及辅助检查有时不易判断，根据病理活检最终可确诊。

【鉴别诊断】

1. 声带息肉　主要症状为声音嘶哑。声带息肉大多位于声带前中 1/3 处，色淡红、质软，表面光滑，声带运动正常。病理检查可以确诊。

2. 喉浆细胞瘤　多见于中老年男性，多为单发，可出现发声异常、咽部不适或进食呛咳。可为带蒂或广基底的肿块，表面光滑或结节状。病理检查可确诊。

【治疗】

本病一经确诊应以手术切除为主，局限的淀粉样变可在支撑喉镜下切除，亦可用糖皮质激素或激光治疗。近年来，CO_2 激光治疗因其能减少瘢痕而获得较为满意的疗效。基底广者，可行喉裂开术切除病变。

【复习思考题】

1. 喉淀粉样变的诊断要点是什么？
2. 喉淀粉样变的治疗方法是什么？

第十八节　喉气管狭窄

【见习项目】

喉气管狭窄的示教。

【见习目的与要求】

1. 掌握喉气管狭窄的病因、病理、临床表现、诊断及治疗方法。
2. 熟悉喉气管狭窄按发生部位如何分型。

【见习地点】

见习医院耳鼻咽喉科。

【见习准备】

见习带教老师事先选好喉气管狭窄的病例及喉镜图，分配好每一病例示教所占时间，并根据病例数分小组。

【见习流程】

1. 带教老师对理论课知识、概念进行简要复习，尤其要讲明喉气管狭窄的临床症状、发病机制。
2. 每一病例由一个小组中选出一位同学采集病史，并结合疾病特点进行重点的体格检查。
3. 各小组集中，回到示教室。当事同学报告病史及阳性体征，提出下一步的辅助检查和可能的阳性结果，作出诊断和鉴别诊断，提出治疗方法和依据。各小组间对所示教的病例开展讨论，指出各自小组的不足之处。
4. 带教老师分析总结，指出各组的优点和不足，提出思考题。

【病史采集要点】

一、现病史采集要点

1. **发病情况**　发病情况对病因分析有重要意义，应详细了解患者是缓慢起病还是急性起病。
2. **发病诱因**　发病前是否有先天性疾病，如喉软化症、喉软骨发育不良、声带麻痹、喉蹼、小喉畸形、血管畸形压迫、气管软化、喉气管食管裂等；是否有创伤，如闭合性或开放性喉外伤、高位气管切开术、喉部分切除术、长期气管插管或气囊压力过高、管号过粗等；是否有化学性损伤，如强酸、强碱所致的喉部腐蚀伤、喉部放疗损伤。

3. 主要症状　需要询问以下内容：① 有无声音嘶哑、发声无力或失声，其持续时间及程度；② 有无喉喘鸣、咳嗽；③ 有无呼吸困难，呼吸困难症状的轻重。

4. 病情演变　应询问病情是逐渐好转还是进行性加重或者起伏波动，其间有无新的伴随症状出现，出现的顺序是什么，经过何种治疗，对治疗的反应如何等。

5. 诊疗情况　了解患者是否曾到医院就诊，做过哪些检查，是否进行过治疗，效果如何。

6. 一般情况　了解患者精神、体力、饮食、大小便及体重变化等情况。

二、既往史和个人史等采集要点

（1）有无先天性疾病。

（2）有无手术、外伤史。

（3）工作及职业情况。

【查体要点】

1. 一般情况　检查患者的体温、脉搏、呼吸、血压情况。

2. 专科情况　喉部或气管内有带状、膜状或环状瘢痕组织，病变可位于声门上、声门或声门下区，喉腔狭小变形，声带固定，室带、声带变形，声门变窄或闭锁，声门下区粘连，或颈段气管狭窄，有时仅有小孔隙，黏稠分泌物易潴留。

【辅助检查】

影像学检查　喉侧位 X 线、喉部 CT 扫描或 MRI 可协助判断狭窄的部位、范围和程度。

【诊断】

病程较长，结合病史、症状、喉镜检查所见或气管切开后无法堵管拔管，可作出诊断。

【治疗】

1. 药物治疗　可用糖皮质激素、硫酸锌等抑制瘢痕形成。

2. 手术治疗　轻者可在支撑喉镜下行探条扩张或用 CO_2 激光切除瘢痕后，用镍钛记忆合金支架扩张喉及气管的狭窄段。重者先行低位气管切开术，然后行喉裂开术，黏膜下切除或松解瘢痕，修复喉腔，放置"T"形管 6~10 个月。若喉气管软骨支架缺损，可用胸骨舌骨肌舌骨瓣转移、胸锁乳突肌锁骨膜瓣或羟基磷灰石生物材料行喉气管重建术。

【复习思考题】

喉气管狭窄的临床分型要点是什么？

第十九节　反流性咽喉炎

【见习项目】

反流性咽喉炎的示教。

【见习目的与要求】

1. 掌握反流性咽喉炎的病因、病理、临床表现、诊断及治疗方法。

2. 熟悉反流性咽喉炎喉镜下的表现。

【见习地点】

见习医院耳鼻咽喉科。

【见习准备】

见习带教老师事先选好反流性咽喉炎的病例及喉镜图，分配好每一病例示教所占时间，并根据病例数分小组。

【见习流程】

1. 带教老师对理论课知识、概念进行简要复习，尤其要讲明反流性咽喉炎的临床症状、发病机制。

2. 每一病例由一个小组中选出一位同学采集病史，并结合疾病特点进行重点的体格检查。

3. 各小组集中，回到示教室。当事同学报告病史及阳性体征，提出下一步的辅助检查和可能的阳性结果，作出诊断和鉴别诊断，提出治疗方法和依据。各小组间对所示教的病例开展讨论，指出各自小组的不足之处。

4. 带教老师分析总结，指出各组的优点和不足，提出思考题。

【病史采集要点】

一、现病史采集要点

1. 发病情况　发病情况对病因分析有重要意义，应详细了解患者是缓慢起病还是急性起病。

2. 发病诱因　是否有屏障结构功能障碍，胃内容物反流至咽喉部造成损伤；咽喉部抗酸能力较弱；胃内的酸性内容物直接损伤咽喉部所致；反流物刺激食管远端发生的迷走神经反射可以引起清嗓及慢性咳嗽，损伤声带黏膜。

3. 主要症状　需要询问以下内容：① 有无声音嘶哑，声音嘶哑的程度、时间、持续性还是间断性；② 有无口腔异味；③ 有无喉部分泌物增多；④ 有无咽喉部异物感，出现的时间、程度；⑤ 有无胃内容物反流、咽喉部疼痛、慢性或反复发作性咳嗽、呼吸困难。

4. 伴随症状　需要询问以下内容：① 有无胸痛，胸痛的程度、持续时间；② 有无胃烧灼感、反酸、胃胀。

5. 病情演变　应询问病情是逐渐好转还是进行性加重或者起伏波动，其间有无新的伴随症状出现，出现的顺序是什么，经过何种治疗，对治疗的反应如何等。

6. 诊疗情况　了解患者是否曾到医院就诊，做过哪些检查，是否进行过治疗，效果如何。

7. 一般情况　了解患者精神、体力、饮食、大小便及体重变化等情况。

二、既往史和个人史等采集要点

（1）有无药物服用史及过敏史。

（2）有无手术史。

（3）工作及职业情况。

【查体要点】

1. 一般情况　检查患者的体温、脉搏、呼吸、血压情况。

2. 专科情况　声带后联合区域水肿、红斑，声带弥漫性水肿。严重时出现声带肉芽肿、任克间隙水肿、喉室消失、接触性溃疡、声门下狭窄。

【辅助检查】

24 小时喉咽食管 pH 监测和咽部 pH 监测　检查指标：24 小时咽喉酸反流事件≥3 次或喉咽部 pH<4 的总时间≥1%或 24 小时内喉咽反流面积指数>6.3 即可诊断。咽部 pH 监测诊断指标：直立位时 Ryan 指数>9.41 和（或）卧位时>6.79 即可诊断。

【诊断】

根据病史、症状、体征、喉镜检查，对照反流症状指数评分量表（RSI）和反流体征评分量表（RFS）可作出诊断。若 RSI>13 分和（或）RFS>7 分，可诊断为疑似反流性咽喉炎。

【治疗】

1. 保持良好的生活饮食习惯　多饮水，避免穿紧身衣，餐后保持直立位，伙食以高蛋白质、高纤维素、低脂肪为原则，避免烟、酒、浓茶、咖啡、可乐等刺激性食物，睡前 2~3 小时停止进食。

2. 抑酸治疗　抑酸治疗是最常用的内科治疗方法。目前首选药物为质子泵抑制剂（PPI），疗效不佳者，关注患者用药依从性，优化 PPI 使用（包括增加剂量或更换 PPI）。H_2 受体阻滞剂可用于不能耐受 PPI 或维持治疗的患者。必要时可加用促胃肠动力药物。此外，应避免应用降低食管下括约肌及影响食管动力的药物。

3. 手术治疗　如果积极内科药物治疗有效，但停药后反复发作，或胃酸反流所致危及患者生命的并发症持续存在，可考虑行增加食管下括约肌张力的外科治疗。

【复习思考题】

反流性咽喉炎的诊断要点是什么？

第二十节　喉阻塞

【见习项目】

喉阻塞的示教。

【见习目的与要求】

1. 掌握喉阻塞的病因、病理、临床表现、诊断及治疗方法。
2. 熟悉喉阻塞喉镜下的表现。

【见习地点】

见习医院耳鼻咽喉科。

【见习准备】

见习带教老师事先选好喉阻塞的病例，分配好每一病例示教所占时间，并根据病例数分小组。

【见习流程】

1. 带教老师对理论课知识、概念进行简要复习，尤其要讲明喉阻塞的临床症状、发病机制。
2. 每一病例由一个小组中选出一位同学采集病史，并结合疾病特点进行重点检查。
3. 各小组集中，回到示教室。当事同学报告病史及阳性体征，提出下一步的辅助检查和可能的阳性结果，作出诊断和鉴别诊断，提出治疗方法和依据。各小组间对所示教的病例开展讨论，指出各自小组的不足之处。

4. 带教老师分析总结，指出各组的优点和不足，提出思考题。

【病史采集要点】

一、现病史采集要点

1. **发病情况** 发病情况对病因分析有重要意义，应详细了解患者是缓慢起病还是急性起病。

2. **发病诱因** 发病前是否有感染炎症、外伤、水肿、异物吸入、肿瘤病史、畸形病史、声带麻痹等。

3. **主要症状** 需要询问以下内容：① 有无吸气性呼吸困难，呼吸困难的程度、持续时间；② 有无吸气性喉喘鸣，喉喘鸣声的大小；③ 有无吸气性软组织凹陷，凹陷的部分、程度；④ 有无声音嘶哑，声音嘶哑的出现时间、间断性还是持续性。

4. **伴随症状** 需要询问以下内容：① 有无发绀、面色青紫、烦躁不安；② 有无脉搏微弱或快速、心律不齐、额部发汗、心力衰竭。

5. **病情演变** 应询问病情是逐渐好转还是进行性加重或者起伏波动，其间有无新的伴随症状出现，出现的顺序是什么，经过何种治疗，对治疗的反应如何等。

6. **诊疗情况** 了解患者是否曾到医院就诊，做过哪些检查，是否进行过治疗，效果如何。

7. **一般情况** 了解患者精神、体力、饮食、大小便及体重变化等情况。

二、既往史和个人史等采集要点

（1）有无药物服用史及过敏史。

（2）有无手术、外伤史。

（3）工作及职业情况。

【查体要点】

1. **一般情况** 检查患者的体温、脉搏、呼吸、血压情况。

2. **专科情况** 根据病情轻重，喉阻塞可分为4度。

（1）一度：安静时无呼吸困难。活动或哭闹时有轻度吸气性呼吸困难。

（2）二度：安静时也有轻度吸气性呼吸困难、吸气性喉喘鸣和吸气性胸廓周围软组织凹陷，活动时加重，但不影响睡眠和进食，无烦躁不安等缺氧症状。脉搏尚正常。

（3）三度：吸气性呼吸困难明显，喉喘鸣声甚响，吸气性胸廓周围软组织凹陷显著，因缺氧而出现烦躁不安、入睡困难、不愿进食、脉搏加快等。

（4）四度：呼吸极度困难。由于严重缺氧，患者坐卧不安，手足乱动，出冷汗，面色苍白或发绀，定向力丧失，心律失常，脉搏细弱，血压下降，大小便失禁等。若不及时抢救，患者可因窒息、昏迷及心力衰竭而死亡。

【诊断】

根据病史、症状和体征可明确诊断。

【鉴别诊断】

1. **支气管哮喘** 呼气期延长，呼气运动增强，吸气运动略增强，无四凹征，呼气期哮鸣，肺部有充气过多体征。

2. **喉气管、支气管炎** 吸气与呼气均增强，四凹征不明显，若以吸气性呼吸困难为主则有，可闻呼吸期哮鸣音。

【治疗】

呼吸困难程度是选择治疗方法的主要依据。根据病因、患者一般情况及呼吸困难的程度，考虑采用药物或手术治疗。

（1）一度：明确病因，积极进行病因治疗，不必做急诊气管切开术。如由炎症引起，使用足量抗生素和糖皮质激素。

（2）二度：对症治疗及全身治疗的同时积极治疗病因。因炎症引起者，用足量有效的抗生素和糖皮质激素，大多可避免气管切开术。若为异物引起，应尽快取出异物。如为喉肿瘤、喉外伤、双侧声带瘫痪等一时不能去除病因者，可考虑做气管切开术。

（3）三度：在严密观察呼吸变化并做好气管切开术准备的情况下，可先试用对症治疗和病因治疗。若经保守治疗未见好转，应及早手术，以免造成窒息或心力衰竭。因恶性肿瘤引起的喉阻塞，应行气管切开术。

（4）四度：立即行气管切开术。若病情十分紧急，可先行环甲膜切开术。

【复习思考题】

1. 喉阻塞病情轻重的分类要点是什么？
2. 喉阻塞的治疗要点是什么？

第五章 头颈外科学

第一节 颈部急、慢性淋巴结炎

【见习项目】

1. 颈部急、慢性淋巴结炎的示教。
2. 颈部淋巴结分区及检查方法。

【见习目的与要求】

1. 掌握颈部 5 大淋巴结群的分区，掌握颈部急、慢性淋巴结炎的病因、病理、临床表现、诊断及治疗方法。
2. 熟悉常见颈部肿块的影像学表现。

【见习地点】

见习医院耳鼻咽喉科。

【见习准备】

见习带教老师事先选好颈部急、慢性淋巴结炎的病例及影像学片子，分配好每一病例示教所占时间，并根据病例数分小组。

【见习流程】

1. 带教老师对理论课内容进行简要复习，介绍颈部淋巴结分区及检查方法（重点）。
2. 每一病例由一个小组中选出一位同学采集病史，并结合疾病特点进行重点的体格检查。
3. 各小组集中，回到示教室。当事同学报告病史及阳性体征，提出下一步的辅助检查和可能的阳性结果，作出诊断和鉴别诊断，提出治疗方法和依据。各小组间对所示教的病例开展讨论，指出各自小组的不足之处。
4. 带教老师分析总结，指出各组的优点和不足，提出思考题。

【病史采集要点】

一、现病史采集要点

1. **发病情况**　发病情况对病因分析有重要意义，应详细了解患者是缓慢起病还是急性起病。
2. **发病诱因**　发病前是否有上呼吸道感染、扁桃体炎、龋齿、咽炎、口腔炎、外耳道炎等。既往健康情况，有无基础疾病，有无长期免疫力低下。
3. **主要症状**　需要询问以下内容：① 是否有全身症状，如发热、头痛、乏力、食欲减退、肌肉酸痛等；② 是否有原发感染病灶症状，如牙痛、咽痛、喉痛、咳嗽、吞咽痛等；③ 局部症状，如颈部肿块及疼痛的位置、大小、存在时间，治疗过程。

二、既往史和个人史等采集要点

询问个人史时应注意侵袭性操作史、静脉吸毒史；注意职业史；注意接触史和传染病史、疫区生活史。

【查体要点】

1. 一般情况　检查患者的体温、脉搏、呼吸、血压，注意观察患者的全身发育和营养状况，有无肥胖或颈部脂肪堆积等。

2. 颈部检查　患者取坐位，充分暴露整个颈部及上胸部，依次进行视诊、触诊、听诊。

（1）视诊：观察颈部位置、有无活动受限，双侧是否对称、喉体位置是否位于中间，颈部有无肿块隆起、血管搏动，颈部皮肤颜色，有无皮疹瘘管。腮腺、颌下腺、甲状腺是否异常肿大。

（2）触诊：患者取坐位，暴露颈部，完全放松，检查者站在患者对面，依次检查颏下及颌下区→颈前区→颈外侧区及锁骨上区。检查时应注意淋巴结的大小、质地、活动度、数量，有无压痛、融合、搏动及瘘口。

（3）听诊：有无血管杂音及其与呼吸、心跳的关系，有无喉鸣音。

【辅助检查】

1. 血常规　检查白细胞计数及中性粒细胞计数是否增高。

2. 颈部B超　可以详细了解颈部淋巴结的部位、大小、数量及其与周围组织的关系。

3. 颈部细胞学及病理学检查　通过细针穿刺淋巴结或手术切除淋巴结进行病理学检查，明确肿块性质。

【诊断】

原发炎症病灶下出现颈部肿块及炎症症状，结合颈部淋巴结B超、血常规等可以明确诊断，必要时行病理活检明确。

【鉴别诊断】

1. 颈部淋巴结结核　单侧或双侧颈部多发淋巴结肿大，呈串珠状，与周围组织粘连，或表面破溃形成瘘管。胸部CT或内镜可发现肺结核、鼻咽结核等其他部位结核，结核菌素试验、结核抗体、红细胞沉降率等有助于诊断。

2. 颈部转移性恶性肿瘤　颈部单发或多发无痛性肿块，质硬，位置固定，与周围组织粘连，活动性差。影像学检查大多能发现原发病灶，病理活检能够明确诊断。

3. 恶性淋巴瘤　好发于青中年男性，颈部、腋窝、腹股沟、纵隔等多发淋巴结肿大，病理活检能够明确诊断。

【治疗】

治疗原发感染灶，抗感染，加强支持治疗，提高免疫力。

【复习思考题】

1. 颈部淋巴结如何分区？淋巴如何引流？

2. 如何诊断颈部慢性淋巴结炎？

第二节 颈部淋巴结结核

【见习项目】

1. 颈部淋巴结结核的示教。
2. 颈部淋巴结分区。

【见习目的与要求】

1. 掌握颈部境界分区，掌握颈部淋巴结结核的病因、病理、临床表现、诊断及治疗方法。
2. 熟悉常见颈部肿块的影像学表现。

【见习地点】

见习医院耳鼻咽喉科。

【见习准备】

见习带教老师事先选好颈部淋巴结结核的病例及影像学片子，分配好每一病例示教所占时间，并根据病例数分小组。

【见习流程】

1. 带教老师对理论课内容进行简要复习，介绍颈部淋巴结结核的临床表现和诊治方法（重点）。
2. 每一病例由一个小组中选出一位同学采集病史，并结合疾病特点进行重点的体格检查。
3. 各小组集中，回到示教室。当事同学报告病史及阳性体征，提出下一步的辅助检查和可能的阳性结果，作出诊断和鉴别诊断，提出治疗方法和依据。各小组间对所示教的病例开展讨论，指出各自小组的不足之处。
4. 带教老师分析总结，指出各组的优点和不足，提出思考题。

【病史采集要点】

一、现病史采集要点

1. **患者年龄** 颈部淋巴结结核80%见于儿童及青少年。
2. **发病诱因** 既往健康情况，有无肺部结核，鼻咽部、口咽部、喉腔结核。
3. **主要症状** 需要询问以下内容：① 是否有结核中毒症状，如乏力、低热、盗汗、食欲减退、消瘦等；② 是否有一侧或双侧颈部肿块，肿块演变过程，有无疼痛、融合、瘘管，与周围组织关系；③ 其他症状，如是否有咳嗽、咯血、喉痛等。

二、既往史和个人史等采集要点

询问个人史时应注意既往健康情况，有无基础疾病，有无侵袭性操作史、静脉吸毒史；注意职业史；注意接触史和传染病史、疫区生活史。

【查体要点】

1. **一般情况** 检查患者的体温、脉搏、呼吸、血压，注意观察患者的全身发育和营养状况。
2. **颈部检查** 患者取坐位，充分暴露整个颈部及上胸部，依次进行视诊、触诊、听诊。患者一般出现一侧或双侧颈部多个淋巴结肿大，多位于下颌下及胸锁乳突肌前、后缘及深部。可相互独立，无痛，可移动。也可粘连融合、呈串珠状，活动度差。合并感染时咽痛明显。可出现干酪样坏死或波动感，也可破溃流脓，形成瘘口。

3. 鼻、咽、喉部检查　用前鼻镜、压舌板、间接鼻咽镜、间接喉镜依次查看鼻部、鼻咽、口咽、喉咽。鼻咽、口咽、喉咽结核可有黏膜苍白、溃疡、肉芽增生、局部结构破坏、缺损等改变。

4. 胸部检查　病变范围小时无任何体征。肺实变时有触诊语颤增强、叩诊浊音、听诊支气管呼吸音和细湿啰音。肺部空洞时可有支气管呼吸音。大范围肺部纤维条索形成可有胸口塌陷及呼吸音减弱。结核性胸膜炎胸腔积液时可出现胸廓饱满、语颤减弱、呼吸音消失等。

【辅助检查】

1. 实验室检查　结核菌素试验阳性、结核抗体升高、红细胞沉降率升高。
2. 耳鼻喉内镜检查　可以详细检查鼻、咽、喉的情况。鼻部结核多位于鼻腔前部，表现为痂皮下浅表溃疡伴有苍白肉芽组织，触之易出血。咽部结核检查可见咽部黏膜、软腭、腭弓、咽后壁等多发粟粒状结节或溃疡，鼻咽部结核可造成鼻咽部闭锁。喉结核可见喉黏膜苍白，杓间区或一侧声带局限性充血、虫蛀状溃疡。
3. X 线或 CT 检查　伴有肺部结核时可在影像学检查中发现双肺粟粒状、结节状、斑片状影，可有空洞影及结核球。
4. 针刺病理学或淋巴结活检　可以明确诊断颈部淋巴结结核。

【诊断】

根据局部及全身症状，结合肺部或鼻、咽、喉结核病灶，结核实验室检查、影像学检查等可以诊断，淋巴结穿刺及病理活检可明确诊断。

【鉴别诊断】

1. 颈部淋巴结炎　颈部淋巴结肿大、压痛，淋巴引流区内有急性炎症，可伴有畏寒、发热等全身症状，血常规白细胞及中性粒细胞计数增高。
2. 颈部转移性恶性肿瘤　颈部单发或多发无痛性肿块，质硬，位置固定，与周围组织粘连，活动性差，影像学检查大多能发现原发病灶，病理活检能够明确诊断。
3. 恶性淋巴瘤　好发于青中年男性，颈部、腋窝、腹股沟、纵隔等多发淋巴结肿大，病理活检能够明确诊断。

【治疗】

抗结核治疗基础上加用局部治疗及免疫治疗，增强免疫力。药物治疗无效的孤立性淋巴结及窦道予以手术切除。

【复习思考题】

1. 颈部淋巴结结核的感染途径有哪些?
2. 如何诊断颈部淋巴结结核?

第三节　颈部蜂窝织炎

【见习项目】

1. 颈部蜂窝织炎的示教。

2. 颈部各筋膜间隙。

【见习目的与要求】

1. 掌握颈部境界分区及筋膜间隙，掌握颈部蜂窝织炎的病因、临床表现、诊断及治疗方法。
2. 熟悉颈部脓肿的手术流程。

【见习地点】

见习医院耳鼻咽喉科。

【见习准备】

见习带教老师事先选好颈部蜂窝织炎的病例及影像学片子，分配好每一病例示教所占时间，根据病例数分小组。

【见习流程】

1. 带教老师对理论课内容进行简要复习，介绍颈部境界分区及颈筋膜间隙（重点）。
2. 每一病例由一个小组中选出一位同学采集病史，并结合疾病特点进行重点的体格检查。
3. 各小组集中，回到示教室。当事同学报告病史及阳性体征，提出下一步的辅助检查和可能的阳性结果，作出诊断和鉴别诊断，提出治疗方法和依据。各小组间对所示教的病例开展讨论，指出各自小组的不足之处。
4. 带教老师分析总结，指出各组的优点和不足，提出思考题。

【病史采集要点】

一、现病史采集要点

1. **发病诱因** 既往健康情况，有无口腔、咽喉部的急性炎症。
2. **主要症状** 需要询问以下内容：① 是否有颈部红、肿、热、痛；② 是否有全身症状，如高热、寒战、头痛、肌肉酸痛、全身乏力；③ 其他症状，如是否有呼吸困难、吞咽困难、胸闷、声音嘶哑等。

二、既往史和个人史等采集要点

询问个人史时应注意既往健康情况，有无基础疾病，有无侵袭性操作史、静脉吸毒史；注意职业史；注意接触史和传染病史、疫区生活史。

【查体要点】

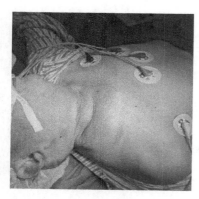

图 5-3-1　颈部蜂窝织炎

1. **一般情况** 检查患者的体温、脉搏、呼吸、血压，注意观察患者的全身发育和营养状况。
2. **颈部检查** 患者取坐位，充分暴露整个颈部及上胸部，依次进行视诊、触诊、听诊。急性期患者一般出现颈部浅表的蜂窝织炎，局部皮肤红、肿、热、痛（图 5-3-1），与周围组织无明显分界，颈静脉可充盈，血管音增强。病情进展后局部皮肤可变硬，色素沉着，中压区出现缺血坏死灶。若出现颈部浅表脓肿，可触及皮肤波动感；若为深部脓肿，可出现颈部僵硬，活动受限。
3. **口、咽、喉部检查** 用压舌板、间接喉镜依次查看口咽、喉咽。口咽部可有龋齿、牙龈、软腭、咽峡、会厌、梨状窝等可有炎症肿胀改变。

4. 胸部检查　炎症下移出现纵隔感染时可有胸前区皮肤红肿、胸壁静脉充盈、扩张等表现。

【辅助检查】

1. 实验室检查　血常规一般可见白细胞、中性粒细胞明显升高，C 反应蛋白、红细胞沉降率升高。

2. 耳鼻喉内镜检查　可以详细检查咽、喉的情况。患者口咽、喉咽受累时可出现充血、肿胀。

3. CT 检查　可有弥漫性组织肿胀改变，可以清楚显示颈部感染范围，脓肿是否形成，感染灶与周围组织结构的关系。

4. MRI 检查　对软组织的分辨率高于 CT，能区分炎症下的脂肪、肌肉、血管及肿大淋巴结。

【诊断】

根据颈部红、肿、热、痛等弥漫性炎症改变及全身症状，结合血常规白细胞增高、影像学表现，可明确诊断。

【鉴别诊断】

1. 颈部淋巴结炎　颈部淋巴结肿大、压痛，淋巴引流区内有急性炎症，可伴有畏寒、发热等全身症状，血常规白细胞及中性粒细胞计数增高。

2. 颈部转移性恶性肿瘤　颈部单发或多发无痛性肿块，质硬，位置固定，与周围组织粘连，活动性差，影像学检查大多能发现原发病灶，病理活检能够明确诊断。

3. 恶性淋巴瘤　好发于青中年男性，颈部、腋窝、腹股沟、纵隔等多发淋巴结肿大，病理活检能够明确诊断。

【治疗】

积极有效的抗生素治疗基础上加用局部治疗及增强营养等支持治疗。对于脓肿已经形成者，应在 B 超引导下穿刺引流或手术切开引流。

【复习思考题】

1. 颈部蜂窝织炎的病因有哪些？
2. 如何预防颈部蜂窝织炎下行引起纵隔感染？

第四节　放射性蜂窝织炎

【见习项目】

1. 放射性蜂窝织炎的临床表现。
2. 放射性蜂窝织炎的临床处理原则及临床用药。

【见习目的与要求】

1. 掌握放射性蜂窝织炎的分级及各级的治疗方法。
2. 熟悉放射性蜂窝织炎的临床表现。

【见习地点】

见习医院耳鼻咽喉科、肿瘤放疗科。

【见习准备】

见习带教老师事先选好放射性蜂窝织炎的病例及临床资料，分配好每一病例示教所占时间，并根据病例数分小组。

【见习流程】

1. 带教老师对理论课知识、概念进行简要复习。

2. 每一病例由一个小组中选出一位同学采集病史，并结合疾病特点进行重点的体格检查。

3. 各小组集中，回到示教室。当事同学报告病史及阳性体征，提出下一步的辅助检查和可能的阳性结果，作出诊断和鉴别诊断，提出治疗方法和依据。各小组间对所示教的病例开展讨论，指出各自小组的不足之处。

4. 带教老师分析总结，指出各组的优点和不足，提出思考题。

【病史采集要点】

一、现病史采集要点

1. **发病情况** 发病情况对病因分析有重要意义，应详细了解患者是缓慢起病还是急性起病。放射性蜂窝织炎多为急性发病，慢性缓解，有免疫力低下、口腔卫生不佳、受凉、吹风等诱发因素。通常，在皮肤皱褶处、皮脂分泌旺盛区域更易出现放射性蜂窝织炎，颈部软组织松弛、肥胖、吸烟、饮酒等均可增加放射性蜂窝织炎的发生风险。

2. **发病时间** 放射性蜂窝织炎多在放疗后 1 年内发病。多数患者持续 1 年左右可消退，硬性水肿易发生感染。

3. **主要症状** 主要表现为组织纤维化和瘢痕形成。常见的典型临床症状为腮腺区域、颈部区域皮肤局限性发热、皮肤潮红、疼痛，严重时可出现局部淋巴结炎性增大、肿块、皮肤纤维化和硬化，甚至发生败血症。

4. **特殊症状** 放疗回忆反应是用某种药物治疗（如周期性化疗）后，出现以往放疗照射区域内的皮肤炎症反应，既往发生过蜂窝织炎的患者症状可再次出现，可表现为皮肤红斑、水肿，同时可伴或不伴有疼痛或瘙痒。严重者如伴有继发感染，形成瘘等，可能威胁生命。

5. **病情演变** 应询问病情是逐渐好转还是进行性加重或者起伏波动，其间有无新的伴随症状出现，出现的顺序是什么，经过何种治疗，对治疗的反应如何等。

6. **诊疗情况** 应询问患者曾在何处就诊过，做过何种检查，用药情况及疗效如何。放射性蜂窝织炎的严重程度通常与患者自身因素、同期使用的化疗药物、放疗剂量及分割方案等密切相关。

7. **一般情况** 应询问患者精神、体力、饮食、大小便及体重变化等情况。

二、既往史和个人史等采集要点

有无药物过敏史，是否伴有糖尿病、心脑血管疾病，是否有外伤手术史、传染病史等。

【查体要点】

1. **一般查体** 检查患者的体温、脉搏、血压、体重变化情况。

2. **专科查体** 详细视诊蜂窝织炎的发生部位、迁延范围，周围皮肤红肿程度、皮温升高状态等表现。检查有无合并淋巴结肿大。

【辅助检查】

1. **影像学检查** 必要时完善 CT 或 MRI 检查，可以确定因为肿瘤进展合并的蜂窝织炎状态，可以显示放射性改变的特征性表现，如组织纤维化、瘢痕形成和蜂窝样改变。

2. 病理学检查 ① 纤维化：放射性蜂窝织炎的组织病理学表现之一是局部组织的纤维化。放疗引起的炎症反应和细胞损伤可能导致纤维母细胞增生和胶原蛋白沉积，进而导致组织的纤维化。② 炎症反应：放射性蜂窝织炎常伴有炎症反应。放疗导致的组织损伤可能引起炎症细胞，如淋巴细胞、单核细胞和嗜酸性粒细胞的浸润，进而导致局部组织的炎症反应。③ 血管改变：放射性蜂窝织炎可能伴随着局部血管的改变。放疗引起的组织损伤和炎症反应可能导致血管内皮细胞受损和血管壁的增厚，影响局部血液循环。④ 细胞凋亡：放射性蜂窝织炎的组织病理学可能还涉及细胞凋亡。放疗引起的 DNA 损伤可能导致受影响细胞的凋亡，从而影响组织的结构和功能。

【诊断】

诊断标准 ① 临床症状：典型症状包括疼痛、肿块、皮肤纤维化和硬化。② 影像学表现：CT、MRI 等影像学检查显示放射性改变的特征性表现，如组织纤维化、瘢痕形成和蜂窝样改变。

【鉴别诊断】

通过详细的病史采集、临床表现和影像学检查，与其他组织纤维化性疾病如深静脉血栓形成、非特异性皮炎、静脉淤积性皮炎、硬皮病、淋巴水肿等进行鉴别。

【治疗】

1. 缓解症状

（1）控制疼痛：① 非甾体抗炎药，如布洛芬和阿司匹林可以帮助缓解疼痛和炎症。② 抗生素。蜂窝织炎最常见的病原体为化脓性链球菌和金黄色葡萄球菌，少数病例也可由大肠杆菌、铜绿假单胞菌、鲍曼不动杆菌所致，这些细菌可通过细胞内存活或生物膜形成的方式潜伏。目前，无并发症的蜂窝织炎标准治疗为短程（5 天）使用 β 内酰胺类抗生素。然而，在 30% 的化脓性链球菌感染病例中，青霉素治疗无法根除病原体。为了预防致病菌转为潜伏状态，抗生素治疗方案应能够到达受到生物膜和（或）细胞内庇护的病原体，降低休眠环境中的微生物增殖率。③ 镇痛药，如塞来昔布、扑热息痛、吗啡等可以用于缓解较重的疼痛。④ 皮质类固醇。对于严重的炎症反应，局部或口服皮质类固醇可被用于控制炎症和纤维化。⑤ 抗纤维化药物，如维生素 E、樱桃粉、胶原蛋白酶等，可能有助于防止或减轻组织纤维化的发展。

（2）改善症状：包括物理治疗、药物治疗等。物理治疗可以帮助缓解放射性蜂窝织炎的症状，包括疼痛、肿胀和运动受限等。物理治疗包括热敷、冷敷、按摩、牵引、电刺激等。

2. 预防进展 防止纤维化和瘢痕的进一步发展，包括局部疗法（如局部放射）和系统治疗（如光子治疗、激光治疗等），可以用于减轻疼痛、改善瘢痕组织和促进组织修复。

3. 功能保护 保护受累组织的功能，维持患者的生活质量。

（1）皮肤纤维化：最严重、最难治的皮肤并发症之一，其治疗包括创面护理、药物治疗、物理治疗、疼痛管理等多个方面。主动和被动活动（按摩）可有益于改善纤维化，有助于扩大活动范围及减少挛缩。单用己酮可可碱或与维生素 E 联合使用，可改善放疗诱导的皮肤纤维化，但放疗周期长短可影响治疗效果，通常需要至少 2 年才可使皮肤纤维化得到显著改善。现已对高压氧作为皮肤纤维化的治疗进行了评估，但尚无充分证据显示其有效。

（2）毛细血管扩张：治疗效果有限，脉冲染料激光被证明是唯一有效的治疗方法。

【预防】

（1）定期复查和监测：定期复查和监测是非常重要的，可以及时发现放射性蜂窝织炎的早期症状和体征。这样可以采取及时的治疗措施，防止病情进一步恶化。

（2）保持皮肤清洁和保湿：保持头颈部皮肤的清洁和保湿有助于减轻放射性蜂窝织炎的症状。

使用温和的皮肤清洁剂和保湿剂，并避免使用刺激性化妆品和洗护用品。

（3）避免暴露在紫外线下：暴露在紫外线下可能加剧放射性蜂窝织炎的症状。因此，患者应尽量避免在强阳光下长时间暴露，或者在外出时使用帽子、太阳镜和防晒霜等防护措施。

（4）保持良好的营养和健康习惯：良好的营养和健康习惯对于促进组织修复和免疫功能的提高非常重要。患者应保持均衡的饮食、充足的水分摄入、适当的休息和锻炼，以维持身体的健康状态。

（5）避免刺激性食物和饮料：患者应避免摄入刺激性食物和饮料，如辛辣食物、酒精和咖啡因等，因为这些可能加剧放射性蜂窝织炎的症状。

【复习思考题】

1. 急性放射性蜂窝织炎的临床表现有哪些？
2. 急性放射性蜂窝织炎的临床治疗方案有哪些，请结合临床实际情况，举例说明。

第五节　放射性皮炎

【见习项目】

1. 放射性皮炎的临床表现。
2. 放射性皮炎的临床处理原则及各级临床用药。

【见习目的与要求】

1. 掌握放射性皮炎的分级及各级的治疗方法。
2. 熟悉放射性皮炎的临床表现。

【见习地点】

见习医院耳鼻咽喉科、肿瘤放疗科。

【见习准备】

见习带教老师事先选好放射性皮炎的病例及临床资料，分配好每一病例示教所占时间，并根据病例数分小组。

【见习流程】

1. 带教老师对理论课知识、概念进行简要复习。
2. 每一病例由一个小组中选出一位同学采集病史，并结合疾病特点进行重点的体格检查。
3. 各小组集中，回到示教室。当事同学报告病史及阳性体征，提出下一步的辅助检查和可能的阳性结果，作出诊断和鉴别诊断，提出治疗方法和依据。各小组间对所示教的病例开展讨论，指出各自小组的不足之处。
4. 带教老师分析总结，指出各组的优点和不足，提出思考题。

【病史采集要点】

一、现病史采集要点

1. *发病情况*　发病情况对病因分析有重要意义，应详细了解患者是缓慢起病还是急性起病。放射性皮炎可分为急性和慢性，在病情严重程度、病程及预后方面有较大差异。通常，在皮肤皱褶处、皮脂分泌旺盛区域，如头颈部、乳房、腋窝、会阴部、腹股沟等部位更易出现放射性损伤。同时，本病还与性别、年龄、生活方式及并发症等密切相关，如女性、高龄、肥胖、营养不良、长期日晒、吸烟史等均可增加罹患放射性皮炎的风险。另外，行乳房重建术植入假体的乳腺癌患者，因假体会减少皮肤散热，也会增加罹患重度放射性皮炎的风险。

2. 发病时间 ① 急性放射性皮炎：通常在放疗或辐射暴露后 90 天发生，皮肤改变可在数小时内出现，并在数小时至数天内消退。② 慢性放射性皮炎：通常在放疗完成后数月至数年出现。

3. 主要症状 ① 急性放射性皮炎：皮肤表现包括红斑、水肿、脱屑、糜烂、溃疡、色素沉着、毛发脱落等，其发生过程呈剂量依赖性。患者自觉皮肤紧绷感及皮肤敏感性增加。② 慢性放射性皮炎：常见表现为色素减退或色素沉着、毛细血管扩张、表皮萎缩、纤维化。患者皮肤纤维化还会导致组织挛缩、运动功能受限、疼痛等不适。在皮肤损伤严重区域，皮肤附属器可永久性缺失，局部无毛囊及皮脂腺，进而出现脱发、少汗、无汗等症状。在较高辐射剂量下，小动脉和微动脉易形成血栓导致组织缺血，进而引起皮肤溃疡和坏死，增加感染风险。成纤维细胞活性异常、胶原沉积、增厚可引起辐射诱导硬皮病；由于电离辐射可引起线粒体、DNA 突变及染色体异常，少数患者还会出现癌前病变或早期肿瘤。

4. 特殊症状 ① 放疗回忆反应：用某种药物治疗后，出现以往放疗照射区域内的皮肤炎症反应，可表现为皮肤红斑、水肿、水疱、斑丘疹、脱屑，甚至坏死，同时可伴或不伴有疼痛或瘙痒。严重者如伴有继发感染，形成瘘等，可能威胁生命。② 放疗相关性嗜酸性、多形性、瘙痒性皮疹：可在放疗期间或放疗后发生，临床上不仅局限于放疗区域，还常表现为局限性或泛发性、多形性、瘙痒性的红色丘疹、风团、表皮剥脱，偶可见水疱、大疱、脓疱、结节等非典型皮损。③ 放疗后硬斑病：大多在放疗后 1 年内发生，皮损主要局限于放疗区域，约 25% 的患者皮损范围超出放疗区域，甚至发生泛发性硬斑病。表现为水肿性红斑、丘疹，常伴有疼痛，偶见水疱、大疱，之后可逐渐演变成紫红色硬化性斑块并伴有色素沉着。

5. 病情演变 应询问病情是逐渐好转还是进行性加重或者起伏波动，其间有无新的伴随症状出现，出现的顺序是什么，经过何种治疗，对治疗的反应如何等。

6. 诊疗情况 应询问患者曾在何处就诊过，做过何种检查，用药情况及疗效如何。放射性皮炎的严重程度通常与患者自身因素、同期使用的化疗药物、放疗剂量及分割方案等密切相关。

7. 一般情况 应询问患者精神、体力、饮食、大小便及体重变化等情况。

二、既往史和个人史等采集要点

有无药物过敏史，是否伴有糖尿病、心脑血管疾病，是否有外伤史、手术史、传染病史等。

【查体要点】

1. 一般查体 检查患者的体温、脉搏、血压、体重变化情况。

2. 专科查体 详细视诊头颈部放射性皮炎的发生部位、范围，有无渗液、渗血等表现；周围皮肤有无红肿、皮温升高等表现。

【辅助检查】

1. 影像学检查 必要时完善 CT 或 MRI 检查，可以确定肿瘤退缩情况，判断皮下软组织侵犯情况。

2. 病理学检查 ① 急性放射性皮炎组织病理学表现为角质形成细胞凋亡、细胞空泡变性及表皮水肿。随着辐射剂量增加，出现表皮坏死、水疱形成、表皮脱落；真皮内可见大量炎症细胞浸润，同时伴有血管扩张、红细胞外溢和血栓形成。② 慢性放射性皮炎组织病理学表现为毛细血管扩张、纤维化、毛囊丢失、皮脂腺和汗腺萎缩，炎症后色素改变常见。此外，真皮中出现非典型成纤维细胞，伴有相关纤维化，导致脂肪组织丢失，微血管变化，正常真皮成纤维细胞和干细胞减少，使患者易发生溃疡和愈合不良。

【诊断】

1. 诊断标准　①急性放射性皮炎诊断标准：依据患者近期有放疗史，出现皮肤改变如红斑、脱屑、糜烂、坏死等，较易诊断急性放射性皮炎。皮损的界限清楚且局限于辐射区域也是重要的诊断线索。②慢性放射性皮炎诊断标准：患者有长期辐射相关工作史，或局部皮肤受到超剂量限值的照射。亦可由急性放射性皮肤损伤迁延而来。分次照射数年后皮肤及其附属器出现慢性病变。急性放射性皮肤损伤程度较重者在受照射 6 个月后可迁延为慢性改变。

2. 分级标准　在放射性皮炎众多分级标准中，推荐用美国国立癌症研究所常见不良事件通用术语标准（common terminology criteria for adverse events，CTCAE）和美国肿瘤放疗学会（radiation therapy oncology group，RTOG）放射损伤分级诊断，两者具有相似的分级标准，其优点是客观清晰、简洁明了，便于临床应用（表 5-5-1）。

表 5-5-1　放射性皮炎评价标准

评价标准	0 级	1 级	2 级	3 级	4 级	5 级
NCI CTCAE V 5.0	无变化	轻度红斑或干性脱皮	中度到重度红斑；片状湿性脱皮，多局限在皱纹和皱褶处；中度水肿	湿性脱皮不局限于皱纹和皱褶处；轻伤或摩擦可引起出血	危及生命；皮肤坏死或真皮层溃疡；受损部位出血；需要皮肤移植	死亡
RTOG 急性放射损伤分级	无变化	水疱样、淡红或暗红斑；脱发；干性脱皮；少汗	触痛性红斑或鲜红斑；片状湿性脱皮；凹陷性水肿	皮肤褶皱部位以外融合性湿性脱皮凹陷性水肿	溃疡；出血；坏死	—
RTOG 慢性放射损伤分级	无变化	轻度皮肤萎缩；色素改变；脱发	片状萎缩；中度毛细血管扩张；完全脱发	显著皮肤萎缩；粗大毛细血管扩张	溃疡	—

注：NCI，美国国立癌症研究所；CTCAE，常见不良事件通用术语标准；RTOG，美国肿瘤放疗学会。

【鉴别诊断】

症状不典型、诊断不明确时，须与接触性皮炎、间擦疹、皮肤癣菌疹、移植物抗宿主反应及 Stevens-Johnson 综合征/中毒性表皮坏死松解症等鉴别。

【治疗】

1. 急性放射性皮炎　根据不同的分级，采取不同的治疗方法。

（1）Ⅰ级放射性皮炎：大多数患者只需要一般皮肤护理措施，如用亲水性润肤剂进行保湿，而不必用其他特殊治疗方法。中低效外用激素可有效控制瘙痒感，但抗组胺药一般不能减轻放射性皮炎引起的瘙痒。

（2）Ⅱ～Ⅲ级放射性皮炎：治疗主要针对皮肤皱褶部位及其他部位的糜烂，主要治疗措施包括预防皮肤继发感染以及糜烂部位护理。Ⅲ级放射性皮炎患者出现糜烂需要中断放疗，具体情况应视放疗部位及患者不适程度而定。有研究显示，潮湿环境可加快伤口愈合速度，因此可选择柔软、可吸收的硅胶泡沫绷带或水凝胶、水胶体敷料来治疗。这类敷料在移除时不会对创口和周围皮肤造成损伤。根据渗出的严重程度及时更换敷料，必要时联合外用药物。但迄今尚无随机对照试验对这些治疗进行比较。患者创口应至少每周评估 1 次，对可疑继发感染须及时查血常规并合理使用抗生素。LED 光疗具有抗炎、促修复及再生作用，可以用于减轻放射性损伤及修复性治疗。

（3）Ⅳ级放射性皮炎：可出现全层皮肤坏死和溃疡，多由放疗科、皮肤科等科室的医生、护理人员组成多学科团队进行治疗，治疗方法主要包括外科清创、全厚皮片移植、肌皮瓣或带蒂皮瓣移植，具体处理应视个人情况而定，必要时终止放疗。对已感染或有潜在感染风险的伤口，应积极局部或全身使用抗生素。富血小板血浆可用于创面再生和修复。

2. 慢性放射性皮炎　最重要的治疗方法是选择适当的放疗技术，避免对健康皮肤的不必要照射。研究显示，IMRT 的应用可减少慢性放射性皮炎引起的皮肤萎缩、色素沉着和色素减退、皮肤硬结、皮肤溃疡、毛细血管扩张、纤维化，以及其他皮肤和皮下组织疾病。

（1）慢性溃疡：由于电离辐射所致皮肤溃疡部位血运较差，保守治疗常难以治愈。部分溃疡可用特殊敷料治疗，如感染性伤口可用银离子敷料覆盖，而有中等或大量渗出的伤口则需要用具有吸收性的敷料，这种敷料不仅可避免溃疡区域受到严重感染，还可抑制分泌物大量产生。亲水性和亲脂性乳膏或软膏可单独使用或与敷料搭配使用，以增强皮肤屏障功能。严重溃疡需要外科手术干预，包括从简单清创到对皮肤进行高级重建。此外，对于慢性难愈性皮肤溃疡及疑似肿瘤病变，可能需要进行组织病理学活检，明确诊断以排除继发皮肤肿瘤的可能。

（2）皮肤纤维化：最严重、最难治的皮肤并发症之一，其治疗包括创面护理、药物治疗、物理治疗、疼痛管理等多个方面。主动和被动活动（按摩）可有益于改善纤维化，有助于扩大活动范围及减少挛缩。单用己酮可可碱或与维生素 E 联合使用，可改善放疗诱导的皮肤纤维化，但放疗周期长短可影响治疗效果，通常需要至少 2 年才可使皮肤纤维化得到显著改善。现已对高压氧作为皮肤纤维化的治疗进行了评估，但尚无充分证据显示其有效。

（3）毛细血管扩张：治疗效果有限，脉冲染料激光被证明是唯一有效的治疗方法。

3. 同时使用 EGFR 抑制剂治疗的患者　对于同时使用 EGFR 抑制剂治疗的放疗患者，如果出现Ⅰ、Ⅱ或Ⅲ级放射性皮炎，一般无须中断或减少药物剂量。然而，部分专家建议对发生重度Ⅲ级皮炎的患者减少西妥昔单抗的剂量。如出现Ⅳ级放射性皮炎，建议同时中断放疗和西妥昔单抗治疗，西妥昔单抗应停用至皮肤反应至少缓解为Ⅱ级。使用西妥昔单抗治疗时，可能需要额外治疗或预防与 EGFR 抑制剂相关的丘疹脓疱性痤疮样皮疹（Ⅲ~Ⅳ级证据）。

【预防】

1. 一般措施　健康教育，加强放射线工作人员或接受放疗患者个人安全防护措施，医务人员应严格掌握放疗适应证及总剂量。治疗过程中，教育、指导患者及其家属参与护理活动，以缓解治疗的不适感，减少刺激并促进早期愈合。

2. 日常护理　① 保持放疗区域皮肤清洁和干燥。② 用温水和温和手工皂清洗局部。③ 每天使用无香型、不含羊毛脂的保湿剂护肤 2~3 次，但在放疗前暂停使用。④ 避免使用温度过高的水、碱性物质、香水、含乙醇的消毒剂等刺激皮肤。⑤ 避免在放疗区域用机械剃须刀，建议用电动剃须刀以防止皮肤破损，并避免用须后水及相关制剂。⑥ 穿宽松吸汗衣物，减少对皮肤的摩擦；皮肤清洁时，选用柔软全棉毛巾，避免用力揉搓。⑦ 避免在皮肤皱褶处用粉类制剂，如玉米淀粉或婴儿爽身粉。⑧ 避免日晒，建议穿防紫外线的衣服。

3. 外用糖皮质激素　由于缺乏有效的治疗手段，除常规护理外，外用药物是防治放射性皮炎的有效措施。外用激素可预防重度放射性皮炎及减轻不适和瘙痒，提高舒适度。每次放疗后，于照射部位涂抹 0.1% 糠酸莫米松或 1% 氢化可的松乳膏等低至中效外用激素，每日 1~2 次。放疗期间和放疗结束后数周内定期外用激素可降低重度皮炎（糜烂）发生率。但应警惕激素的不良反应。

4. 其他外用药物　预防放射性皮炎的细胞因子包括重组人粒细胞巨噬细胞刺激因子、表皮生长因子等。超氧化物歧化酶可有效清除氧自由基。预防性用磺胺嘧啶银可降低放射性皮炎的严重程度，金盏花软膏可减少≥Ⅱ级放射性皮炎的发生。不推荐用新鲜芦荟、三乙醇胺、硫糖铝、透明质酸预防放射性皮炎。临床用的多种药物和敷料，包括凡士林软膏、抗坏血酸、尿囊素、杏仁油、橄榄油、右泛醇、屏障膜、银尼龙敷料、有机硅的成膜凝胶敷料均缺乏高等级的循证医学证据。

5. 全身性药物　口服己酮可可碱（每次 400 mg，每日 3 次）有利于减少放疗后发生迟发性皮肤改变，如皮肤纤维化及皮肤坏死的风险，但其预防急性放射性皮炎效果与安慰剂类似。沙利度胺（每次 100 mg，每日 1 次）可显著减轻皮肤黏膜反应，提高患者生活质量。也有小型随机试验评估了蛋白水解酶（木瓜蛋白酶、胰蛋白酶、糜蛋白酶混合物）、抗氧化剂、锌补充剂、硫糖铝和姜黄素，但几乎无证据证明全身预防有效。

6. 现代放疗技术的应用　随着现代放疗技术的进展，精准放疗已逐渐取代传统放疗技术。先进的 IMRT 和 VMAT 采用精准定位、精准计划、精准照射方式，可明显减少靶区外正常组织的辐射，并能降低皮肤反应的发生率。超分割放疗术在乳腺癌放疗的应用日益增加，较短疗程内以较高分级放射剂量提供等效总剂量，与标准分割疗法相比，可降低急性放射性皮炎，如瘙痒、色素沉着、疼痛的发生率。

【复习思考题】

1. 急性、慢性放射性皮炎的临床表现分别有哪些？
2. 急性、慢性放射性皮炎的临床治疗方案有哪些，请结合临床实际情况，举例说明。

第六节　放射性腮腺炎

【见习项目】

1. 放射性腮腺炎的临床表现。
2. 放射性腮腺炎的临床处理原则。

【见习目的与要求】

熟悉放射性腮腺炎的基本判断。

【见习地点】

见习医院耳鼻咽喉科、肿瘤放疗科。

【见习准备】

见习带教老师事先选好放射性腮腺炎的病例及临床资料，分配好每一病例示教所占时间，并根据病例数分小组。

【见习流程】

1. 带教老师对理论课知识、概念进行简要复习。
2. 每一病例由一个小组中选出一位同学采集病史，并结合疾病特点进行重点的体格检查。
3. 各小组集中，回到示教室。当事同学报告病史及阳性体征，提出下一步的辅助检查和可能的阳性结果，作出诊断和鉴别诊断，提出治疗方法和依据。各小组间对所示教的病例开展讨论，指出各自小组的不足之处。
4. 带教老师分析总结，指出各组的优点和不足，提出思考题。

【病史采集要点】

一、现病史采集要点

1. 发病情况　发病情况对病因分析有重要意义，应详细了解患者是缓慢起病还是急性起病。放射性腮腺炎一般急性起病。

2. 发病时间 急性放射性腮腺炎一般在放疗开始后 1~3 天出现。

3. 主要症状 常表现为一侧或双侧腮腺区肿胀、疼痛，严重者皮肤泛红、皮温增高。若有发热，应怀疑继发感染。① 腮腺肿胀：腮腺炎最明显的症状是腮腺（颌下腺或腮腺）的肿胀和增大。通常是一侧或双侧腮腺同时受累。肿胀可能会使脸部变形，触摸时可能会感到疼痛或不适。② 腮腺疼痛：腮腺炎常伴有腮腺区域的疼痛或压痛。疼痛的程度可因个体差异而有所不同。③ 咀嚼困难：腮腺肿胀和疼痛可能导致咀嚼困难或疼痛，尤其是在进食时。④ 发热：一些患者可能会出现低热或中度发热。⑤ 唾液分泌减少：腮腺炎可导致唾液分泌减少，产生口干、口渴的感觉。⑥ 腮腺导管堵塞：在某些情况下，腮腺炎可能导致腮腺导管堵塞，引起腮腺区域的肿胀、疼痛和脓液排出。⑦ 其他症状：少数患者可能会出现乏力、头痛、颌下淋巴结肿大等症状。

4. 病情演变 应询问病情是逐渐好转还是进行性加重或者起伏波动，其间有无新的伴随症状出现，出现的顺序是什么，经过何种治疗，对治疗的反应如何等。

5. 诊疗情况 应询问患者曾在何处就诊过，做过何种检查，用药情况及疗效如何。

6. 一般情况 应询问患者精神、体力、饮食、大小便及体重变化等情况。

二、既往史和个人史等采集要点

有无药物过敏史，是否伴有糖尿病、心脑血管疾病，是否有外伤史、手术史、传染病史等。

【查体要点】

1. 一般查体 检查患者的体温、脉搏、血压、体重变化情况。

2. 专科查体 详细视诊、触诊两侧腮腺的皮肤情况、局部皮温，以及周围皮肤有无红肿、异常肿块等表现。

【诊断】

患者有正在接受头颈部放疗这一病史是主要诊断标准，结合放疗次数、临床表现基本可以明确诊断。

【鉴别诊断】

1. 流行性腮腺炎（风疹性腮腺炎） 由风疹病毒引起的腮腺炎，是最常见的类型。它通过飞沫传播，通常在儿童和青少年中较为常见。症状包括腮腺肿胀和疼痛，可能伴有发热、咀嚼困难和乏力等。

2. 非流行性腮腺炎 由其他病毒，如呼吸道合胞病毒、流感病毒、埃可病毒等引起的腮腺炎。它与流行性腮腺炎的症状相似，但通常较轻，且不会引起大规模的流行。

3. 化脓性腮腺炎 由细菌感染引起的腮腺炎，通常发生在腮腺导管阻塞的情况下。它导致腮腺局部感染和化脓，可能伴有明显的疼痛、红肿和脓液排出。

【治疗】

（1）通常无须特殊处理，注意清淡饮食、加强漱口、保持口腔清洁，大部分患者可自愈。

（2）休息和保持水分摄入：休息对于康复很重要，避免过度劳累。同时，保持足够的水分摄入，避免脱水，有助于缓解症状。

（3）缓解疼痛和不适：口服非处方的疼痛缓解药物（如对乙酰氨基酚）可以帮助缓解腮腺区域的疼痛和不适。遵循正确的药物使用指导，并咨询医生的建议。

（4）若有发热，应进行特殊口腔护理，必要时口服甲硝唑，症状明显且伴红肿、发热者可局部或全身抗感染治疗并暂停放疗。

【预防】

在放疗前几次应避免进食酸、甜等增加唾液分泌的食物和饮料，可达到预防作用。选择软食、易于咀嚼的食物，以减少咀嚼的困难。

【复习思考题】

1. 放射性腮腺炎的临床表现有哪些？
2. 放射性腮腺炎须与哪些疾病鉴别？

第七节　颈部放射性纤维化

【见习项目】

1. 颈部放射性纤维化的临床表现。
2. 颈部放射性纤维化的临床处理原则。

【见习目的与要求】

1. 掌握颈部放射性纤维化的治疗方法。
2. 熟悉颈部放射性纤维化的临床表现。

【见习地点】

见习医院耳鼻咽喉科、肿瘤放疗科。

【见习准备】

见习带教老师事先选好颈部放射性纤维化的病例及临床资料，分配好每一病例示教所占时间，并根据病例数分小组。

【见习流程】

1. 带教老师对理论课知识、概念进行简要复习。
2. 每一病例由一个小组中选出一位同学采集病史，并结合疾病特点进行重点的体格检查。
3. 各小组集中，回到示教室。当事同学报告病史及阳性体征，提出下一步的辅助检查和可能的阳性结果，作出诊断和鉴别诊断，提出治疗方法和依据。各小组间对所示教的病例开展讨论，指出各自小组的不足之处。
4. 带教老师分析总结，指出各组的优点和不足，提出思考题。

【病史采集要点】

一、现病史采集要点

1. **发病情况**　发病情况对病因分析有重要意义，应详细了解患者是缓慢起病还是急性起病。颈部放射性纤维化是放疗的一种常见并发症，通常发生在接受颈部放疗的恶性肿瘤患者身上，如头颈部肿瘤、颈段食管癌患者。
2. **发病时间**　① 急性颈部放射性纤维化：通常在放疗结束后的数周到数月之间出现，但有时也可能延迟出现。② 慢性颈部放射性纤维化：通常在放疗完成后数月至数年出现。
3. **主要症状**　颈部肿块或硬结、皮肤硬化、颈部活动受限、疼痛等症状。患者可能出现颈部功能障碍和神经损伤等严重并发症。

4. 病情演变 应询问病情是逐渐好转还是进行性加重或者起伏波动，其间有无新的伴随症状出现，出现的顺序是什么，经过何种治疗，对治疗的反应如何等。

5. 诊疗情况 应询问患者曾在何处就诊过，做过何种检查，用药情况及疗效如何。放射性纤维化的严重程度通常与患者自身因素、同期使用的化疗药物、放疗剂量及分割方案等密切相关。

6. 一般情况 应询问患者精神、体力、饮食、大小便及体重变化等情况。

二、既往史和个人史等采集要点

有无药物过敏史，是否伴有糖尿病、心脑血管疾病，是否有外伤史、手术史、传染病史等。

【查体要点】

1. 一般查体 检查患者的体温、脉搏、血压、体重变化情况。
2. 专科查体 详细视诊颈部的皮肤状态、肌肉僵硬程度、活动是否受限、范围大小。

【辅助检查】

1. 影像学检查 必要时完善 CT 或 MRI 检查，可以确定肿瘤退缩情况，判断皮下软组织侵犯情况。
2. 病理学检查 ① 纤维化：放射性纤维化的主要病理学特征之一是局部组织的纤维化。放疗引起的组织损伤和炎症反应可能导致纤维母细胞增生和胶原蛋白沉积，最终导致局部组织的纤维化。纤维化可以在受影响区域形成硬结、肿块或纤维化斑块，从而影响组织的结构和功能。② 炎症反应：放射性纤维化通常伴随着局部的炎症反应。放疗引起的组织损伤可能导致炎症细胞，如淋巴细胞、单核细胞和嗜酸性粒细胞的浸润，进而引发炎症反应。炎症反应不仅加剧了组织损伤，还促进了纤维化的进展。③ 血管改变：放射性纤维化可能伴随着局部血管的改变。放疗引起的组织损伤和炎症反应可能导致血管内皮细胞受损和血管壁的增厚，影响局部血液循环。这些血管改变可能加剧组织缺血和缺氧，进一步促进纤维化的发生。④ 细胞凋亡：放疗引起的 DNA 损伤可能导致受影响细胞的凋亡。细胞凋亡是一种重要的组织修复过程，但在放射性纤维化的情况下，过度的细胞凋亡可能导致组织结构和功能的严重破坏。

【诊断】

根据患者的症状、体征、影像学等辅助检查所见，结合患者长期与辐射相关的工作史，或局部皮肤受到超剂量限值照射的病史，一般不难诊断。

【鉴别诊断】

与其他颈部疾病如颈部肿瘤、淋巴结增生等进行鉴别诊断是非常重要的，这可能需要结合临床表现、影像学检查和组织病理学检查等多种手段。

【治疗】

1. 物理治疗 主动和被动活动（按摩）可有益于改善纤维化，有助于扩大活动范围及减少挛缩。现已对高压氧作为放射性纤维化的治疗进行了评估，但尚无充分证据显示其有效。
2. 药物治疗 单用己酮可可碱或与维生素 E 联合使用，可改善放疗诱导的皮肤纤维化，但放疗周期长短可影响治疗效果，通常需要至少 2 年才可使皮肤纤维化得到显著改善。
3. 手术治疗 严重的颈部纤维化病例，患者无法进行正常活动，手术可以做一些修复治疗。

【预防】

（1）预防颈部放射性纤维化的发生包括定期复查和监测、保持皮肤清洁和保湿、避免暴露在紫外线下、遵循医生建议等措施。

（2）优化放疗计划，避免过度剂量照射。现代 IMRT 技术可以最大限度地保护颈部周围的正常组织。

（3）放疗期间及放疗后合理有效的颈部功能锻炼可以大大减轻远期发生纤维化的概率。

（4）患者应保持颈部皮肤的清洁和保湿，避免皮肤干燥和瘙痒。干燥的皮肤可能会加剧放射性皮肤损伤，进而影响颈部组织的修复。

【复习思考题】

1. 颈部放射性纤维化的临床表现有哪些？
2. 颈部放射性纤维化的临床治疗方案有哪些，请结合临床实际情况，举例说明。

第八节 颈动脉体瘤

【见习项目】

1. 颈动脉体瘤的示教。
2. 颈部分区及重要解剖标志的体表投影。

【见习目的与要求】

1. 掌握颈部分区及颈部重要血管，掌握颈动脉体瘤的解剖、病理生理、临床表现、诊断及治疗方法。
2. 熟悉颈动脉体瘤的手术适应证及手术方式。

【见习地点】

见习医院耳鼻咽喉科。

【见习准备】

见习带教老师事先选好颈动脉体瘤的病例及影像学片子，分配好每一病例示教所占时间，并根据病例数分小组。

【见习流程】

1. 带教老师对理论课内容进行简要复习，介绍颈部分区及解剖标志，以及颈动脉体解剖（重点）。
2. 每一病例由一个小组中选出一位同学采集病史，并结合疾病特点进行重点的体格检查。
3. 各小组集中，回到示教室。当事同学报告病史及阳性体征，提出下一步的辅助检查和可能的阳性结果，作出诊断和鉴别诊断，提出治疗方法和依据。各小组间对所示教的病例开展讨论，指出各自小组的不足之处。
4. 带教老师分析总结，指出各组的优点和不足，提出思考题。

【病史采集要点】

一、现病史采集要点

主要症状　需要询问以下内容：① 发现颈部肿块的时间长短，有无短期迅速增大；② 颈部肿块有无疼痛及压迫感；③ 其他症状，如是否有声音嘶哑、吞咽困难、呼吸困难、伸舌偏斜、舌肌萎缩、霍纳（Horner）综合征等表现。

二、既往史和个人史等采集要点

询问个人史时应注意既往健康情况，有无基础疾病，有无侵袭性操作史、静脉吸毒史；注意职业史；注意接触史和传染病史、疫区生活史。

【查体要点】

1. 一般情况　检查患者的体温、脉搏、呼吸、血压，注意观察患者的全身发育和营养状况。

2. 颈部检查　患者取坐位，充分暴露整个颈部，依次进行视诊、触诊、听诊。肿块位于颈动脉三角区，呈圆形，质地较硬，一般生长缓慢，边界清楚。肿块可左右活动，上下活动受限。有时肿块表面可以扪及血管搏动，听诊可闻及血管杂音。

【辅助检查】

1. B超检查　可见颈动脉分叉处肿块将颈内、外动脉分开。颈内、外动脉间距增宽。

2. DSA检查　可见肿瘤位于颈动脉后方将颈总动脉分叉向前压迫，同时颈动脉分叉增宽，肿瘤血供丰富。

3. CT检查　颈动脉三角区内圆形或椭圆形软组织密度肿块，边界清楚，增强后均匀性强化，边界更清楚，CT值达 90~130 Hu。

4. MRI检查　T1加权图像显示颈动脉三角区肿块与邻近肌肉组织相等或稍高信号，T2加权图像显示肿块信号强度高于肌肉组织。

【诊断】

根据颈部无痛性缓慢生长肿块，结合 B 超、DSA 检查，可明确诊断。

【鉴别诊断】

1. 颈部神经源性肿瘤　颈部孤立性无痛性肿块，生长缓慢，边界清楚，左右活动好，上下活动受限。伴或不伴神经压迫症状。CT、MRI、DSA、B 超等可以查看肿块范围与血供情况。病理可明确诊断。

2. 颈部转移性恶性肿瘤　颈部单发或多发无痛性肿块，质硬，位置固定，与周围组织粘连，活动性差，影像学检查大多能发现原发病灶，病理活检能够明确诊断。

【治疗】

手术治疗。多采用动脉外膜下肿瘤切除术。

【复习思考题】

1. 颈动脉体瘤与颈部神经源性肿瘤如何鉴别？
2. 颈动脉体瘤的手术适应证有哪些？

第九节　颈部动静脉瘘

【见习项目】

1. 颈部动静脉瘘的示教。
2. 颈部血管的解剖结构。

【见习目的与要求】

掌握颈部主要血管走行，掌握颈部动静脉瘘的病因、病理、临床表现、诊断及治疗方法。

【见习地点】

见习医院耳鼻咽喉科。

【见习准备】

见习带教老师事先选好颈部动静脉瘘的病例及影像学片子，分配好每一病例示教所占时间，并根据病例数分小组。

【见习流程】

1. 带教老师对理论课内容进行简要复习，介绍颈部重要血管走行（重点）。
2. 每一病例由一个小组中选出一位同学采集病史，并结合疾病特点进行重点的体格检查。
3. 各小组集中，回到示教室。当事同学报告病史及阳性体征，提出下一步的辅助检查和可能的阳性结果，作出诊断和鉴别诊断，提出治疗方法和依据。各小组间对所示教的病例开展讨论，指出各自小组的不足之处。
4. 带教老师分析总结，指出各组的优点和不足，提出思考题。

【病史采集要点】

一、现病史采集要点

1. 发病情况　应了解患者的疾病是先天存在还是后天发生。
2. 发病诱因　发病前是否有颈部钝器伤、刺伤、子弹损伤；颈部是否有医源性损伤，如注射史、血管造影史、手术史。
3. 主要症状　需要询问以下内容：① 先天性者，婴幼儿期多无症状，常伴有胎痣，青春期疾病进展可出现症状；② 是否有搏动性耳鸣，有无嗡嗡声、咝咝声及高音调杂音等影响睡眠，压迫颈总动脉区域后耳鸣有无减轻；③ 局部症状，如有无颈部杂音、头痛、头晕、错觉、谵妄、视觉障碍、听觉障碍、反复口腔或鼻腔出血；④ 是否有心血管系统症状，如胸闷、心悸、疲劳。

二、既往史和个人史等采集要点

询问个人史时应注意侵袭性操作史、静脉吸毒史；注意职业史；注意接触史和传染病史、疫区生活史。

【查体要点】

1. 一般情况　检查患者的体温、脉搏、呼吸、血压，注意有无明显舒张压下降、脉压增大，注意观察患者的全身发育和营养状况。
2. 颈部检查　患者取坐位，充分暴露整个颈部及上胸部，依次进行视诊、触诊、听诊。观察颈部位置、有无活动受限，双侧是否对称，颈部有无胎痣、局限性隆起、血管搏动。检查时应注意颈部皮温是否增高，能否触及震颤及搏动。有无血管杂音，杂音有无传导，杂音与呼吸、心跳的关系，压迫后杂音及震颤有无改变。

【辅助检查】

1. 静脉压及静脉血氧测定　浅静脉压升高，静脉血氧含量增高。
2. DSA 检查　适合血管源性疾病的检查，可以详细了解瘘口部位、大小。

【诊断】

先天性或外伤后出现颈部肿块，有明显血管杂音及震颤，结合静脉压、静脉血氧及 DSA 检查等，可以明确诊断。

【鉴别诊断】

1. 颈动脉体瘤 颈动脉三角区肿块，呈圆形，生长缓慢，质硬，边界清楚，可左右活动，上下活动受限，肿块可触及血管搏动或闻及血管杂音。B 超及 DSA 可清楚显示肿块与颈内外动脉的关系。病理可明确诊断。

2. 颈部转移性恶性肿瘤 颈部单发或多发无痛性肿块，质硬，位置固定，与周围组织粘连，活动性差，影像学检查大多能发现原发病灶，病理活检能够明确诊断。

【治疗】

手术切除瘘，结扎或修复动、静脉。

【复习思考题】

1. 颈部动静脉瘘是如何形成的？
2. 颈部动静脉瘘为何会出现反复的口腔或鼻腔出血？

第十节 颈部创伤

【见习项目】

1. 颈部闭合性创伤、颈部开放性创伤等疾病的示教。
2. 颈部创伤的急救原则。

【见习目的与要求】

1. 掌握颈部闭合性创伤的病因、分类、临床表现、诊断及治疗方法。
2. 掌握颈部开放性创伤的病因、分类、临床表现、诊断及治疗方法。

【见习地点】

见习医院耳鼻咽喉科。

【见习准备】

见习带教老师事先选好颈部闭合性创伤、颈部开放性创伤的病例及影像学片子，分配好每一病例示教所占时间，并根据病例数分小组。

【见习流程】

1. 带教老师对理论课内容进行简要复习，介绍颈部创伤分类，颈部创伤引起的气管、咽、食管、颈动脉等损伤（重点）。
2. 每一病例由一个小组中选出一位同学采集病史，并结合疾病特点进行重点的体格检查。
3. 各小组集中，回到示教室。当事同学报告病史及阳性体征，提出下一步的辅助检查和可能的阳性结果，作出诊断和鉴别诊断，提出治疗方法和依据。各小组间对所示教的病例开展讨论，指出各自小组的不足之处。

4. 带教老师分析总结，指出各组的优点和不足，提出思考题。

【病史采集要点】

一、现病史采集要点

1. 发病诱因　首先查看患者颈部创伤是闭合性创伤还是开放性创伤。如为闭合性创伤，应详细了解以下内容：① 有无钝性外伤史、车祸史等；② 有无气管插管史；③ 有无进食尖锐性异物史。而颈部开放性创伤多由火器伤或非火器伤（切割或刺割伤）引起。

2. 主要症状　需要询问以下内容：① 是否有喉及气管损伤相关症状，出现呼吸困难、咳嗽、咯血、声音嘶哑等；② 是否有咽及食管损伤相关症状，如吐血、呕血、咽痛，或吞咽时食物、唾液溢出伤口等；③ 是否有血管损伤症状，如颈部血肿，有无头痛、放射性耳痛、视力下降，有无昏迷、偏瘫、失语等脑缺血症状，有无声音嘶哑、伸舌偏斜、呛咳、Horner 综合征等神经受压症状。

二、既往史和个人史等采集要点

询问有无基础疾病，既往健康状况；注意职业史；注意接触史和传染病史、疫区生活史。

【查体要点】

1. 一般情况　检查患者的体温、脉搏、呼吸、血压，查看患者生命体征是否平稳，注意观察患者的全身发育和营养状况。

2. 颈部检查　患者取坐位，充分暴露整个颈部及上胸部，依次进行视诊、触诊、听诊。

（1）视诊：开放性创伤者查看颈部有无活动性出血，有无气体、液体自伤口溢出，初步查看伤口范围。闭合性创伤应观察颈部位置、有无活动受限，双侧是否对称、喉体位置是否位于中间，有无肿块隆起、血管搏动，颈部皮肤颜色，有无皮肤肿胀及淤血、瘀斑。

（2）触诊：颈部有无捻发感等皮下气肿表现，有无震颤及搏动感。有前者时应警惕喉及气管损伤，有后者时应警惕血管损伤。

（3）听诊：有无血管杂音，其与呼吸、心跳关系，有无喉鸣音。

3. 胸部检查　有无呼吸音减低、心音减低等气胸及纵隔气肿表现。

【辅助检查】

1. X 线检查　颈部及胸部 X 线检查可以了解有无气管损伤、气胸及纵隔气肿。食管 X 线造影能够显示食管破裂情况。

2. CT、MRI 检查　可以详细了解颈部创伤范围，与周围组织结构的关系（图 5-10-1）。

3. DSA 检查　可以明确诊断血管损伤、动脉栓塞等情况。

4. 内镜检查　能明确诊断喉、气管、食管损伤。

【诊断】

颈部外伤后出现颈部开放性或闭合性创伤症状，结合颈部影像学或内镜检查结果可以明确诊断。

【鉴别诊断】

颈部开放性创伤诊断明确。颈部闭合性创伤须与急性喉炎、颈部蜂窝织炎等鉴别。

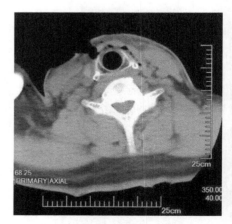

图 5-10-1　颈部开放性创伤 CT

1. 急性喉炎　感冒或过度用嗓后出现喉痛、声音嘶哑等症状，间接喉镜可见喉黏膜充血水肿，尤其是声带充血。

2. 颈部蜂窝织炎　颈部明显红、肿、热、痛，伴或不伴发热、寒战等全身症状，病变严重时可有呼吸困难及吞咽困难。

【治疗】

保持呼吸道通畅，控制出血，修复损伤，预防感染。

【复习思考题】

1. 颈部开放性创伤的急救处理流程有哪些？
2. 颈部闭合性创伤可能出现哪些症状？

第十一节　颈部肿块

【见习项目】

1. 颈部良、恶性肿瘤的示教。
2. 甲状腺及甲状旁腺肿瘤的示教。

【见习目的与要求】

1. 掌握常见颈部良性肿瘤，如神经鞘膜瘤、血管瘤、脂肪瘤等疾病的临床表现、诊断及鉴别诊断。

2. 掌握颈部恶性肿瘤，包括转移性恶性肿瘤及原发性恶性肿瘤的诊断及鉴别诊断。

3. 掌握常见甲状腺及甲状旁腺良、恶性肿瘤，如甲状腺腺瘤、结节性甲状腺肿、甲状腺癌、甲状旁腺肿瘤等疾病的临床表现、诊断及鉴别诊断。

【见习地点】

见习医院耳鼻咽喉科。

【见习准备】

见习带教老师事先选好颈部肿块的病例及影像学片子，分配好每一病例示教所占时间，并根据病例数分小组。

【见习流程】

1. 带教老师对理论课内容进行简要复习，介绍常见颈部良、恶性肿瘤的鉴别要点。

2. 每一病例由一个小组中选出一位同学采集病史，并结合疾病特点进行重点的体格检查。

3. 各小组集中，回到示教室。当事同学报告病史及阳性体征，提出下一步的辅助检查和可能的阳性结果，作出诊断和鉴别诊断，提出治疗方法和依据。各小组间对所示教的病例开展讨论，指出各自小组的不足之处。

4. 带教老师分析总结，指出各组的优点和不足，提出思考题。

【病史采集要点】

一、现病史采集要点

1. **发病诱因** 病程对肿块良恶性的鉴别分析有重要意义，应详细了解患者是长期缓慢起病还是急性或亚急性起病。大多数颈部良性肿瘤都为缓慢起病，如神经鞘膜瘤、脂肪瘤、甲状腺腺瘤、结节性甲状腺肿、甲状旁腺腺瘤及增生等，肿块长期存在，缓慢增长，患者多于无意中或查体时发现。部分颈部肿块如血管瘤甚至为先天性，出生后即长期存在，后期可有缓慢增长。而颈部恶性肿瘤如转移性恶性肿瘤、恶性淋巴瘤、神经源性恶性肿瘤、甲状腺未分化癌等病程相对较短，肿块一般在数周或数月内快速增长、进行性增大。极少数恶性肿瘤如甲状腺乳头状癌本身生长缓慢，但因较早出现颈部淋巴结转移而被发现。应询问患者既往有无相关基础疾病及家族史，如结节性甲状腺肿多在地方性甲状腺肿的基础上发病。

2. **主要症状** 需要询问以下内容。① 颈部肿块局部症状，有无局部疼痛，有无局部压迫症状，如颈部活动受限、咀嚼及吞咽困难、咳嗽、呼吸困难、声音嘶哑。例如，颈部神经鞘膜瘤压迫迷走神经可出现声音嘶哑，压迫舌下神经可出现伸舌偏斜，压迫颈交感神经出现 Horner 综合征，压迫膈神经可引起病侧膈肌抬高，出现肺不张和胸闷等症状。胸骨后甲状腺肿可出现头、颈部及上肢静脉回流障碍。应详细了解肿块的位置、大小、数量、存在时间及治疗过程。② 转移性恶性肿瘤是否有原发灶相关症状，如鼻咽癌颈部转移灶可有回吸涕带血、头痛、耳鸣、听力下降等症状；源自胸腹腔的恶性肿瘤可以有消化道及肺部相关症状，如胸闷、咳嗽、咯血、呕血、消化不良、胸腹痛等。③ 是否有全身症状，如发热、头痛、乏力、食欲减退、肌肉酸痛等。功能性结节性甲状腺肿可出现甲亢相关症状如突眼、心悸、高代谢症候等。甲状腺髓样癌由于肿瘤产生 5-羟色胺和降钙素，患者可有腹泻、心悸、颜面潮红、血钙降低等类甲亢症状。甲状旁腺肿瘤出现高浓度甲状旁腺激素（PTH）血症时，患者多因骨病、尿路结石、消化性溃疡、腹痛、神经精神症状、虚弱及关节痛而就诊。

二、既往史和个人史等采集要点

询问个人史时应注意侵袭性操作史、静脉吸毒史；注意职业史；注意接触史和传染病史、疫区生活史。

【查体要点】

1. **一般情况** 检查患者的体温、脉搏、呼吸、血压，注意观察患者的全身发育和营养状况。

2. **颈部检查** 患者取坐位，充分暴露整个颈部及上胸部，依次进行视诊、触诊、听诊。

（1）视诊：观察颈部位置、有无活动受限，双侧是否对称、喉体位置是否位于中间，颈部有无肿块隆起、血管搏动，颈部皮肤颜色、有无皮疹瘘管。腮腺、颌下腺、甲状腺是否异常肿大。

（2）触诊：患者取坐位，暴露颈部，完全放松，检查者站在患者对面，依次检查颏下及颌下区、颈前区、颈外侧区及锁骨上区。检查时应注意肿块的大小、数量、质地、活动度，与周围组织的关系，有无压痛、融合、搏动及瘘口。

（3）听诊：有无血管杂音，以及其与呼吸、心跳的关系，有无喉鸣音。例如，颈部神经鞘瘤多为孤立性肿块，呈圆形或椭圆形，边界清楚，活动度好，与周围组织无粘连，质地中等，因发源位置不同可出现于颈动脉三角区、下颌下深处、胸锁乳突肌后缘中部或锁骨上颈后三角区。

神经纤维瘤表面多皮肤粗糙、增厚、色素沉着。颈部毛细血管瘤可出现颈部点状或片状发红，高出皮面，边界清楚，压之不褪色。颈部海绵状血管瘤多表现为皮肤隆起呈蓝紫色，边界不清，压之褪色。颈部脂肪瘤多为单个或多个无痛性肿块，质软，与周围组织分界不清，而纤维瘤质硬，与周围组织分界清晰。颈部恶性肿块多呈单发或多发，质硬、固定、无痛，与周围组织粘连，分界不清，肿块生长迅速并出现局部皮肤溃烂、坏死、凹凸不平或菜花状改变。甲状腺腺瘤多为颈前区单侧孤立性无痛肿块，表面光滑。结节性甲状腺肿多有颈部粗大，触诊腺体肿大，但结节表面光滑、质软。甲状腺癌查体缺乏特异性，但质硬且位置固定，局部甲状腺肿块短期增大伴有压迫症状均应怀疑甲状腺癌。甲状旁腺肿瘤颈部查体几乎无法发现，多因高 PTH 血症引起的其他症状而发现。

3. 耳鼻咽喉及颌面查体 颈部转移性恶性肿瘤需要详细检查鼻、鼻窦、鼻咽、口咽、喉咽、颌面部查找原发病灶。

【辅助检查】

1. 实验室检查 甲状腺肿块可引起甲状腺功能异常。甲状旁腺肿瘤可出现高 PTH、高血钙及血磷异常。原发性甲状旁腺功能亢进时尿环腺苷酸（cAMP）升高，继发性甲状旁腺功能亢进表现为肾功能衰竭，肌酐增高。

2. 颈部 B 超 可以显示肿块的位置、性质、血管情况，尤其对于甲状腺肿块，可以作为首选检查。一般来说，甲状腺良性肿块多为实质性或囊性结节，表面光滑、包膜完整、呈低回声或等回声。钙化是甲状腺癌较为特异的指标。病灶部位低回声或极低回声，实性结节、边界不清、形态不规则、中央血管增多伴钙化，考虑为甲状腺恶性肿块。

3. CT、MRI、DSA 等影像学检查 可以详细了解颈部肿块的位置、性质、与周围组织的关系、血供情况。

4. 核素扫描 对于甲状腺及甲状旁腺疾病具有很高的诊断价值。对于甲状旁腺肿瘤是首选的常规检查。

5. 颈部细胞学及病理学检查 通过细针穿刺、抽吸组织液进行病理学检查明确肿块性质，诊断准确率高。

【诊断】

根据颈部肿块局部症状、位置，结合颈部 B 超、影像学检查、实验室检查等可以明确诊断，必要时行细胞学及病理学检查明确。

【鉴别诊断】

1. 颈部神经源性肿瘤 颈部孤立性无痛性肿块，生长缓慢，边界清楚，左右活动好，上下活动受限。伴或不伴神经压迫症状。CT、MRI、DSA、B 超等可以查看肿块范围与血供情况（图 5-11-1，图 5-11-2）。病理可明确诊断。

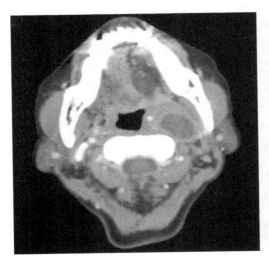

图 5-11-1 颈部神经源性肿瘤 CT

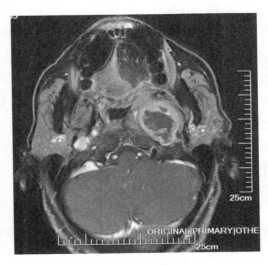

图 5-11-2 颈部神经源性肿瘤 MRI

2. 颈部转移性恶性肿瘤　颈部单发或多发无痛性肿块，质硬，位置固定，与周围组织粘连，活动性差，影像学检查大多能发现原发病灶，病理活检能够明确诊断。

3. 结节性甲状腺肿　甲状腺结节表面光滑，质地软，吞咽时随喉和气管上下移动。血清甲状腺功能多正常或总 T_3 略高，B 超、CT、MRI 等有助于诊断。病理可明确诊断。

4. 甲状腺癌　甲状腺肿块质硬且固定，伴或不伴颈淋巴结肿大，B 超、CT、MRI 等提示肿块密度不均伴有钙化灶。病理可明确诊断。

【治疗】

颈部良性肿瘤如神经鞘膜瘤、神经纤维瘤、脂肪瘤等多行手术切除。颈部血管瘤除手术切除外，还可行冷冻治疗、硬化剂注射、化学药物注射、放射治疗及激光等多种治疗方式。颈部恶性肿瘤主要治疗原发病灶及原发病。残留局部肿块可手术治疗，可以结合放化疗及靶向治疗。甲状腺良性肿块的治疗应结合具体情况，如甲状腺腺瘤易引起甲亢和恶性变，应尽早手术切除。结节性甲状腺肿一般无须治疗。甲状腺肿大明显者可行甲状腺素治疗或手术切除。甲状腺恶性肿瘤除未分化癌以外均以手术切除为主，并辅助应用放射性核素、甲状腺激素及外照射等治疗。甲状旁腺肿瘤一旦确诊，首选手术治疗。

【复习思考题】

1. 如何初步判定颈部肿瘤的良、恶性？
2. 颈部肿块的诊断流程有哪些？

第十二节　气管、支气管异物

【见习项目】

1. 气管、支气管异物的示教。
2. 气管、支气管异物的临床分期。

【见习目的与要求】

1. 掌握气管、支气管异物的病因、病理、临床表现、诊断、鉴别诊断及处理原则。
2. 熟悉支气管镜取异物的手术过程及注意事项。

【见习地点】

见习医院耳鼻咽喉科。

【见习准备】

见习带教老师事先选好气管、支气管异物的病例及影像学片子，分配好每一病例示教所占时间，并根据病例数分小组。

【见习流程】

1. 带教老师对理论课内容进行简要复习，强调气管、支气管异物多系急诊疾病，存在病情危重可能。
2. 每一病例由一个小组中选出一位同学采集病史，并结合疾病特点进行重点的体格检查。
3. 各小组集中，回到示教室。当事同学报告病史及阳性体征，分析影像学检查结果，作出诊断和鉴别诊断，提出治疗方法和依据。各小组间对所示教的病例开展讨论，指出各自小组的不足之处。

4. 带教老师分析总结，指出各组的优点和不足，提出思考题。

【病史采集要点】

一、现病史采集要点

1. **发病情况** 气管、支气管异物系耳鼻咽喉科临床急诊疾病，急性上呼吸道梗阻存在窒息风险。病史采集过程中需要密切观察患者呼吸情况及生命体征，做好抢救准备。

2. **发病原因** 患者的年龄、生活及职业习惯、精神状态、健康状况，有无呼吸道基础疾病；有无医源性因素；有无饮酒史。

3. **主要症状** 需要询问以下内容：① 呼吸道症状；② 全身症状。需要详细询问异物的性质、种类、大小、形状，吸入过程，异物存留时长。初步判断阻塞部位及阻塞程度。判定临床分期。

4. **其他问诊要点** 部分非急性期患者，异物吸入史不明确，尤其是儿童及昏迷患者，应详细询问有无长期不愈的咳喘、发热、憋气。

二、既往史和个人史等采集要点

略。

【查体要点】

1. **一般情况** 检查患者的呼吸、脉氧、体温、脉搏、血压、体位、神志、发声情况，注意患者有无呼吸困难及心力衰竭等危及生命的情况。注意患者意识是否清醒，能否正确交流、配合检查。

2. **口咽部检查** 有无口咽部擦伤、牙齿缺失。

3. **间接喉镜检查** 有无下咽部及声门区的擦伤、肿胀、伪膜。

4. **颈胸部检查** 检查有无咳嗽及呼吸末期颈部撞击感，有无颈胸部皮下气肿。肺部听诊有无哮鸣音、啰音及一侧呼吸音减低。

【辅助检查】

1. **X 线检查** 可显影不透光性异物。透光性异物通过肺气肿、肺不张、肺部感染等间接征象予以提示。除胸部正侧位片，还可通过透视观察呼吸周期提示异物，如纵隔摆动提示支气管异物。

2. **胸部 CT** 胸片阴性、迁延性肺炎、异物吸入史不明确时均可通过 CT 检查明确有无异物及异物阻塞部位。CT 相较于 X 线检查不但能够清楚显影异物部位，还能够查看异物与周围组织及结构的关系。

3. **支气管镜检查** 气管、支气管异物确诊的"金标准"。支气管镜检查既是检查手段，又是治疗手段。

【诊断】

根据异物吸入史及明确的影像学检查或支气管镜检查可以明确诊断。

【鉴别诊断】

1. **急性喉炎** 感冒或过度用嗓后出现喉痛、声音嘶哑等症状，间接喉镜可见喉黏膜充血水肿，尤其是声带充血。

2. **支气管哮喘** 发作性喘息、气急、胸闷，双肺可闻及哮鸣音，呼气相延长。支气管激发试验、支气管舒张试验、呼气流量峰值检查等能够帮助诊断。

3. **支气管肺炎** 发热、咳嗽、咳痰，呼吸音变粗、减低，可有湿啰音，胸片及胸部 CT 可帮助诊断。

【治疗】

采用合适的手术方法尽早取出异物，防止窒息及其他呼吸道并发症的发生。

【复习思考题】

1. 如何对气管、支气管异物进行临床分期？各期分别有哪些表现？
2. 气管镜取异物术前、术后有哪些注意事项？
3. 气管、支气管异物的并发症有哪些？

第十三节 食管异物

【见习项目】

1. 食管异物的示教。
2. 纤维食管镜检查。

【见习目的与要求】

1. 掌握食管异物的病因、临床表现、诊断方法、并发症及治疗措施。
2. 熟悉硬食管镜及纤维食管镜取异物的流程及操作技巧。

【见习地点】

见习医院耳鼻咽喉科。

【见习准备】

见习带教老师事先选好食管异物的病例及影像学片子，分配好每一病例示教所占时间，并根据病例数分小组。

【见习流程】

1. 带教老师对理论课内容进行简要复习，尤其要强调病史采集的重要性。
2. 每一病例由一个小组中选出一位同学采集病史，并结合疾病特点进行重点的体格检查。
3. 各小组集中，回到示教室。当事同学报告病史及阳性体征，分析影像学检查结果，作出诊断，提出治疗方案及依据。各小组间对所示教的病例开展讨论，指出各自小组的不足之处。
4. 带教老师分析总结，指出各组的优点和不足，提出思考题。

【病史采集要点】

一、现病史采集要点

1. **问诊要点** 详细、全面的病史采集对食管异物的诊断十分重要。询问病史时应注意观察患者呼吸情况，保持呼吸道通畅。
2. **发病原因** 患者的年龄、饮食习惯、精神状态，有无食管基础疾病。老人有无牙齿脱落或使用义齿，有无咀嚼或吞咽功能异常。儿童有无口含玩具嬉戏史。
3. **主要症状** 需要询问以下内容：① 有无吞咽困难；② 有无吞咽疼痛；③ 有无呼吸道症状。需要详细询问异物的性质、大小、形状，停留的部位及时间长短。
4. **伴随症状** 需要询问以下内容：① 是否发热；② 有无颈部肿痛、胸痛；③ 有无呕血、咯血及肺炎症状。

二、既往史和个人史等采集要点

略。

【查体要点】

1. 一般情况　检查患者的体温、脉搏、呼吸、血压、体位、神志，注意患者意识是否清醒，能否正确交流、配合检查。

2. 口咽部检查　有无口咽部擦伤、牙齿缺失。

3. 间接喉镜检查　有无下咽部擦伤、肿胀、伪膜，有无梨状窝积液。

4. 颈胸部检查　检查有无颈部肿胀、压痛及活动受限，有无颈胸部皮下气肿。肺部听诊有无啰音及呼吸音减低。

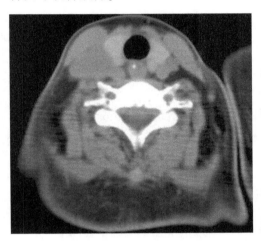

图 5-13-1　食管异物 CT

【辅助检查】

1. 颈胸部 CT　可以详细定位异物位置，能够明确异物与颈部大血管等重要结构的关系，能够查看有无食管穿孔、感染或脓肿。CT 具有无创的特点，易于被患者接受，且显影清晰，有利于手术区定位，已成为食管异物的首选检查（图 5-13-1）。鱼刺、义齿等在 CT 显影时均呈高密度影。

2. X 线检查　可显影不透光性异物，可通过颈部及胸部正侧位 X 线检查予以大致定位。

3. 食管钡透检查　对于 X 线检查不显影的异物可行食管钡透检查，若为细小异物，可吞食钡棉。对怀疑食管穿孔患者避免行食管钡透检查。

4. 食管镜检查　有明确吞食异物史及吞咽困难、吞咽疼痛患者，如 CT 及 X 线检查无法确诊，症状持续存在，应行食管镜检查。

【诊断】

有吞食异物史，结合影像学检查或食管镜检查，可以明确诊断。

【鉴别诊断】

1. 咽部异物　有吞咽异物史，压舌板、间接喉镜或内镜检查可在口咽或下咽发现异物。
2. 食管狭窄　反复出现进食后食物反流或餐后呛咳，内镜或食管造影可明确诊断。
3. 食管肿瘤　进行性加重的咽部不适或吞咽困难，内镜和影像学检查可以发现食管病灶，病理可明确诊断。

【治疗】

已明确或高度怀疑食管异物者应尽快行食管镜检查取出异物。通过食管镜无法取出者行颈侧切开或开胸食管异物取出。

【复习思考题】

1. 怎样预防食管异物？
2. 食管异物可以引起哪些并发症？

3. 食管异物如何治疗？

第十四节　颈部恶性肿瘤

【见习项目】

涎腺癌、甲状腺癌等颈部恶性肿瘤疾病的示教。

【见习目的与要求】

1. 掌握原发灶不明的颈部转移性鳞癌的概念、病因、临床表现、鉴别诊断及治疗方法。
2. 熟悉涎腺癌、甲状腺癌、头颈部软组织肉瘤的病理和诊断。

【见习地点】

见习医院耳鼻咽喉科、肿瘤放疗科。

【见习准备】

见习带教老师事先选好涎腺癌、甲状腺癌等颈部恶性肿瘤的病例及病理影片，分配好每一病例示教所占时间，并根据病例数分小组。

【见习流程】

1. 带教老师对理论课内容进行简要复习，尤其要强调病史采集的重要性。
2. 每一病例由一个小组中选出一位同学采集病史，并结合疾病特点进行重点的体格检查。
3. 各小组集中，回到示教室。当事同学报告病史及阳性体征，提出下一步的辅助检查和可能的阳性结果，作出诊断和鉴别诊断，提出治疗方法和依据。各小组间对所示教的病例开展讨论，指出各自小组的不足之处。
4. 带教老师分析总结，指出各组的优点和不足，提出思考题。

涎腺癌

【病史采集要点】

一、现病史采集要点

1. **发病诱因**　与射线、化学物质及病毒感染等有关。
2. **主要症状**　可询问患者以下内容：有无无痛性肿块，有无患侧舌麻痹和舌痛，有无舌下异物感，有无牙痛。

涎腺癌的特点：90%以上发生于腮腺浅叶，肿瘤以耳垂为中心，位于其下方或后方。肿瘤生长迅速，质地较硬，边界不清，可伴有疼痛（10%）或面神经麻痹（约33%）。颌下腺肿瘤最常见的主诉是颌下无痛性肿块，其次为患侧舌麻痹和舌痛。舌下腺肿瘤无明显症状，肿块较大时可有舌下异物感，有时伴牙痛。小涎腺分布较广，根据肿瘤部位的不同而出现相应的临床表现及体征。

二、既往史和个人史等采集要点

（1）长期生活环境、地区等情况。
（2）有无遗传病史。

【查体要点】

1. 一般情况 检查患者的体温、脉搏、血压。
2. 颈部触诊 颈深上部可触及质硬、活动度差或不活动的无痛肿大淋巴结。

【辅助检查】

1. 影像学检查 术前辅助诊断特别重要，影像学检查是主要的辅助手段。

（1）B超：可以确定腺内有无占位性病变，并根据回声特点，为肿瘤的性质提供信息。当临床上难以确定有无占位性病变时，B超可作为首选的影像学检查手段。

（2）CT：除确定有无占位性病变外，尚能确定肿瘤所在部位及其与周围组织的关系，适用于腮腺深叶及范围广泛的肿瘤。需要确定肿瘤与颈鞘的关系时，可做CT增强扫描。

（3）MRI：可避免接受X线照射，软组织分辨率高，并能显示血管影像，适用于范围较广泛的涎腺肿瘤。

（4）PET-CT：根据葡萄糖代谢的差异确定病变的性质，适用于肿瘤手术或放疗后、组织结构改变较大、肿瘤有无复发难以确定者。

（5）腮腺造影：舍格伦综合征显示为末梢导管点、球状扩张，主导管葱皮样改变等。结节型舍格伦综合征表现为腮腺肿块，不易与肿瘤相鉴别时可考虑采用腮腺造影。腮腺造影对涎腺肿瘤的诊断价值有限，但对炎性肿块有一定的诊断作用，可用于临床怀疑为炎性肿块者。

（6）锝核素显像：沃辛瘤（Warthin tumor）及嗜酸性腺瘤显示为肿瘤所在区核素摄取明显增加（"热结节"），适用于临床怀疑为沃辛瘤者。

2. 病理学检查 涎腺癌的诊断主要依靠组织病理学的证实。活检或手术取得标本后确诊。但要注意的是，腮腺和颌下腺肿瘤易产生瘤细胞种植，禁忌做活检。

【诊断】

涎腺癌的诊断主要依靠组织病理学的证实。超声检查可了解肿块的部位、大小、形态，且对区分病变囊性或实质性、良性或恶性很有帮助。CT和MRI检查能清晰地显示肿瘤的大小、形态及与周围组织的关系。

【鉴别诊断】

涎腺癌要与良性肿瘤、淋巴瘤等进行鉴别诊断。

【分期】

大涎腺肿瘤TNM分期（2017 AJCC第8版）如下。

（1）原发肿瘤（T）：

T_X：原发肿瘤不能评价。

T_0：无原发肿瘤存在证据。

Tis：原位癌。

T_1：肿瘤最大径≤2 cm，无腺体外侵犯。

T_2：2 cm<肿瘤最大径≤4 cm，无腺体外侵犯。

T_3：肿瘤最大径>4 cm和（或）伴有腺体外侵犯。

T_{4a}：属于中度进展期，肿瘤侵犯皮肤、下颌骨、耳道或面神经。

T_{4b}：属于高度进展期，肿瘤侵犯颅底和（或）翼板和（或）包裹颈动脉。

（备注：腺体外侵犯为临床或肉眼检查发现存在软组织或神经侵犯证据。单独显微镜下发现腺体外侵犯不能作为本分类依据。)

（2）区域淋巴结（N）：

N_X：区域淋巴结不能评价。

N_0：无区域淋巴结转移。

N_1：单个同侧淋巴结转移灶，转移灶最大径≤3 cm，ENE（−）。

N_{2a}：单个同侧或者对侧淋巴结转移，转移灶最大径≤3 cm，ENE（+），或者3 cm<转移灶最大径≤6 cm，ENE（−）。

N_{2b}：多个同侧淋巴结转移，转移灶最大径均≤6 cm，ENE（−）。

N_{2c}：双侧或对侧淋巴结转移，转移灶最大径均≤6 cm，ENE（−）。

N_{3a}：任何淋巴结转移灶最大径>6 cm。

N_{3b}：单个同侧转移灶最大径>3 cm，ENE（+），或者任何转移灶可见到ENE（+）。

（备注：ENE为淋巴结外侵犯。）

（3）远处转移（M）：

M_0：无远处转移。

M_1：有远处转移。

大涎腺肿瘤的分期见表5-14-1。

表 5-14-1　大涎腺肿瘤的分期

分期	T	N	M
0 期	Tis	N_0	M_0
I 期	T_1	N_0	M_0
II 期	T_2	N_0	M_0
III 期	T_3	N_0	M_0
	T_0，T_1，T_2，T_3	N_1	M_0
IV$_A$ 期	T_{4a}	N_0，N_1	M_0
	T_0，T_1，T_2，T_3，T_{4a}	N_2	M_0
IV$_B$ 期	任何 T	N_3	M_0
	T_{4b}	任何 N	M_0
IV$_C$ 期	任何 T	任何 N	M_1

【治疗】

手术是涎腺癌的主要治疗手段，临床分期高或恶性程度高的涎腺癌常辅助术后放疗和（或）靶向生物治疗等全身治疗，远处转移率高的涎腺癌可增加术后辅助化疗等全身治疗。

涎腺癌病理类型复杂、生物学行为不一，术区常涉及面神经、颅底、颈鞘血管等，治疗方案的制订需要考虑多重因素。手术切除范围、面神经处理、颈部处理及修复重建是手术方案制订的重点内容，术者需要结合肿瘤的病理类型、临床分期、周围组织受侵情况及患者全身状态综合考虑，必要时结合术中冰冻切片诊断，适时调整手术方案。涎腺癌应根据术中状况与术后病理共同决定术后辅助治疗的方案。对于晚期恶性肿瘤、多次复发的病例、儿童患者，以及肿瘤侵犯颅底或颅内等病情复杂的病例，宜组织多学科治疗团队一起讨论，共同制订诊疗方案。

【预后】

涎腺癌的5年生存率为50%~80%。预后主要与下列因素有关。

（1）治疗方法：手术是涎腺癌的主要治疗方法，手术与放疗不但可降低局部复发率，而且可提高生存率，综合治疗效果明显优于单一方法治疗。

（2）病理类型和分化程度：组织学类型和分化程度与预后密切相关，组织学分化差、侵袭性强的涎腺癌预后差。

（3）临床分期：肿瘤体积、神经受侵、骨受侵及淋巴结转移等均影响预后，预后随临床分期依次递减。对于Ⅲ、Ⅳ期和病理类型属于分化差的患者，需要加用化疗。

【复习思考题】

涎腺癌的临床特点和治疗方法分别有哪些？

甲状腺癌

【病史采集要点】

一、现病史采集要点

主要症状　大多数甲状腺癌患者无明显临床症状。部分患者由于结节或颈部淋巴结肿大压迫周围组织，出现声音嘶哑、压迫感、呼吸或吞咽困难等。

二、既往史和个人史等采集要点

（1）长期生活环境、地区等情况。

（2）有无遗传病史。

【查体要点】

1. 一般情况　检查患者的体温、脉搏、血压。
2. 颈部触诊　甲状腺部位可触及质硬、活动度差或不活动的无痛肿大。

【辅助检查】

1. 影像学检查　怀疑甲状腺癌时均应行颈部超声检查。甲状腺癌超声征象包括：① 实性低回声或极低回声；② 结节边缘不规则；③ 微小钙化；④ 垂直位生长；⑤ 腺外浸润；⑥ 同时伴颈淋巴结超声异常征象。其他影像学检查在评价甲状腺癌时的作用：CT、MRI 可辅助评估甲状腺癌原发病灶、颈部淋巴结的病变范围及与周围重要器官的关系。

2. 实验室检查　术前应行甲状腺功能、甲状腺球蛋白及甲状腺抗体检测，并作为动态监测的基线评估。怀疑甲状腺癌者术前常规检测血清降钙素（calcitonin，Ctn），对甲状腺髓样癌（medullary thyroid cancer，MTC）进行鉴别筛查。Ctn 升高或考虑 MTC 时，应同时检测癌胚抗原（carcinoembryonic antigen，CEA）。

3. 穿刺　超声引导下细针穿刺（fine needle aspiration biopsy，FNAB）是术前评估甲状腺结节良恶性的敏感且特异的最佳方法。FNAB 洗脱液甲状腺球蛋白及 Ctn 水平检测可辅助诊断分化型甲状腺癌（differentiated thyroid cancer，DTC）、转移淋巴结及 MTC。

4. 分子检测　若经 FNAB 仍不能确定甲状腺结节的良恶性，可检测分子标志物 BRAF 突变、Ras 突变、RET/PTC 重排及进行基因联合检测等，能提高确诊率。

【诊断】

甲状腺癌的诊断主要依靠组织病理学的证实。超声检查可了解肿块的部位、大小、形态，且对区分病变囊性或实质性、良性或恶性很有帮助。CT 和 MRI 检查能清晰地显示肿瘤的大小、形态及与周围组织的关系。

【鉴别诊断】

甲状腺癌要与良性肿瘤、淋巴瘤等进行鉴别诊断。

【分期】

甲状腺肿瘤 TNM 分期（2017 AJCC 第 8 版）如下。

（1）原发肿瘤（T）：

T_X：原发肿瘤无法评估。

T_0：无原发肿瘤证据。

T_{1a}：肿瘤局限于甲状腺，最大径≤1 cm。

T_{1b}：肿瘤局限于甲状腺，1 cm<最大径≤2 cm。

T_2：肿瘤局限于甲状腺，2 cm<肿瘤直径≤4 cm。

T_{3a}：肿瘤局限于甲状腺，肿瘤直径>4 cm。

T_{3b}：任何大小肿瘤，甲状腺外浸润，仅累及带状肌群（胸骨舌骨肌、胸骨甲状肌、甲状舌骨肌、肩甲舌骨肌）。

T_{4a}：任何大小肿瘤甲状腺外浸润，包括皮下软组织、喉、气管、食管、喉返神经。

T_{4b}：任何大小肿瘤甲状腺外浸润，包括椎前筋膜，或包绕颈动脉或纵隔血管。

（2）区域淋巴结（N）：

N_X：区域淋巴结无法评估。

N_{0a}：细胞学或者组织学确定良性的淋巴结。

N_{0b}：无影像学或者临床检查发现淋巴结转移。

N_{1a}：单侧或者双侧Ⅵ或Ⅶ区淋巴结转移。

N_{1b}：单侧、双侧或对侧Ⅰ、Ⅱ、Ⅲ、Ⅳ、Ⅴ区或咽后壁淋巴结转移。

（3）远处转移（M）：

M_0：无远处转移。

M_1：有远处转移。

分化性癌的分期见表 5-14-2。

表 5-14-2　分化性癌的分期

分期	T	N	M	Y（年龄）
	任何 T	任何 N	M_0	<55
Ⅰ期	T_1	N_0/N_X	M_0	≥55
	T_2	N_0/N_X	M_0	≥55
	任何 T	任何 N	M_1	<55
Ⅱ期	T_1	N_1	M_0	≥55
	T_2	N_1	M_0	≥55
	T_{3a}/T_{3b}	任何 N	M_0	≥55
Ⅲ期	T_{4a}	任何 N	M_0	≥55
Ⅳ$_A$期	T_{4b}	任何 N	M_0	≥55
Ⅳ$_B$期	任何 T	任何 N	M_1	≥55

未分化癌的分期见表 5-14-3。

表 5-14-3 未分化癌的分期

分期	T	N	M
IV_A	$T_1 \sim T_{3a}$	N_0 / N_X	M_0
IV_B	$T_1 \sim T_{3a}$	N_1	M_0
IV_B	T_{3b}	任何 N	M_0
IV_B	T_4	任何 N	M_0
IV_C	任何 T	任何 N	M_1

【治疗】

甲状腺癌是典型的跨学科疾病，诊治过程涉及多个学科。治疗以手术为主，且主张行全甲状腺切除术。但具体治疗原则应根据病理类型、病变范围、手术切除情况等因素而定。

1. **外科治疗** 外科治疗是甲状腺癌最核心的疗法，也是绝大多数患者唯一的根治手段。

（1）DTC 原发病灶的术式：DTC 的甲状腺切除术式主要包括全/近全甲状腺切除术和甲状腺腺叶+峡部切除术。DTC 甲状腺切除范围应根据 cTNM 分期、肿瘤死亡/复发的危险度、各种术式的利弊和患者意愿确定。全/近全甲状腺切除术的适应证有如下几点。① 童年有头颈放射线接触史；② 原发病灶最大径>4 cm；③ 双侧多癌灶；④ 不良病理亚型，如甲状腺乳头状癌（papillary thyroid cancer，PTC）的高细胞型、柱状细胞型、弥漫硬化型、实体亚型，甲状腺滤泡癌（follicular thyroid cancer，FTC）的广泛浸润型，低分化型甲状腺癌；⑤ 有远处转移，术后需 ^{131}I 治疗；⑥ 伴双侧颈淋巴结转移；⑦ 伴肉眼腺外侵犯。全/近全甲状腺切除术的相对适应证为单侧多癌灶，肿瘤最大径为 1~4 cm 伴甲状腺癌高危因素或合并对侧甲状腺结节。甲状腺腺叶+峡部切除术的适应证为局限于一侧腺叶内的单发 DTC，且原发病灶直径≤1 cm、复发危险低、童年无头颈部放射线接触史、无颈部淋巴结转移和远处转移、对侧腺叶内无可疑恶性结节。甲状腺腺叶+峡部切除术的相对适应证为局限于一侧腺叶内的单发 DTC，且原发病灶直径≤4 cm、复发危险低、对侧腺叶内无可疑恶性结节；微小浸润型 FTC。

（2）DTC 颈部淋巴结的处理：推荐对 cN_{1a} 期甲状腺癌行治疗性中央区淋巴结清扫，对有高危因素的 cN_0 期 PTC 行患侧中央区淋巴结清扫。对 cN_0 期低危 PTC，综合考虑肿瘤因素和功能保护等决定是否行中央区淋巴结清扫。不建议对 cN_0 期 FTC 行中央区淋巴结清扫。推荐对 cN_{1b} 期 DTC 行侧颈区淋巴结清扫术。

（3）持续/复发/远处转移 prm-DTC：prm-DTC 的总体治疗策略，首选手术治疗，优先顺序依次为手术、^{131}I 治疗、外放疗或其他定向治疗（如消融）、促甲状腺激素抑制治疗、全身（靶向）治疗。

（4）远处转移病灶的外科治疗：以下情况可考虑手术。① 肺转移，孤立性肺转移病灶；② 骨转移，孤立性骨转移病灶，或出现骨痛、神经受累及病理性骨折可能性大；③ 脑转移，孤立性脑转移病灶或出现中枢神经系统并发症；④ 肝脏、胰腺等孤立性转移病灶。

（5）MTC 的外科治疗：手术是目前首选且唯一可以治愈 MTC 的疗法。遗传性 MTC，无论肿瘤大小，单侧或双侧病灶，须行全甲状腺切除术。散发性 MTC 推荐行全甲状腺切除术，若病灶局限于单侧甲状腺，且无其他危险因素，也可行腺叶切除术。推荐 MTC 患者常规行中央区淋巴结清扫。推荐对 cN_{1b} 期 MTC 行侧颈和中央区淋巴结清扫。

（6）未分化甲状腺癌的外科治疗：外科治疗是未分化甲状腺癌，尤其是可切除未分化甲状腺癌治疗的重要组成部分。对预期能达到 R_0/R_1 切除的（$IV \sim IV_B$ 期）未分化甲状腺癌，在多学科团队讨论后积极进行手术，不建议对未分化甲状腺癌实施减瘤手术。不推荐广泛的器官切除术。未分化甲状腺癌气管切开应综合判断，个体化决策。对于无或判断不会发生气道梗阻者，不建议行预防性气管切开术。

2. ^{131}I 治疗　DTC 术后^{131}I 治疗分为清灶治疗、辅助治疗和清甲。辅助治疗可选择性用于无影像学异常而生化可疑疾病，以及对存在潜在复发风险者进行预防性治疗。

3. 术后内分泌治疗　甲状腺癌术后内分泌治疗主要包括 3 个方面：DTC 术后的促甲状腺激素抑制治疗；低分化甲状腺癌、MTC 和未分化甲状腺癌术后的甲状腺激素替代治疗；甲状腺癌术后甲状旁腺功能减退症（甲旁减）的治疗。

4. 放疗　适应证包括：① 分化型甲状腺癌侵犯甲状腺外组织，术后有残存而且不摄取^{131}I；② MTC 淋巴结转移广泛并侵犯纵隔，或术后降钙素不降而无远处转移者；③ 未分化甲状腺癌，无论手术是否彻底，术后放疗是常规措施，对无法手术者可考虑单纯放疗。

5. 其他　热消融和经皮乙醇注射治疗等，以及系统治疗、化疗、免疫治疗、中医药治疗等。

【预后】

甲状腺癌的预后与病理类型、肿瘤的大小、是否累及包膜、性别和年龄等因素有关。PTC 预后最好，5 年生存率为 73%～93%；FTC 次之，5 年生存率为 57%～85%；MTC 为 50%；未分化癌最差，5 年生存率仅为 18.9%。原发肿瘤越大，预后越差，病变限于甲状腺包膜内比超出甲状腺外者存活率高。PTC、FTC 和 MTC 的预后与年龄有密切的关系，40 岁以下者 10 年生存率为 92.6%，40 岁以上者为 70.1%。

【复习思考题】

甲状腺癌的临床特点和治疗方法分别有哪些？

原发灶不明的颈部转移性鳞癌

【病史采集要点】

一、现病史采集要点

主要症状　患者多以颈部无痛性包块为首发症状，包块质地较硬，多无明显压痛。随着病情进展，可因淋巴结结外侵犯导致触诊时包块活动差，甚至固定。部分患者具有一些有提示意义的临床症状，如鼻塞、咽部不适、口腔溃疡等，可能因病史较长、症状轻微或问诊不详细而被忽略，但这些临床症状对寻找原发灶的位置有一定的提示作用。

二、既往史和个人史等采集要点

吸烟史、饮酒史、头颈部放射史、旅居史、籍贯、家族遗传病史、性生活史、健康体检的情况，以及是否有免疫缺陷性疾病等。

【查体要点】

1. 一般情况　检查患者的体温、脉搏、血压。
2. 颈部转移灶评估　淋巴结的分区、数目、范围、活动度，同时应关注其与颈动脉鞘的位置关系，为后续可能的颈部淋巴结活检或手术提供有价值的信息。
3. 原发灶筛查　筛查部位包括头皮、面部和颈部的皮肤、鼻腔、耳廓、外耳道、口腔、鼻咽、口咽、下咽、喉，需要留意异常的包块、溃疡等病变。查体时留意舌体、舌根、软腭、牙龈等部位，必要时请口腔科医生会诊。初次查体时即应注意鼻咽、扁桃体隐窝、舌根部及口底，对以上部位及腮腺、下颌下腺、舌下腺、甲状腺进行触诊，可能会发现隐匿性的病变。如转移灶位于颈根部、锁骨上三角区域，还应请专科医生对乳腺、腹部、生殖器等可能的部位进行查体，以提高原发灶的发现概率。

【辅助检查】

1. 病理学检查　FNA 是最常用于获取颈部淋巴结病理性质的检查，而粗针穿刺活检（core needle biopsy，CNB）能够获得更多的组织量，有利于辨识淋巴结结构，便于进行后续免疫组织化学检查和明确转移淋巴结的病理亚型，因此 CNB 更适于本病的诊断。当 FNA 难以获得明确的病理诊断时，推荐应用 CNB。开放活检创伤相对较大，因此除非多次 CNB 无法确诊或需要明确转移淋巴结的临床和病理分期，不推荐将开放活检作为常规的病理学检查手段。必须行开放活检时，推荐由后续进行手术的医生或其团队实施，以求最大限度地减少创伤，保证前后治疗的有序性和信息的一致性。

2. 内镜检查　包括鼻内镜、电子鼻咽镜、电子喉镜、耳内镜、支气管镜、电子胃镜等，是发现本病原发灶最重要的检查手段。内镜检查时仔细观察鼻咽顶、咽隐窝、后鼻孔、扁桃体隐窝、舌根、梨状窝尖、环后、食管入口、喉室、声门下区等隐匿或通常情况下不易暴露的部位。与传统内镜相比，窄带成像、荧光成像等技术有助于发现白光下难以发现的微小及浅表病灶，有利于原发灶的检出。

3. 增强 CT 与 MRI 检查　增强 CT 具有一定的筛查原发灶的作用，在查体未发现原发灶的患者中，约有 25% 可通过高清薄层增强 CT 筛查出原发灶，尤其对于原发灶位置位于锁骨以下者敏感性更高。此外，增强 CT 能够指导临床医生更有针对性地进行内镜检查，有效提高内镜筛查原发灶的敏感性和特异性。推荐常规行头、颈、胸部增强 CT 检查，可选择性行腹部、盆部的增强 CT 检查。需要注意的是，增强 CT 有较高的假阳性率，对于 CT 扫描发现异常者需要通过内镜检查进一步确认。相比于增强 CT，增强 MRI 具有良好的软组织分辨率，在本病的诊断中通常作为增强 CT 的补充，用于鼻咽、舌根、上纵隔等部位的评估。

4. PET-CT 检查　PET-CT 对筛查原发灶的敏感性高于增强 CT，有助于在增强 CT 结果阴性的情况下进一步筛查原发灶并进行定位。当原发灶位于扁桃体或舌根时，PET-CT 能够提供更多的信息，帮助临床医生明确手术切除活检的指征。同时，PET-CT 能够发现远处转移灶，有助于完善肿瘤的分期并制订针对性的治疗方案。对于 PET-CT 提示的阳性病灶（以鼻咽、腭扁桃体、舌根等部位较为常见），需要通过内镜检查或术中检查进一步确诊。

5. 颈部转移灶的分子诊断　高危 HPV 相关口咽鳞癌的发病率近年来有显著增高的趋势。临床流行病学显示，绝大多数高危 HPV 相关口咽癌的转移淋巴结位于颈部 Ⅱ区和Ⅲ区，其原发部位大多位于腭扁桃体和舌根部。建议对本病样本进行分子诊断，以利于更准确地定位原发灶并对后续治疗提供有效的指导。

6. 全身检查及重要脏器功能评估　通过 CT、MRI、彩超等影像学检查手段对包括脑、肺、肝、肾、骨、消化系统、生殖系统在内的全身重要脏器及腋窝、腹股沟等常见淋巴结转移区域进行仔细评估，可提高发现原发灶、全身转移灶的可能性，也有助于完善病变分期。对心、肺、脑、肝、肾等重要脏器功能和全身功能状态评估也应作为本病诊断的重要组成部分，这对后续治疗的选择有重要的指导价值。

7. 术中活检和诊断性切除　术中活组织病理检查是诊断本病原发灶的必要措施，也是在查体、内镜、增强 CT、增强 MRI、超声、PET-CT 等结果均呈阴性时进一步寻找和明确原发灶位置的重要手段。运用内镜在手术中对上呼吸道、消化道进行直接检查，有利于更好地暴露并观察隐匿部位，与此同时对可疑部位进行活检可以有效提高原发灶的检出率。

【诊断】

原发灶不明的颈部转移性鳞癌的诊断主要依靠组织病理学的证实。

【鉴别诊断】

本病要与良性肿瘤、淋巴瘤等进行鉴别诊断。

【治疗】

原发灶不明的颈部转移性鳞癌治疗的目的始终是最大限度延长患者生存期、提高治愈率和改善生活质量。多学科协作诊治应贯穿治疗全过程，结合外科手术、放疗、化疗、靶向药物、免疫治疗等多种手段，为患者制订最适合的整体治疗策略，并在治疗过程中适时调整。

1. p16 阳性　　p16 阳性患者的预后显著优于 p16 阴性的患者，治疗方案需要由多学科协作讨论后确定。

2. EBER 阳性　　对于 EBER 阳性或高度提示鼻咽来源（如咽后淋巴结受累）的本病，局部放疗（包括鼻咽和双颈部）具有良好的局部控制率和生存率，而同期放化疗或诱导化疗后同期放化疗可用于 $N_{2\sim3}$ 期的患者。

3. p16 或 EBER 阴性　　颈淋巴清扫术是常规的治疗选择，有助于明确淋巴结分期，有效指导后续的辅助放疗或放化疗选择。口咽部是本病最常见的发生部位，因此 $Ⅱ_A$、Ⅲ、Ⅳ区应作为常规清扫区域，其他有可疑阳性淋巴结的区域也应进行补充清扫。在完成高质量的颈清扫后，单一病理阳性的淋巴结（N_1 期）可不进行辅助放疗。多枚病理阳性淋巴结，和（或）淋巴结包膜外侵犯（ENE）者应进行辅助放疗。辅助放疗剂量通常为 60 Gy（累及的区域淋巴结）或 50 Gy（超出累及范围且存在微小残留疾病风险的区域），确定淋巴结存在病理性 ENE 的区域可考虑接受更高剂量（60～66 Gy）的辅助放疗。对于无法接受手术的患者，根据淋巴结分期进行局部放疗是合理的选择，对于 N_3 期或 ENE（+）的患者，如无顺铂化疗禁忌，通常需要接受顺铂同期放化疗或诱导化疗后同期放化疗。

【预后与随访】

本病的 5 年生存率为 36%～60%，远处转移率为 11%～25%。尽管原发病灶的发展是本病重点关注的问题，但最重要的预后影响因素是淋巴结分期，本病患者的预后和相同淋巴结分期的已知原发灶的患者是相似的。其他影响预后的因素包括阳性淋巴结数量、细胞学分级、ENE、患者的全身情况等。

本病治疗后的随访尤其重要，目的在于早期发现原发病灶、评估治疗效果、监测和处理并发症。对于随访过程中发现原发病灶者，则按照该原发肿瘤及其分期给予相关治疗推荐。鉴于本病的复杂性，管理决策最好在多学科协作背景下作出，并综合考虑肿瘤负荷及其在颈部的分布、患者的整体健康状态、潜在的治疗相关不良反应和功能恢复情况，以确保对该人群进行高质量的管理。通过应用头颈部肿瘤学的一般原则，可以对绝大多数原发灶不明的颈部转移性鳞癌患者实现疾病控制。

【复习思考题】

原发灶不明的颈部转移性鳞癌的临床特点和治疗方法分别有哪些？

头颈部皮肤鳞癌

【病史采集要点】

一、现病史采集要点

1. 发病诱因　　常见诱因有以下几方面。

（1）紫外线照射：紫外线照射是皮肤鳞癌最主要的危险因素。长期日晒、特定部位的总曝光量和晒伤次数与本病的发生密切相关，且浅肤色人群风险更大。紫外线照射引起的 *TP53* 突变是皮肤鳞癌中最常见的基因突变。

（2）免疫抑制：皮肤鳞癌常见于长期使用免疫抑制剂的器官移植受者。实体器官移植受者皮肤鳞癌的发生率为普通人群的 65~250 倍。造血干细胞移植受者皮肤鳞癌的发生风险无显著增加。

（3）感染：HPV，特别是 HPV16 或 HPV18 感染与皮肤鳞癌有关，尤其是发生于肛门生殖器和甲周的病变。人类免疫缺陷病毒（human immunodeficiency virus，HIV）感染者患多种肿瘤的风险均增加，包括皮肤鳞癌。真菌或分枝杆菌感染引起的慢性皮肤溃疡可促进皮肤鳞癌的发生。

（4）化学致癌物：砷剂、多环芳烃（焦油、沥青和烟尘）、亚硝胺和烷基化剂均与皮肤鳞癌的发生有关，常为多发皮损。砷剂暴露的早期信号是掌跖角化的发生。

（5）遗传病：着色性干皮病为常染色体隐性遗传病，患者表现为显著的光敏感，早期出现多发肿瘤。因先天性基因缺陷导致皮肤不能正常修复紫外线照射等因素所致的 DNA 损伤，早期即可发生非黑素瘤皮肤癌（NMSC），平均发病年龄为 8 岁，20 岁以前发生 NMSC 的风险是普通人群的 4 800 倍。眼-皮肤白化病为常染色体隐性遗传病，患者表现为不同程度的皮肤、眼和毛发色素减退，罹患皮肤鳞癌和黑素瘤的风险增加。疣状表皮发育不良为常染色体隐性遗传病，患者表现为多种 HPV 亚型感染的弥漫性丘疹，常发生于日光暴露部位。1/3~1/2 的患者比普通人群早数十年发生皮肤鳞癌，常见感染的 HPV 亚型是 5 型和 8 型。营养不良型大疱性表皮松解症为常染色体显性或隐性遗传病，为编码 W 型胶原基因 *COL7A1* 突变所致，患者表现为皮肤反复糜烂伴瘢痕形成。创面上易发生皮肤鳞癌，且具有肿瘤复发和转移等侵袭性行为。

（6）其他因素：电离辐射暴露、烧伤瘢痕、慢性溃疡也是引发皮肤鳞癌的危险因素。

2. **主要症状** 不同阶段的皮肤鳞癌临床表现不同，并具有特定的临床亚型。皮肤鳞癌发生于免疫功能抑制人群或继发于瘢痕和慢性炎症部位时易发生转移。当出现淋巴结转移时，可有区域淋巴结肿大；浸润神经时，可出现感觉异常、麻木、疼痛或局部运动神经功能障碍。

二、既往史和个人史等采集要点

（1）长期生活环境、地区等情况。

（2）有无遗传病史。

【查体要点】

1. **一般情况** 检查患者的体温、脉搏、血压。
2. **皮肤病灶评估** 病灶的位置、大小、深度。

【辅助检查】

1. **皮肤影像学检查** 对疑似皮肤鳞癌的皮损可考虑行皮肤影像学检查，如皮肤镜、反射式共聚焦显微镜、高频超声等。皮肤影像学检查对皮肤鳞癌的早期诊断有一定的提示作用，具体判定依据可参考相关指南与专家共识。

2. **病理学检查** 组织病理学检查为确诊皮肤鳞癌的"金标准"，如病理提示高风险组织学特征，应对患者进行详细而全面的体检，对皮损引流区淋巴结详细触诊，疑似转移区域行超声、CT 等检查，必要时活检以明确诊断。MRI 可用于局部神经浸润、软组织转移及其范围检查。

（1）皮肤组织病理申请单内容：患者人口统计学基本信息、病史、体检、重要辅助检查结果（如影像学提示的淋巴结转移、骨质破坏）等。

（2）皮损取材及切片：根据临床初步诊断、皮损部位、取材难易程度选择取材方式，推荐切除活检。应在病变最严重处取材，如皮损最厚处、结节或溃疡处，必要时做好标记，多点取材送检。取材者在组织病理申请单中应记录切取肿瘤的部位、大小或范围及术中所见。

（3）组织病理报告内容：标本类型（石蜡或冰冻）、肿瘤厚度（Breslow 厚度指表皮颗粒层或溃疡基底至肿瘤最深处的距离）、有无溃疡、浸润深度（Clark 分级）、切缘状况（包括切缘与肿瘤团块的距离）、组织学类型、辅助诊断结果（免疫组化检测、分子病理检测结果等）。

【诊断】

规范的病理活检和准确完整的病理报告是皮肤鳞癌规范化诊断及治疗的基础。

【鉴别诊断】

临床上，皮肤鳞癌须与其他良性、恶性皮肤肿瘤和伴假上皮瘤样增生的感染性、炎症性疾病鉴别。病理上，高分化皮肤鳞癌须与各种原因所致假上皮瘤样增生及附属器来源或分化的肿瘤等鉴别。低分化皮肤鳞癌须与黑素瘤、纤维肉瘤、淋巴瘤等鉴别。肿瘤组织的结构模式、异形细胞识别对诊断最为重要，免疫组化染色技术有助于鉴别某些特殊类型及低分化皮肤鳞癌。

【治疗】

临床疑似皮肤鳞癌的患者均建议做组织病理学检查，不建议在明确诊断前给予有创性治疗。依据皮肤鳞癌的风险评估等级，并结合治疗可行性、功能与美观需求和患者意愿等综合考虑治疗方式。高危型皮肤鳞癌或极高危型皮肤鳞癌建议多学科会诊。

皮肤鳞癌的治疗目标是确保原发肿瘤的完全切除，防止转移并兼顾美观。如治疗对外观或功能会产生较大影响，选择治疗方法时应权衡利弊。

低危型皮肤鳞癌的治疗：一线治疗推荐标准切除加术后切缘评估，不能进行手术的患者，可选择冷冻治疗、电干燥和刮除术（注意不用于毛发旺盛区域），或选择放疗；二线治疗推荐光动力疗法（PDT）及外用咪喹莫特等。

高危型及极高危型皮肤鳞癌的治疗：手术切除是主要的治疗方法，建议采用 Mohs 显微描记手术或慢 Mohs 显微描记手术切除。对于不能进行手术的患者，放疗可作为一线治疗方案，化疗、放化疗、免疫治疗及口服维 A 酸可作为二线治疗方案。总之，对局部或早期转移患者推荐行个体化的多学科综合治疗和管理，晚期患者应予相对较好的姑息及支持治疗以缓解症状，并最大限度地提高患者生活质量等。

一、手术治疗

1. 标准切除加术后切缘评估　皮肤鳞癌的常规治疗方法。

2. Mohs 显微描记手术　局灶性高危型、极高危型及特殊功能部位皮肤鳞癌的首选手术方式。

3. 慢 Mohs 显微描记手术　高危型及极高危型皮肤鳞癌的手术治疗。

4. 前哨淋巴结活检及清扫　建议 AJCC 分期系统（第 8 版）T_3 期及以上或 BWH 分期系统 T_{2b}/T_3 期皮肤鳞癌患者行前哨淋巴结活检。前哨淋巴结活检阳性的危险因素包括肿瘤直径和厚度增加、血管或淋巴管浸润、神经周围浸润、多个高风险因素并存。治疗性区域淋巴结清扫是淋巴结转移患者首选的外科治疗方法。手术的可行性及范围应该由有区域淋巴结清扫经验的临床医生评估。

二、非手术治疗

1. 局部药物　原位皮肤鳞癌可选用局部药物治疗，对侵袭性皮肤鳞癌应谨慎使用。氟尿嘧啶和咪喹莫特乳膏可联合外用。

2. 冷冻疗法和电干燥刮除术　主要用于局灶性低危型皮肤鳞癌，特别是原位皮肤鳞癌以及直径<2 cm、界限清楚的皮损。应用以上疗法时须注意不用于毛发旺盛区域。对于病变累及皮下脂肪层的高危型皮肤鳞癌，应转为手术切除。

3. PDT　可用于原位皮肤鳞癌的局部治疗，对侵袭性皮肤鳞癌应谨慎使用。

4. 放疗　通常用于不能手术治疗的患者，或者联合手术及其他辅助方案进行综合治疗。主要应用于以下情况，如神经周围浸润或骨转移，以及 T_3、T_4 期；手术可能会导致功能丧失或存在毁容风险的部位，如眼睑、鼻梁等处的较大皮损；存在手术禁忌证；淋巴结清扫不完全或手术切缘阳性且不能耐受手术者；晚期或多发转移患者的姑息治疗；出于美观或其他考虑拒绝手术者。

5. 系统治疗　针对晚期或转移皮肤鳞癌患者，主要包括化疗、维 A 酸类药物、免疫治疗、靶向治疗等。

（1）化疗：适用于切除或放疗不能充分控制的局部晚期皮肤鳞癌患者，或者转移性皮肤鳞癌患者。铂类药物（顺铂或卡铂）、氟尿嘧啶、博莱霉素、甲氨蝶呤、阿霉素、紫杉醇、卡培他滨、吉西他滨和异环磷酰胺均为晚期皮肤鳞癌的化疗药物。以铂类药物为基础的治疗已被用作晚期皮肤鳞癌的标准化疗方案之一。

（2）维 A 酸类药物：可作为治疗、预防皮肤鳞癌用药，口服维 A 酸可降低器官移植受者皮肤鳞癌的发生概率。

（3）免疫治疗：西米普利单抗（cemiplimab）是程序性死亡蛋白 1 抑制剂，也是目前唯一获得美国食品药品监督管理局和欧洲药品管理局批准用于晚期皮肤鳞癌的免疫治疗药物。

（4）靶向治疗：主要为表皮生长因子受体抑制剂，包括西妥昔单抗（cetuximab）和帕尼单抗（panitumumab）。西妥昔单抗单独使用或联合放疗或铂类化疗药等对晚期皮肤鳞癌有一定疗效，可作为系统治疗的二线用药。

6. 姑息及支持等治疗　用于某些晚期皮肤鳞癌或其他原因无法进行根治性治疗的患者。姑息治疗，包括非根治目的的手术、放疗、电干燥及化学烧灼等疗法，其目的在于控制肿瘤扩散并缓解症状，提高患者生存质量。此外，对患者的支持治疗、心理治疗、营养支持及皮损护理等也可显著改善患者的生存质量。对于皮肤鳞癌所致的疼痛，应遵循世界卫生组织关于疼痛的阶梯疗法，由非甾体抗炎药开始，控制欠佳时可改为阿片类药物。

【复习思考题】

头颈部皮肤鳞癌的治疗方法有哪些？

头颈部软组织肉瘤

【病史采集要点】

一、现病史采集要点

主要症状　症状因发生部位而异。如果发生在上呼吸道（气道）、鼻/鼻窦或颅底（头部底部），可能出现声音嘶哑（声音肿胀）、吞咽困难、鼻塞、鼻衄、复视、各种脑神经症状（面部麻木、复视、吞咽困难）等症状；如果发生在颈部，可能出现肿块（肿胀）。

二、既往史和个人史等采集要点

（1）长期生活环境、地区等情况。

（2）有无遗传病史。

【查体要点】

检查患者的体温、脉搏、血压。

【辅助检查】

组织病理学检查有助于确诊。超声检查可了解肿块的部位、大小、形态，并对区分病变囊性或实质性、良性或恶性很有帮助。CT 和 MRI 检查更能清晰地显示肿瘤的大小、形态及与周围组织的关系。

【诊断】

肉瘤有多种组织病理学类型，根据组织病理学类型的不同，治疗策略也不同，因此病理诊断非常重要。发生部位和年龄也有助于诊断。发生于颈部的肉瘤，咽喉部有脂肪肉瘤、恶性周围神经鞘瘤、滑膜肉瘤等；鼻窦部有血管肉瘤、恶性周围神经鞘瘤、横纹肌肉瘤等。横纹肌肉瘤在儿童中更常见。

在病理诊断的同时，通过纤维镜和 CT、MRI 等影像学检查掌握疾病的范围，排除骨肉瘤等容易发生转移的肉瘤。

【鉴别诊断】

本病在临床上须与其他良性、恶性肿瘤鉴别。

【分期】

头颈部软组织肉瘤 TNM 分期（2017 AJCC 第 8 版）如下。

（1）原发肿瘤（T）：

T_X：原发肿瘤无法评估。

T_1：肿瘤直径 ≤2 cm。

T_2：2 cm<肿瘤直径 ≤4 cm。

T_3：肿瘤直径>4 cm。

T_{4a}：肿瘤侵犯眼眶、颅底、中央室、面部骨骼、翼状肌。

T_{4b}：肿瘤侵犯脑组织，包绕颈动脉，累及椎前肌、中枢神经系统。

（2）区域淋巴结（N）：

N_0：无区域淋巴结转移。

N_1：有区域淋巴结转移。

（3）远处转移（M）：

M_0：无远处转移。

M_1：有远处转移。

（4）肿瘤分级：

G_X：无法评估。

G_1：2~3 分。

G_2：4~5 分。

G_3：6~8 分。

（5）肿瘤分化：

1 分：肿瘤接近正常成熟的间质组织。

2 分：组织学分型确定的肉瘤。

3 分：未分化胚胎性肉瘤，滑膜肉瘤，软组织骨肉瘤，尤文肉瘤/原始神经外胚层肿瘤（PNET）。

（6）核分裂：

1 分：0~9/10 HPF。

2 分：10~19/10 HPF。

3 分：≥20/10 HPF。

（7）坏死：

1 分：无坏死。

2 分：<50%坏死。

3 分：≥50%坏死。

【治疗】

基于病理诊断的手术、化疗（抗肿瘤药物）和放疗相结合的多学科治疗很重要。对于头颈部软组织肉瘤，有一些组织病理学类型由于发生概率低而尚未制订标准治疗方案，头颈部外科医生、肿瘤学家、放射科医生和病理学家共同确定治疗策略很重要，要考虑局部病变和远处病变等各种情况后进行实际治疗。

对于局部病变，通常在保证有安全余量的基础上实施全切手术。肿瘤通常发生在颅底，可能需要行开颅手术。此外，由于手术将饮食、说话、呼吸等生活中重要功能集中的部分切除，因此也可以进行移植自身组织以恢复功能的手术（游离/带蒂皮瓣重建）。如果肉瘤难以充分切除，或者组织病理学恶性程度较高，手术后应给予放疗。与其他区域相比，头颈部区域必须考虑功能保留，这使得局部治疗变得困难，并且局部复发率较高，因此局部治疗策略很重要。

化疗可用来治疗或预防远处病变。对于化疗效果显著的横纹肌肉瘤、尤文肉瘤、骨肉瘤等，手术前后进行化疗会提高治疗效果。

治疗后需要定期随访，进行影像学等检查，以注意疾病是否再次发生。

【复习思考题】

头颈部软组织肉瘤的治疗方法有哪些?

头颈部黏膜恶性黑色素瘤

【病史采集要点】

一、现病史采集要点

1. 发病诱因　过度接受紫外线照射。

2. 主要症状　根据组织学形态上是否存在浸润，本病分为原位恶性黑色素瘤与浸润性恶性黑色素瘤。原位恶性黑色素瘤在临床上往往表现为长期存在、缓慢发展的扁平黑斑，可存在数年或数十年；浸润性恶性黑色素瘤往往表现为具有显著异形性的黑色素瘤细胞组成的不规则肿块，肿瘤浸润黏膜下层，甚至侵犯骨组织。

二、既往史和个人史等采集要点

（1）长期生活环境、地区等情况。

（2）有无遗传病史。

【查体要点】

检查患者的体温、脉搏、血压。观察侵及部位的一般情况。

【辅助检查】

1. 影像学检查　影像学检查项目应根据原发部位确定，包括区域淋巴结 B 超，颈部、腮腺 CT 或 MRI、胸部 X 线或 CT，原发部位 CT 或 MRI。根据临床症状或经济情况，可行全身骨扫描及头颅 CT 或 MRI 检查。经济状况良好的患者，可行 PET-CT 检查，特别是对原发灶不明的患者

2. 实验室检查　除常规实验室检查外，还应检测乳酸脱氢酶，为后续治疗做准备，同时了解预后情况。乳酸脱氢酶越高，预后越差，乳酸脱氢酶小于 0.8 倍正常值的患者，总生存期明显延长。黏膜恶性黑色素瘤尚无特异性血清肿瘤标志物，不推荐做肿瘤标志物检查。

【诊断】

典型的临床表现和体征是诊断黏膜恶性黑色素瘤最主要的手段，影像学及实验室检查是必要的辅助诊断方法，病理学检查是确诊的"金标准"，免疫组织化学染色是鉴别的主要辅助手段。S-100、HMB-45 和 Melan-A 是诊断黏膜恶性黑色素瘤较特异的指标。

【鉴别诊断】

本病在临床上须与其他良性、恶性肿瘤鉴别。

【分期】

头颈部黏膜恶性黑色素瘤 TNM 分期（2017 AJCC 第 8 版）如下。

（1）原发肿瘤（T）：

T_3：肿瘤局限于黏膜或邻近皮下软组织，无论肿瘤的厚度或者大小。

T_{4a}：中度进展期，肿瘤侵犯深部软组织、软骨、骨或者累及皮肤。

T_{4b}：高度进展期，肿瘤侵犯脑组织、硬脑膜、后组脑神经（IX、X、XI、XII）、咀嚼肌间隙、颈动脉、椎前间隙、纵隔结构。

（2）区域淋巴结（N）：

N_X：无法评估有无区域淋巴结转移。

N_0：无区域淋巴结转移。

N_1：有区域淋巴结转移。

（3）远处转移（M）：

M_0：无远处转移。

M_1：有远处转移。

【治疗】

1. 手术治疗

（1）手术活检：早期头颈部黏膜恶性黑色素瘤建议完整切除可疑病灶，获取准确的 T 分期。如肿瘤巨大不能切除，或已经明确发生转移，有条件者建议优先冷冻下切取活检；如无条件，则直接切取活检。冷冻下切取活检或直接切取活检的范围，原发于腭部及牙龈者，建议活检切至骨膜；原发于颊、牙龈及唇部者，建议切至正常黏膜，以保证厚度。

（2）扩大切除：早期头颈部黏膜恶性黑色素瘤在活检确诊后，应尽快行原发灶扩大切除手术。扩大切除的安全切缘与皮肤恶性黑色素瘤不同。皮肤恶性黑色素瘤的安全切缘根据病理报告中的肿瘤浸润深度而决定，如病灶厚度≤1.0 mm，安全切缘为 1 cm；厚度在 1.01~2 mm 时，安全切缘为 1~2 cm；厚度>2 mm 时，安全切缘为 2 cm。头颈部黏膜恶性黑色素瘤受限于复杂的解剖结构，扩大切除的边缘不可能做到与皮肤恶性黑色素瘤一致，因此切除的边缘须根据解剖部位来决定。

2. 放疗 头颈部黏膜恶性黑色素瘤的放疗目前缺乏循证医学证据。一般认为，头颈部黏膜恶性黑色素瘤对放疗不敏感，但在某些特殊情况下，放疗仍是一种重要的治疗手段。放疗分为辅助放疗和姑息放疗，前者主要用于颈淋巴清扫术和某些头颈部黏膜恶性黑色素瘤（尤其是鼻腔恶性黑色素瘤）的术后补充治疗，可进一步提高局部控制率；后者主要用于骨转移和脑转移。

3. 化疗 近 30 年来，美国食品药品监督管理局仅批准了氮烯咪胺（DTIC）和高剂量 IL-2 治疗晚期恶性黑色素瘤。

【复习思考题】

头颈部黏膜恶性黑色素瘤的治疗方法有哪些？

头颈部神经内分泌癌

【病史采集要点】

一、现病史采集要点

1. 发病诱因　头颈部神经内分泌癌的发生与吸烟、喝酒、辐射、油漆及石棉的暴露、病毒感染、遗传和营养缺乏等多种因素有关。

2. 主要症状　根据病变部位的不同，头颈部神经内分泌癌的临床表现各有不同。① 鼻腔神经内分泌癌：常见症状为鼻出血、鼻塞、嗅觉减退等。因病变发展迅速，局部侵袭力强，早期易扩散，往往短期内即伴有邻近结构受累，并出现远处的转移病灶，最常见的转移部位是颈淋巴结、脑和脊柱，肺转移较少见。原发于鼻窦的神经内分泌癌因病变部位隐匿，患者就诊时肿瘤多已处于中晚期病变。② 喉神经内分泌癌：临床表现有一些共同特点，如好发于 50~80 岁中老年男性；多有长期吸烟史；80%~90%的病例属声门上区喉癌（会厌、杓会厌皱襞、杓状软骨区、室带、喉室）；临床均可出现声音嘶哑、吞咽困难和咽喉疼痛，晚期可出现呼吸困难等表现。

二、既往史和个人史等采集要点

（1）长期生活环境、地区等情况。

（2）有无遗传病史。

【查体要点】

检查患者的体温、脉搏、血压。观察侵及部位的一般情况。

【辅助检查】

1. 影像学检查　CT 和 MRI 检查可以很好地显示病变范围，为准确地划分临床分期及制订临床治疗方案提供依据。PET-CT 可发现 MRI 不能确定的小病灶和转移灶。对于原发肿瘤的定位、肿瘤转移病灶的评估具有重要意义。

2. 病理学检查　神经内分泌癌各型的病理特征与其发生部位无关，但各亚型有其自身特点。

（1）光镜下表现：① 典型类癌的肿瘤细胞大小一致，呈小多边形，细胞正中可见圆形或椭圆形细胞核，细胞质富含嗜酸性颗粒。核分裂象罕见（<2 个/高倍镜视野）。② 非典型类癌的肿瘤细胞较类癌大且形态相对不规则，核仁明显，核分裂象多见（2~10 个/高倍镜视野）。③ 小细胞神经内分泌癌，镜下又分为燕麦细胞型、中间型及混合型。燕麦细胞型肿瘤细胞较小，核深染且核质较大，核分裂象较不典型类癌多见（>10 个/高倍镜视野），可见较多细胞坏死。

（2）电镜下表现：如电镜下发现细胞内神经内分泌颗粒，对明确诊断神经内分泌癌具有决定性意义。

3. 免疫组化　目前常用的免疫组化标志物有细胞角蛋白（cytokeratin，CK）、癌胚抗原（carcinoembryonic antigen，CEA）、上皮细胞膜抗原（epithelial membrane antigen，EMA）等上皮源性标志物及神经元特异性烯醇化酶（neuron specific enolas，NSE）、嗜铬素 A（chromogranin A，CGA）、突触素（synaptophysin，SYN）等神经内分泌肿瘤共有标志物。其中嗜铬素 A 对神经内分泌肿瘤具有高度特异性，但高密度神经元特异性烯醇化酶的表达往往提示该病。

【诊断】

病理学检查是确诊的"金标准"，免疫组化是鉴别的主要辅助手段。

【鉴别诊断】

本病在临床上须与其他良性、恶性肿瘤鉴别。

【治疗】

手术切除联合放化疗的综合治疗是本病有效的治疗方法，但对于手术、放疗、化疗三者间如何组合，建议在多学科会诊的模式下进行。

【复习思考题】

头颈部神经内分泌癌的临床表现有哪些？